THE BRAIN

나의 뇌 뇌의 나(Ⅱ)

학지사

저자와의
협약으로
인지생략

나의 뇌 뇌의 나(Ⅱ)

1997년 3월 28일 1판 1쇄 발행
2006년 1월 10일 1판 3쇄 발행

지은이 • 리차드 레스탁
옮긴이 • 김현택 류재욱 이강준
펴낸이 • 김 진 환
펴낸곳 • 도서출판 **학지사**
121-837 서울시 마포구 서교동 352-29 마인드월드빌딩 5층
전 화 • 326-1500(대) / 팩스 324-2345
등 록 • 1992년 2월 19일 제2-1329호
http://www.hakjisa.co.kr
ISBN 89-7548-156-5 03370
ISBN 89-7548-154-9 03370 (세트)
정가 **8,000원**

파본은 교환해 드립니다.

인터넷 학술논문원문서비스 **뉴논문** www.newnonmun.com

차 례

옮긴이의 말
7
·
글쓴이의 말
10
·
감사의 말
17
·
5. 생물학적 리듬과 추동
21
·
6. 두개의 뇌
87
·
7. 정신이상
139
·
8. 정신의 상태
191
·
찾아보기
273
·

옮긴이의 말

　과학과 기술의 발달로 생겨난 지식과 여러 가지 산물을 보면 우리 인간이란 참으로 위대한 존재이다. 또 예술활동의 여러 모습을 보면 인간은 최고 정점에 있는 생명체인 것 같다. 신비한 것은 우리는 우리가 만든 이 모든 것을 평가할 뿐 아니라 그런 평가가 어디에서 어떻게 나오는 것인지 또 생각한다.
　인간이 이처럼 외부현상을 탐구하고, 자신의 내부세계에 대해 의문을 가지게 된 것은 아마도 인류가 시작되면서부터일 것이다. 물질이나 현상의 본질에 대한 언급은 동서양을 막론하고 고대로부터 있어왔으며 인간의 인식에 대한 고찰은 그노시스파의 설에도, 불가의 유식설에도 나타나 있다. 사실 물음 그 자체는 예나 지금이나 변함이 없다하겠다.
　이제 우리 자신을 살펴보면 우리의 일거수 일투족은 그 자체가 하나의 기적이라는 것을 알게 된다. 이글을 읽고 있을 때 일어나는 일들을 생각해 보자. 눈의 수정체는 우리가 노력하지 않아도 적당한 두께로 조절되어 망막위의 상을 또렷이 맺게 한다. 또 인구에 불어 있는 여섯 개의 근육은 서로 멋있게 협조하므로 우리는 문장을 훑어서 읽어나가는데 아무런 불편이 없다. 망막에 맺힌 상은 전기, 화학적 신호로 변환되어 눈에서부터 분해, 합성을 거듭하며 뇌의 뒷부분을 거쳐 옆의 밑부분으로 전달된다. 그리고 이것은 우리가 이미 기억하고 있는 것, 즉 뇌에 어떤 물질로써 들어 있는 다른 지식들과 비교 검토된다. 그리고 그 결과는 정서나 사고를 유발시키기도 하고, 행동으로 나타나기도 하고, 다시 뇌에 저장되기도 한다.

그것 뿐인가, 이런 복잡한 작용을 하면서도 우리는 두 발로 선 채 중심을 잡고 있으며(로봇 공학을 전공하는 사람이라면 이것 하나도 얼마나 어려운 일인가를 잘 알 것이다), 손은 부지런히 책장을 넘기고, 또 코는 옆에서 나는 냄새를 맡고, 귀는 소리를 들으며, 목덜미에 앉은 파리를 쫓을 수도 있다. 그러면서도 실내가 더우면 땀을 분비하여서 체온을 적당히 유지하고, 심장은 적절한 속도와 압력으로 뛰고 있으며, 위장은 음식을 소화하고, 신장은 부지런히 오줌을 만들며, 후세를 위해 생식세포는 성장하고 있는 것이다. 우리가 생명을 유지할 수 있게 하기 위해 한순간 동안에 동시에 일어나는 모든 작용을 다 기술한다면 이런 책 수십권이 있어도 부족할 것이다.

그러나 이 모든 것보다 더 신비한 것은, 우리는 우리 자신에 대해서도 생각할 수 있어서 스스로를 평가하여 자랑스러워하기도 하고 부끄러워하기도 한다는 것이다. 세상에 이런 기계는 없다!

이 모든 일이 뇌에서 일어난다는 사실이 받아들여질 때까지는 오랜세월 동안의 논쟁과 증거가 필요하였다. 이제 뇌에 대한 연구는 학문의 시작이자 마지막 영역이라고 해도 과언은 아닌데, 이유는 전술한대로 그 뇌에서 인류가 생각하고 만들어낸 것 모두가 나왔기 때문이다. 뇌를 이해하는 것은 바로 나를 이해하는 것이며 나를 둘러싸고 있는 우주를 이해하는 것이다.

이책은 바로 그 뇌와 정신기능에 대해 쓴 책이다. 여기서 독자들은 현대 신경과학이 밝혀놓은 뇌의 여러 기능을 보게 될 것이다. 또한 어떤 사람들이 뇌를 연구하며, 그 방법은 무엇인지, 그리고 그 결과는 어떻게 응용되는지도 보게 된다. 관심이 있는 사람이라면, 정신과 신체의 문제에 대해서도 이해를 얻을 수 있을 것이다.

역자는 뇌에서 학습과 기억이 형성되는 원리를 탐구하는 생물심리학자로서, 뇌와 정신현상에 대해 일반인이 쉽게 이해할 수 있는 책이 있었으면 좋겠다는 생각을 늘 가지고 있었다. 그러던중 작년에 UCLA에서 연구하시던 이선희 교수로부터 이책을 소개받고 번역을 하기로 결정하였다. 이책은 역자의 바램을 충족시켜 주는 훌륭한 정보를 많이 담고 있다. 번역도중 여러 부분은 역자의 은사이신 김기석 교수님과 의논하였으나 만일 그 나머지 미비한 부분이 있다면 이는 전적으로 역자의 부지의 소산이다. 역서의 제작에는 여러 사람 노력이 필요함을 실감하였다. 실험실에서 동고동락하는 김시현, 조선영, 김재일, 신선희, 신맹식, 곽소영, 그리고 김상희의 도움에 감사한다.

아무쪼록 여러 독자들이 일독하여 현대 신경과학이 밝혀 주는 뇌와 마음의 비밀을 살펴보기 바란다.

...... 역 자 ......

글쓴이의 말

　인간의 뇌는 1.6kg도 안 되며 말랑말랑하고 주름진 호두모양을 하고 있다. 이렇게 괴이한 모양을 하고 있어도 인간의 뇌는 전세계 도서관에 있는 모든 정보를 다 담고도 남음이 있다. 또한 우리의 가장 원초적 욕망과 지고한 이상이 여기에서 나오며 사고방식과 행동방식이 여기에서 나온다. 햄릿, 권리장전, 원자폭탄을 만들어낸 바로 이 뇌의 기능은 아직도 신비에 싸여 있다. 뇌는 어떻게 조직되고 발달되었을까? 뇌에 대해 더 많이 알게 되면 우리 자신에 대해서도 더 잘 이해할 수 있을 것인가? '나'라고 할 때 그것은 바로 '나의 뇌'를 지칭하는 것인가?

　우리는 아직 답을 얻지 못했을 뿐 아니라 어떤 문제(예컨대 뇌가 곧 마음인가)에 대해서는 영원히 답을 얻지 못할 수도 있다. 하지만 근년에 들어서 신경과학은 괄목할만한 진전을 보이고 있다. 지금까지 밝혀진 지식을 근거로 해서, 신경과학자들은 언젠가는 인간의 속성이라는 것이 뇌에서의 전기, 화학적 활동으로 정의될 수 있으리라 생각한다. 하지만 우리 대다수는 우리의 희망, 꿈, 욕망, 야망이 언젠가는 신경화학자나 신경생리학자들이 쓰는 용어로 정의될 것이라는 생각을 하면 섬찟해진다. 우리의 마음, 자유의지, 창조력 같은 것을 생각해 보건대 분명 우리가 뇌라고 부르는 그 울룩불룩한 세포집합체 이상의 무엇인가가 있을 것도 같기 때문이다.

공영방송 시리즈물인 '뇌'의 교재인 이책에서는 이런 문제를 풀어나갈 것이며 뇌에 대한 현재 지식의 한계점뿐만 아니라 조만간 뇌에 대한 지식이 어디까지 확장될 수 있는가도 살펴볼 것이다.

뇌란 이처럼 엄청난 연구대상이므로 신경과학자들 또한 다양한 연구전략을 취하고 있다. 한 가지 예를 들어보자면, 뇌의 기본소자인 뉴런들간의 형태연구에 열중하는 연구자들도 있다. 하지만 뇌에는 100억 내지 1000억 개의 뉴런이 있으므로 단순히 '회로도'를 작성한다고 해서 답을 다 얻을 것 같지는 않다.

뉴런들은 서로간에 전기 화학적 메시지를 주고받는다. 이런 메세지들은 이제 해독될 수는 있다. 하지만 신경과학자가 그 메세지를 해독한다는 것은 역설적인 것이다. 왜냐하면 뇌를 이해하려고 하는 주체 또한 신경과학자 자신의 뇌이기 때문이다. 문자 그대로 표현하자면, 뇌가 뇌를 이해하려고 한다는 것이다. 이것은 저멀리 있는 은하에 대한 연구나 입자 물리학적 미세세계에 대한 연구보다 더욱 절박한 당면과제이다. 우리가 어떻게 이해하는가 하는 것을 이해해야만 이런 연구들이 만족스럽게 해결될 것이기 때문이다. 타인에 대한 나의 지식이란 나 자신에 대한 나의 지식에 근거한 것과 마찬가지로 '현실성'이란 모든 이해의 실제적 근거인 '인간의 뇌'에 의해 규정되기 때문이다.

여기 1980년대의 뇌연구 중에서 가장 흥미로운 분야들을 소개하겠다.

● 시각과 운동

우리 인간들은 힘과 능력을 절묘하게 발휘할 수 있다. 권투 챔피언이 주먹을 쥐고 눈깜짝할 사이에 상대방을 강타하는 것을 보면 그것을 알 수 있다. 뇌는 이런 일뿐만 아니라 아주 정교한 동작도 프로그램하는데 발레리나의 포즈나 피아니스트가 연주할 때 건반을 순간적으로 텃치하는 것 등이 그것이다.

매일 우리 모두는 엄청나게 복잡한 동작을 별 어려움없이 행한다. 걷는 것과 같은 동작에도 우리 뇌의 정교한 전기화학적 레파토리가 관여한다. 특정 동작을 하기 위해서는 그 동작을 담당하는 각 근육이 활성화 되어야만 한다. 만약 그 순서가 조금만 어긋나도 우리는 문자 그대로 쓰러져버릴 것이다.

운동장애 환자를 연구한 결과 우리는 정상적 운동에 대해 많은 것을 알게 되었다. 그런 연구는 왜 하는가? 파킨슨씨 병을 앓고 있어서 사지를 제대로 놀릴 수 없는 많은 노인들을 치료하기 위해서이다. 이런 연구를 함으로써 신경과학자들은 또한 운동경기 성적을 향상시키고 경기도중 부상를 입지 않도록 근육긴장을 줄일 수 있는 방법을 발견하고 있다.

눈은 카메라와 비슷한가? 외부세계의 복잡다양한 여러 정보가 어떻게 적절히 뇌에 기록되고 변환되는가? 신경과학자들은 다방면에 걸친 연구를 통해 이 문제에 대해 답을 얻고 있다. 아주 좋은 방법 중의 하나는 뇌의 시각통로를 따라서 전극을 삽입하는 것이다. 이렇게 해서 전기활동을 기록해 보면 엄청나게 복잡한 시스템이 있다는 것을 알게 된다. 시야에 들어와 있는 어떤 물체의 윤곽이 조금만 변하여도 뇌에서는 전혀 새로운 뉴런군이 활동한다. 시각과 운동에 대한 연구는 자유의지란 무엇인지, 그리고 본능적 행동과 차이란 무엇인지와 같은 철학적 문제에도 기여할 것이다.

● 뇌 안에 있는 리듬

살아 있는 것치고 진공 속에서 살고 있는 것은 없으며 우리 또한 마찬가지다. 우리의 신체는 항상 주야주기, 계절, 조수주기, 지자기력주기, 중력주기 등의 영향을 받고 있으며 심지어 어떤 사람들은 달이 차고 이지러지는 것의 영향도 받는다고 주장한다. 뇌는 이런 주기들에 뇌 스스로의 주기를 맞추어서 반응하는데 그런 것에는 수면과 각성주기, 호르몬 분비주기, 경계수준의 주기적 변화와 능력에서의 주기적 변화 등이 있다. 우리의 정서조차도 주기가 있어서 잘못되면 정신질환에 걸릴 수도 있다. 신경과학자들은 현재 이런 '생물학적 시계'들이 어떻게 구성되어 있으며 무엇이 그것을 조정하는가를 연구하고 있다.

● 정신착란

신경과학자들의 연구에서 밝혀진 바에 의하면 여러 가지 정신질환은 정상적 뇌기능의 붕괴에서 기인할 수 있다. 정신병은 흔히 뇌의 신경전달물질의 균형이 깨어지거나 전기적 활동 패턴이 변화되는 것을 동반해서 일어난다. 정신질환을 뇌의 변화로 설명할 수 있겠는가? 신경과학자들이 이제 곧 그 질문에 대답해 줄 수 있을 것이다.

● 학습과 기억의 신경적 근거

분자 수준에서는 우리나 해삼과 같은 하등동물이나 신경계가 동작하는 원리는 별다를 게 없을 것이라는 것을 뇌연구 결과는 보여주고 있다. 어떤 생명체든 생존에 중요한 기억들은 뇌에 저장될 것이다. 동물들은 자신을 잡아먹으려는 동물을 기억하며 그 모습이 보이기만 하면 도망친다. 기억은 정서적 경험의 강도와 함께 저장된다. 어린애라고 할지라도 뜨거운 난로를 만지지 말라고 두번 말할 필요가 없지 않은가!

● 전기적이며 화학적인 뇌

갑작스러운 뇌우가 쏟아질 때 치는 번개가 인간뇌에서 일어나는 간질발작과 같은 것이라 하겠다. 뇌에서 미세한 전기적 교란만 일어나도 정상적인 생활은 영위할 수 없다. 이것이 미국 내에서만도 매일 이백만 명이 겪는 문제이다. 간질환자의 뇌를 연구함으로서 신경과학자들은 정상적인 뇌에서 전기방전을 제한하여 간질이 일어나지 않도록 하는 것이 무엇인지를 알아내고 있다.

● 뇌영역들의 특수화

어떤 활동을 할 때 그것을 전문적으로 담당하는 뇌영역이 있다는 증거는 확실하다. 예를 들자면 좌반구는 일반적으로 언어와 언어적 추리를 담당하고 우반구는 공간지각과 정서에 더 많이 관여한다. 하지만 이 법칙은 고정불변적인 것은 아니다. 사실 많은 예외가 있기 때문에 신경과학자들은 뇌 안에서 일어나는 일들에 대한 선입견을 고칠 수 있다.

● 엔돌핀―자연적으로 생기는 마약효과

우리가 부상을 당했을 때 뇌에서는 어떤 일이 일어나는가? 뇌는 신체가 극도의 신체적 정신적 스트레스를 받을 때에 그 고통을 경감시켜 주는 화학물질들을 생산한다는 증거가 있다. 뇌 안에는 이런 엔돌핀(몰핀과 비슷한 물질)을 받아들이는 엔돌핀 수용기도 있다. 이 엔돌핀에 대한 지식을 응용해서 신경과학자들은 중독증상을 일으키지 않으면서 통증을 경감시킬 수 있는 진통제를 개발중에 있다. 연구자들은 또한 그런 연구를 통해서 무엇 때문에 마약에 중독되는지를 알아내려고 하며, 그 결과 마약중독을 보다 효과적으로 치료하는 새로운 치료법도 개발될 수 있을 것이다.

● 뇌활동의 지도를 작성함

뇌는 활동하게 되면 포도당(설탕)과 산소를 소모한다. 이글을 읽는 일도 시각피질에서 포도당과 산소의 소비를 증가시킨다. 눈을 감고 이책의 페이지를 넘기는 상상을 하면 뇌의 전두엽 영역에서 대사활동의 증가가 일어난다. 방사선 추적자(방사성 표지된 포도당 분자를 추적하는 특수기법)가 소개됨으로써, 뇌활동의 지도제작이 가능해졌다. 뇌에서 전기적 충동을 나타내 주는 지도도 만들 수 있으며 머지않아 뇌의 자기장에 대한 지도도 만들 수 있을 것이다. 이제 곧 뇌 안에서 실시간적으로 순간순간의 실제적 변화를 관찰할 수 있는 때가 올 것이다. 하지만 이런 진보에도 불구하고 신경과학자들 사이에서는 과연 '교란된 분자들'과 '병적인 사고'를 직결시킬 수 있겠는가에 대해서는 논란이 분분하다.

● 의 식

진정으로 의식이 무엇인지는 아무도 모른다. 의식이란 무엇인가 하는 것이 인간두뇌에서 가장 큰 미스테리일 것이다. 신경과학자들은 정신상태가 변화할 때 뇌 안에서는 어떤 일이 일어나는가를 연구함으로써 이 수수께끼를 풀고자 한다. 예를 들면 노소를 막론하고 불면증 때문에 고생하는 사람들이 많은데 신경과학자들은 최근에야 잠을 잘자기 위해서는 복잡한 여러 작용이 정확한 순서대로 진행되어야 한다는 것을 알게 되었다. 중다성격을 가진 사람들을 연구하여 의식에 대한 뇌의 역할을 이해할 수도 있다. 여러 가지 다른 성격을 가진 한 사람이 한 순간 그중 어떤 성격을 나타내면 그것에 특정적인 뇌활동 패턴이 나타나겠는가? 만일 그렇다면 나는 누구인가에 대한 많은 개념들은 수정되어야 한다. 그것에 따른 사회적 법률적 결과를 상상해 보라. 만약 중다성격 소유자가 한 성격에서 범죄를 저질렀다면 나중에 다른 성격이 되었을 때 그에게서 책임을 물을 수 있을까? 그외의 다양한 뇌연구 분야들이 이책에서 소개되고 있지만 위에서 제기한 문제들만 보더라도 우리가 다루고자하는 영역이 얼마나 광범위한지를 충분히 이해할 수 있을 것이다.

감사의 말

 이책은 공영방송국에서 방영할 목적으로 WNET/NEW YORK 에서 제작한 8부작 시리즈물인 '뇌(The brain)'의 교재이다. WNET 는 복합적 기획물인 '뇌' 시리즈를 위해서는 다양한 전달매체가 필요하다는 것을 잘 알고 있었기 때문에 일반 독자들에게 배포할, 이 시리즈물에 관련된 교재형식의 책이 꼭 필요하다. 그래서 방송국의 Leonard Mayhew와 동료들이 이책을 써줄 것을 의뢰했을 때 나는 쾌히 승낙하였다.
 이 시리즈는 Richard Thomas와 George Page가 기안한 것인데 George Page는 WNET의 과학, 교양부서의 책임자며 본 시리즈물의 주해설자이기도 하다.
 연구 개발단계와 제작 착수단계를 거친 후 Thomas는 다른 프로젝트 때문에 영국으로 돌아갔다. 그는 30년간이나 TV 프로를 제작한 베테랑인 Jack Sameth 뒤를 이어 제작 책임자가 되었다. Richard Hutton은 내가 이책을 쓰는 동안 이루 말할 수없이 헌신적으로 나를 도와 주었다. 그는 특히 이책과 TV 시리즈물이 주제 및 주안점에서 일치할 수 있도록 잘 도와 주었다. 이책을 쓰는 동안에 나는 여러 프로그램 제작자들과도 꾸준히 접촉하였다. 이 시리즈물을 개발하였던 Richard Thomas와 Richard Hutton 뿐만 아니라 프로그램을 4개나 제작하고 있는 John Heminway; 그리고 DeWitt Sage, Robin Spry,Terry Landau와도 항상 접촉하였다. Linda Lillienfeld와 그녀를 보조하는 Cathy Cevoli는 내가 원고를 쓸 때 필요한 인터뷰, 복사, 메모 등을 하도록 잘 조치해 주었을 뿐만 아니라 이책에 들어 있는 중요한 사진이나 그림들을 탐문하여 구해다 주었다.

이렇게 할 수 있도록 그녀는 전반기에는 Benjamin Frank로부터, 그리고 가장 중요한 마지막 여섯달 동안에는 Kevin Wayne으로부터 지적이면서도 정열적인 도움을 받았다. 이 TV '뇌' 시리즈와 교육 프로그램 제작은 국립위생연구소와 국립과학재단의 공영방송을 해주는 Annenberg사가 있기 때문에 가능한 것이다. WNET는 본 시리즈를 프랑스의 Antenne 2 및 일본의 NHK와 공동제작하였다. 나는 Roger Porter, Miles Herkenham, Frank Putnam, John Mazziotta, Mortimer Mishkin과 같은 여러 신경과학자들이 그들의 연구에 대해 논의해 준데 대해 감사의 말을 전하고 싶다.

Paul McLean 박사에게 특히 감사하고 싶은데 그는 비전문가가 이책을 읽어도 현대 뇌연구의 흥미진진함과 난제들을 잘 이해할 수 있는 책이 되도록 많은 조언을 주었다.

마지막으로 Bantam사의 나의 전속 편집인 Peter Guzzardi와 그의 조수 Alison Acker, 편집부장 F.X Flinn, 나의 아내이자 연구자이며 상담역인 Carolyn Restak, 그리고 친구이자 대리인인 Ann Buchwald의 격려가 없었다면 이책은 세상에 나올 수 없었을 것이다. 그리고 정말 마지막으로 나의 개인 연구조교인 Mary Heamstead, Wilma Holland, 그리고 Riggs의 무한한 도움에 감사한다.

…… Richard M. Restak, M.D. ……

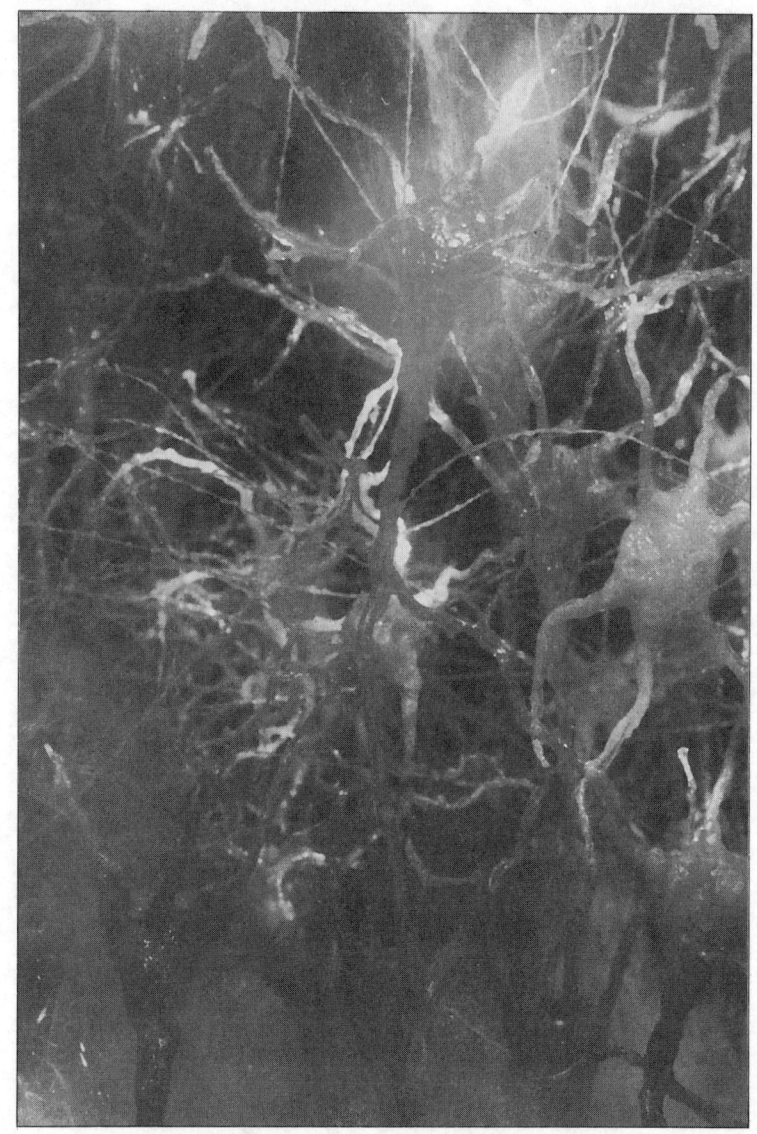

▲ 대뇌피질에서 발화하고 있는 억제성 뉴런

5
생물학적 리듬과 추동

인간의 뇌는 아주 놀라운 능력을 가지고 있으면서도 또한 가장 연약한 신체기관이다. 아주 복잡하고 정교한 철학과 물리학의 이론체계들은 바로 인간의 뇌가 창조해 낸 것이지만, 뇌는 자신을 둘러싸고 있는 신체 내·외적인 환경에 크게 좌우되는 무력한 존재이기도 하다.

만일 혈액 내의 산소농도나 혈당수준이 정상치 이하로 떨어지기라도 한다면 뇌는 곧 그 기능을 상실하고 말 것이다.

뇌는 살아 움직이는 다른 모든 생명체와 마찬가지로, 강력한 리듬(밤과 낮, 계절의 변화, 간·만조)에 따라 바뀌는 주변환경에 그 스스로를 적응시켜야 한다.

최근 뇌 자체 내에 뚜렷한 리듬이 형성되어 있어서 뇌가 이 리듬에 맞춰서 주변환경에 적응한다는 사실이 과학자들에 의해 밝혀졌다.

뇌 자체의 생물학적 리듬(biological rhythms)*이 환경적응에 중요한 역할을 한다는 것은 현재 명백한 사실로 받아들여지고 있다. 이러한 리듬이 깨어지게 되면 단순히 일의 능률이 저하되는 것에서부터 심하면 불임 또는 살인을 저지르고 싶은 충동을 느낄 정도의 분노가 유발되는 등의 심각한 문제가 일어날 수도 있다.

생물학적 리듬에 가장 큰 영향을 미치는 환경적 요인은 지구의 움직임이다. 지구는 남·북극을 잇는 축을 중심으로 자전을 하며 이러한 자전은 밤과 낮의 주기(일주기:circadian rhythm)를 형성한다. 지구는 또한 태양을 중심으로 움직이고 있는데 이러한 공전은 계절의 변화를 일으킨다.

지구 및 태양의 운행과 관련하여 볼 때, 복잡하게 운행하는 달의 움직임으로 음력이 형성되며, 태양과 달의 인력작용에 의해서 조수 간·만의 주기가 형성된다.

지난 4반세기에 걸쳐 이루어진 연구를 보면 이 네 가지의 주기적 자연현상(밤과 낮, 계절, 달의 출몰, 조수의 간만)이 스스로 생긴 생물학적 리듬과 관계된 모든 생명체의 적응을 유도한다는 것이 입증되었다.

이러한 생물학적 리듬은 주기적 자연현상에 의해 야기되는 행동상의 변화를 살펴봄으로써 그 실체를 확인할 수 있다.

---

* 생물학적 리듬(biological rhythms)은 흔히 일반인들이 알고 있는 바이오 리듬(biorhythms)이 아니다. 생물학적 리듬이란 바이오 리듬처럼 점성술적 성격을 띤 것이 아니라 우리 신체가 가지고 있는 내재적 리듬이다.

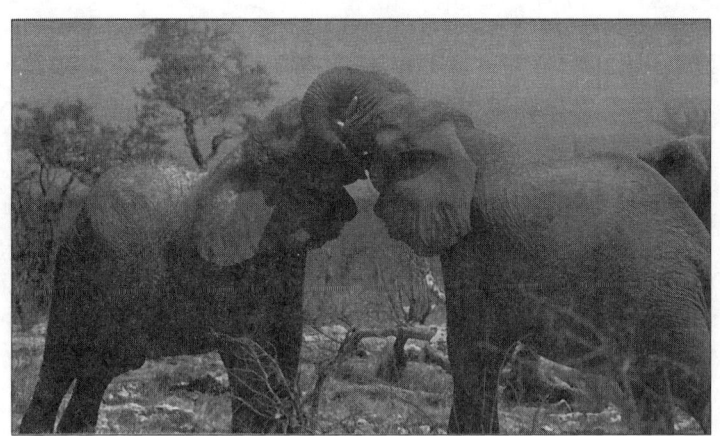
▲ 힘겨루기를 하고 있는 코끼리

● 캘리포니아의 샌 페드로 지역에서 흔하게 볼 수 있는 은푸른 색을 띤 길이 15cm 정도의 물고기는 매년 조수 간만에 의한 수압의 변화에 따라 조수가 가장 높을 때에 해안을 향해 헤엄쳐 움직인다. 파도에 의해 캘리포니아 해안가로 옮겨진 캘리포니아 물고기(california grunion)는 수정된 알을 모래 밑에 두고서 다시 바다로 되돌아 간다. 2주일 후 조수가 다시 높아지면 알에서 부화한 새끼들은 파도에 밀려 바다로 나아간다.

● 시베리아 햄스터의 번식기는 수컷의 고환 크기가 변화하는 것과 일치하는데, 그 크기가 매년 봄에는 커졌다가 가을에는 작아진다. 숫오리를 계속 어두운 곳에서 키우거나 또는 계속 밝은 곳에서 키우더라도 생식기의 크기가 변화한다. 3년 내내 항상 빛이 있는 상태에서 키운 양도 자연적인 일광상태에서 키운 양과 동일한 시기에 번식을 한다. 이들 오리나 양은 내재적으로 미리 짜여진 성적 리듬을 가지고 있다.

이들 동물들은 외적 환경에서 오는 리듬을 고유의 내적 유전 프로그램에 통합시킨다.

● 이 세상의 많은 종의 조류들이 철새인데, 매년 한치의 오차도 없이 똑같은 지역을 날아 이동한다.

● 현미경으로나 보일 정도의 아주 작은 와편모충류(dinoflage-llates)는 특정한 스케줄에 따라 바다 속에서 빛을 깜빡거린다.

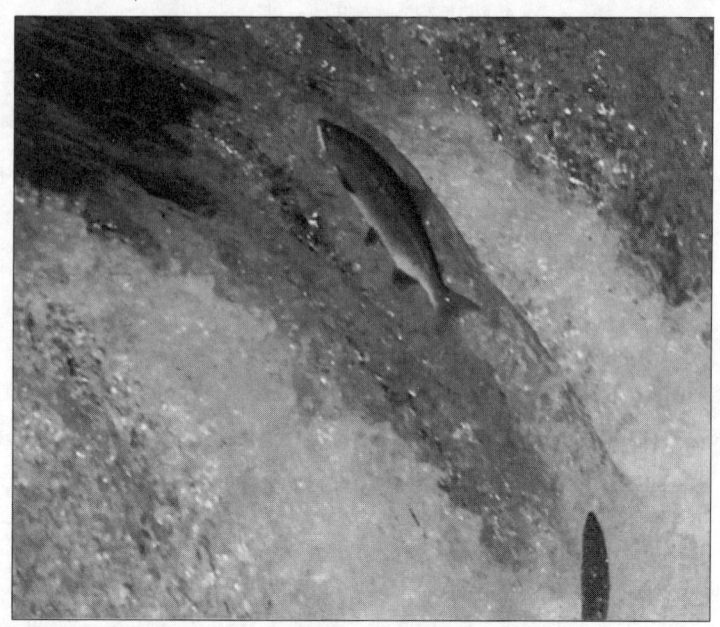

▲ 산란장으로 가기 위해 폭포를 거슬러 뛰어오르는 연어
많은 종들의 경우 번식은 유기체의 유전자에 의해
지시된 각본에 따라 진행된다

● 식물들은 밤낮의 주기에 맞춰 활동을 한다.

생물학적 리듬의 형성을 유도하는 가장 중요한 외부단서는 빛이다. 동물은 낮에 활동하고 밤에 쉬느냐 또는 그 반대이냐에 따라 주행성과 야행성으로 나뉘어진다. 낮시간이 점점 짧아지면 이것은 곰과 같이 동면을 하는 동물들에게 머지않아 날씨가 추워진다는 것을 알려 주는 신호가 되어 겨울잠을 준비하게끔 한다. 봄에는 빛이 호르몬 생성을 촉발시켜서 대부분의 설치류들은 이때 발정기가 시작된다. 대부분의 육서동물에게 빛은 일차적인 *시간제공자*(Zeitgeber)이며, 온도는 부차적인 요소이다.

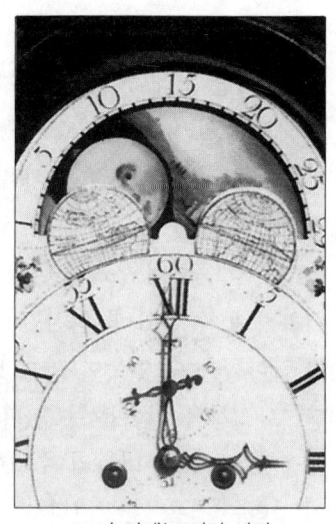

▲ 뇌 안에는 여러 가지 생물학적 시계가 시간의 흐름에 반응한다. 어떤 생물학적 시계는 밤낮의 변화와 같은 강력한 환경리듬에 따라 움직인다

인간의 경우는 물론 더욱 복잡하다. 아주 옛날에는 촛불이, 근대에 들어와서는 전기가 개발되면서 우리 인간은 태양이 제공하는 시간단서에 구애받지 않았다. 사실 인간은 우리생활의 중요한 변인인 빛과 거의 상관없이 살아왔기 때문에 과학자들은 빛이 인간의 내부 생물학적 시계에 거의 영향을 미치지 않으며 그보다는 수면(睡眠)이 중요한 단서를 제공할 것이라고 믿었었다. 그러나 이러한 것은 사

실이 아님이 밝혀졌다. 오늘날에는 강한 빛이 내부적 생물학적 리듬을 수정하는 수많은 외부적 신호 중에 하나로 인정되고 있다.

생물학적 리듬을 이해하는 한 가지 방법으로 다음과 같이 생각해 보자. 어떤 노래나 연주곡, 예를 들어 애국가를 알아들을 수 없는 정도의 소리가 될 때까지 템포를 점차 느리게 해보자. 그렇게 하면 나중에는 길게 늘어진 몇 개의 음만 들릴 뿐 그 노래에서 리듬성을 전혀 느끼지 못할 것이다.

이와 비슷하게 우리는 일상적인 생물학적 과정의 리듬을 전혀 의식하지 못하고 있다. 하지만 느리게 했던 음악의 속도를 다시 높이면 알아들을 수 있듯이 생물학적 리듬을 측정하여 그래프로 나타내면 그 리듬을 알아볼 수 있다. 예를 들면 매일매일 체온을 재어서 그래프로 그려본다든지 수면형태를 그래프로 나타내어 보면 리듬이 있다는 것을 알게 된다.

전형적인 24시간의 하루를 단 2분으로 줄이면 어떨지 상상해 보라. 여러분 자신의 모습을 빠른 속도로 돌려본다고 생각하면 제일 처음에 하는 것이 운동이고, 그리고 나서 밥을 먹고 그 다음으로 일을 하는 순서가 될 것이다. 만약 여러분이 여러분의 전체 일상을 비디오 테이프에 담아 빨리 돌려보면 여러분의 기본적인 생활 리듬을 인식하게 될 것이다. 그러나 이러한 리듬의 시간대는 각기 다르다. 어떤 것은 수초간 지속되는 것이 있는가 하면 또 어떤 것은 수분, 수시간, 수일, 수주일, 심지어 그보다 더 긴 것도 있다.

혈압은 밤과 낮에 따라 약 20% 정도의 꽤 큰 변동이 있는데, 아침시간 잠에서 깰 무렵이 가장 낮고 한창 일할 시간인 오후에 가장 높다. 외부에서 들어온 침입자와 싸우는 혈액 내의 백혈구는 그 수가 시간에 따라서 약 50%정도의 변동이 있다. 실제로 백혈구의 수를 떨어뜨리는 부작용을 지닌 약물을 하루 중 적절치 못한 시간에 복용하면 호되게 병에 걸리기도 한다.

항암제를 쥐에 투여해 보면 세포의 리듬 상태 중 어느 때에 약물을 투여하느냐에 따라 그 효과가 달라진다. 인간의 경우도 역시 종양의 온도가 하루 중 최고치에 다다랐을 때 방사선 치료를 실시하는 것이 보다 바람직한 효과를 볼 수 있다는 연구보고가 있다.

체중의 증감은 음식을 언제 먹느냐에 따라 달라질 수 있다. 전세계 식이요법 치료가들 사이에서 무거운 식사는 아침에 하는 것이 기본 원칙으로 되어 있다. 가장 체중증가가 많이 일어나는 경우는 저녁 늦게 열량 높은 음식을 섭취하는 것이다. 술의 경우도 이와 비슷하다. 초저녁에 마시는 술이 한밤중에 마시는 술보다 덜 취한다.

하루에 여러 차례 반복되는 리듬인 24시간 이내(ultradian rhythms) 리듬이 존재한다는 것은 의심의 여지가 없지만 그것의 의미에 있어서는 상당한 혼란이 있다. 보다 짧은 24시간 이내 리듬, 말하자면 20분에서 6시간 사이의 범위로 반복되는 이러한 리듬이 존재하는 이유는 무엇일까?

네덜란드 하렌의 그로닝겐주립대학에서 동물학과 교수로 있는 단(Serge Daan) 박사는 단기적 활동 리듬에 관해 연구하고 있는데, 그는 단기적 활동 리듬 중 많은 것들이 섭식과 신진대사에 관련되어 있다고 믿고 있다. 먹이는 환경적 여건에 따라 부족할 때도 있고 충분할 때도 있다. 따라서 방목가축은 규칙적 리듬 형태로 배를 채우는 것이 좋은데, 이러한 섭식 형태가 식량부족을 대비케 해 준다. 더욱이 일시에 모든 먹이를 섭취한다면 소화하기도 어려울 것이다.

24시간 이내 리듬에 대한 보다 흥미 있는 설명으로는, 그 리듬에 포식동물의 공격을 피하는 형태가 들어 있다는 것이다. 단 박사의 전문적 지식에서 보면 들쥐가 먹이를 모으는 일은 포식동물로부터 공격당할 수도 있는 죽음을 무릎쓴 위험한 일이다. 그러한 위험은 예상할 수 없는 요인에 따라 변하기 때문에 들쥐에게 있어서는 매일 고정된 시간 스케줄을 지키는 것이 살아남는데 좋은 전략이 된다. 이렇게 안전한 시간대에 움직이는 특정 들쥐의 경우 희생될 가능성이 더 줄어들 것이다.

하루 중 동종의 다른 들쥐들과 동일한 시각에 먹이를 먹는 들쥐는 다른 시각에 먹이를 찾는 들쥐보다 잡아 먹힐 확률이 약간 더 적다. 리듬은 여러 가지 생리적 상태와 동기적 상태 변인들이 적절한 수준으로 조화될 수 있게끔 해주는 유기체의 방법으로, 이러한 것이 행동을 최적으로 조화시키는데 기여할 것이다. 이것이 들쥐가 매일 규칙적으로 먹이를 먹는데 대한 한 가지 설명이 될 수 있을 것이다.

이렇게 단 박사는 말했다.

단 박사가 스피츠버겐의 서부 해안에서 행한 또 하나의 현장연구는 해안절벽 바위턱의 둥지에서 점프해서 바다로 뛰어들어 먹이를 구하는 생후 3주 정도된 길리모트(바다오리의 일종)의 행동 패턴을 관찰하는 것이었다. 햇빛이 낮시간 동안 일정하게 비치고 있어도 길리모트는 4시간을 주기로 절벽에서 점프를 하였다.

이 주기는 포식동물(4가지 종의 북극 여우)이 먹이를 찾는 활동이 가장 저조한 시간, 즉 앞서 잡아먹힌 길리모트가 여우의 뱃속에서 소화되고 있는 시간대와 일치한다.

여우는 배가 부른 상태에서는 더 이상 먹이에 관심이 없기 때문이다.

요점을 말하자면, 단은 길리모트가 바다로 뛰어드는 행동이 희생당할 위험이 가장 낮을 시간 동안에 일어나도록 조정되어 있다는 것을 발견하였다. 이러한 리듬은 어떻게 형성되는 것일까? 길리모트의 유전자 프로그램 속 어디에 그러한 지혜가 담겨 있을까? 그리고 이러한 것이 갓태어난 새끼에게 언제 점프하는 것이 안전한가를 일깨워 주는 메시지로 뇌 속에서 어떻게 전사되는 것일까? 이와 같은 질문은 아주 흥미로운 것이지만 아직까지 정확한 해답은 모른다.

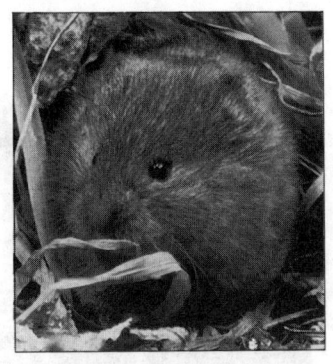
▲ 들쥐

이와 같이 합리적이고 심지어는 지적(知的)이라고까지 말할 수 있는 행동이 일어난다는 것은 정신(mind)이 존재한다는 것을 시사한다. 만약 여러분이 그 상황 하에서 할 수 있는 가장 적절한 행동이란 어떤 것일까라는 관점에서 바라본다면 확실히 길리모트의 행동은 더 이상 나은 방법이 없을 것이다. 사실 여러분이 한시도 방심할 수 없는 위험한 지역을 여행하는데 그와 똑같은 상황이 벌어진다면 길리모트가 이미 선천적으로 지니고 있는 것과 같은 종류의 자료를 가지고 있는 것이 가장 최선의 일일 것이다.

나의 적은 누구일까?

어떻게 하면 그들을 가장 잘 피할 수 있을까?

길리모트 새끼는 원시적 형태의 의식을 가지고 있는 것일까?

나중에 이러한 흥미로운 생각을 한번 더 해 보자.

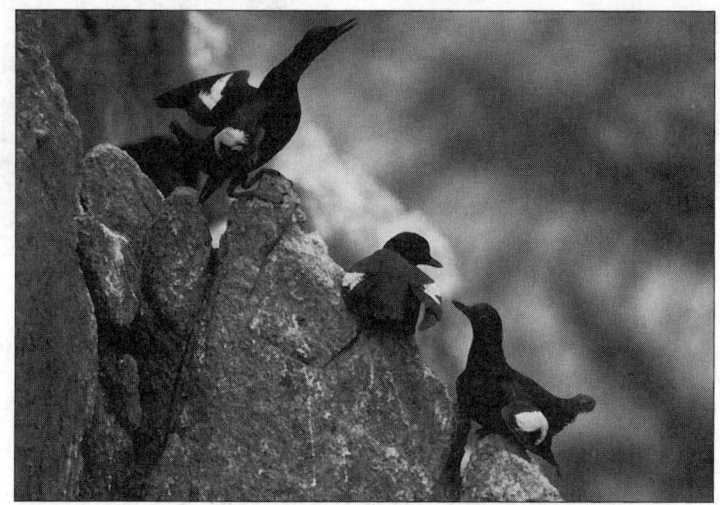
▲ 파랄론 섬에 서식하는 길리모트

제각각 똑딱거리며 돌아가고 있는 수백 개의 시계가 있는 방에 여러분이 서 있다고 상상해 보라. 똑딱거리는 소리가 불협화음을 이루면서 여러분의 귀와 신경을 거슬리게 할 것이다. 이제 자동 피아노의 마스터 프로그램이 반주와 주제선율을 가지고 완벽한 음악을 만들 듯이 혼란스러운 시계 리듬들을 동기화시키는 일종의 마스터 시계를 도입해 보자.

연구자들은 대부분의 포유류 시상하부에서 그러한 마스터 시계 역할을 하는 뇌구조물이 있다는 것을 발견하였는데 이것이 *시교차상핵*(suprachiasmatic nucleus, SCN)이다. 시교차상핵은 시상하부를 이루고 있는 28개의 핵 가운데 하나이다. SCN이 마스터 시계로 추정되는 것은 2가지 특성 때문이다. 첫째 시교차상핵은 분명하고 잘 조화되어 있는 자체적인 리듬을 가지고 있는데, 심지어는 이러한 내인적 리듬은 시교차상핵의 주변조직의 리듬이 상실되더라도 유지된다. 둘째는 시교차상핵은 눈에서 시상하부로 가는 정보통로, 즉 날이 밝았는지 어두웠는지에 대한 환경정보를 뇌로 전달해 주는 정보통로상에서 수신중계소 역할을 한다.

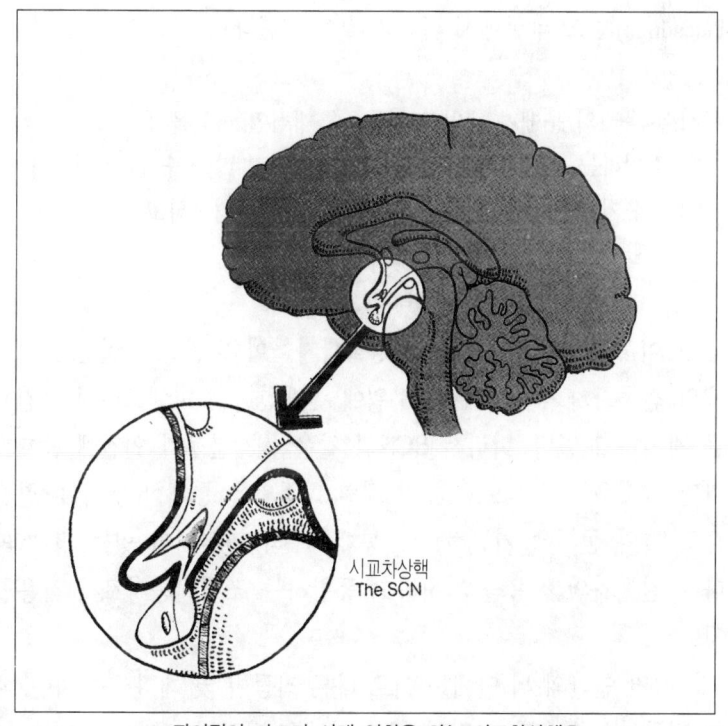

▲ 자연적인 마스터 시계 역할을 하는 시교차상핵은 시상하부에 위치해 있다

인간의 경우 SCN은 시상하부 조직의 깊은 곳에 묻혀 있다(쥐는 조직표면에 있다). 그러나 인간의 SCN이 어떤 목적으로 기능하는 지에 관한 의문은 아직 밝혀지지 않고 있다. 세계 각처에서 많은 연구자들이 현재 어떤 신체과정들이 리듬성을 가지고 있는지 또 이러한 것들이 어떻게 통제되는지를 밝히려고 노력하고 있다. 연구를 하다 보니 연구자들은 인간 및 동물들이 하나가 아닌 다수의 진동자를 가지고 있음을 시사하는 증거를 수집하였다.

멀리 거슬러 올라가 1960년에 신경생물학자 피텐드리히(Colin S. Pittendrigh)는 그의 글에서 다음과 같이 결론내리고 있다.

사실 우리의 문제가 내인성 리듬, 즉 내적인 리듬을 분리하고 분석하는 것이라는 현재의 일반적 견해를 포기하지 않을 수 없게 되었다. 우리는 유기체가 유사 자동진동 체계의 집단을 형성하고 있다는 결론에 직면해 있다.

그 이후 4반세기 동안 신경생물학자들이 발견한 사실들은 여러 개의 진동자가 각기 다른 뇌부위에 존재한다는 피텐드리히의 견해를 지지하고 있다. 따라서 SCN과 같은 통제본부가 인간에 존재한다면 그것은 직접적으로는 몇 개의 리듬만을 통제할 것이며, 한편으로 그와 동시에 기능적으로 통제본부와 연결되어 있는 몇 개의 다른 진동자의 작용을 지시하고 통합하는 조정진동자로서 작용할 것이다.

그러면 인간의 뇌 안에는 서로 다른 리듬이 몇 개나 존재하는가? 그 리듬들의 목적은 무엇인가? 그것들은 어떻게 조직되어 있는가?

생물학적 리듬을 이해하는데 중대한 진전이 이루어진 것은 연구자들이 감각 박탈하에서 피험자의 행동을 연구하기 시작했을 무렵이었다. 예를 들어 잠을 자야 할 시간이라는 것을 알게 되는 단서들 중에 하나는 해가 져서 밤이 되었다는 것이다. 그러나 창문도 시계도 없는 방에서 사람이 산다면 어떤 일이 일어날까? 밥먹을 때, 일을 해야 될 때, 휴식을 취해야 할 때가 언제인지를 알려줄 만한 단서가 전혀 없다면 어떻게 될까?

그러한 인공적 환경을 만들려는 최초의 시도가 1960년대에 독일 뮌헨의 지하 벙커와 프랑스의 깊은 동굴에서 있었다. 오늘날에는 신체의 리듬에 관한 보다 정교한 연구가 방음차단된 지상의 실험실에서 수행되고 있다. 이러한 시설에서 신체 리듬을 연구하는 과학자들은 피험자(피험동물)의 신체 리듬 주기를 모니터할 수 있을 뿐만 아니라 심지어는 실험적 상황에 조심스럽게 변화를 주어서 주기를 수정할 수도 있다.

이렇게 감각이 박탈된 상황에 놓여졌을 때 피험자는 종에 따라서 어느 정도 차이가 있긴 하지만 대략 24시간 주기에 가까운 자체적 리듬을 보인다. 예를 들어 인간은 평균적으로 보통의 24시간의 주기보다 1시간 정도가 긴 리듬을 보인다.

일상적인 시간단서로부터 인간을 일정기간 격리시킨 후에 살펴보면 대부분의 인간은 25시간의 생활주기로 바뀌게 된다. 대부분의 실험 예에서 신체의 신진대사주기와 행동주기가 보조를 맞추어서 유지된다. 하지만 모든 사람이 다 25시간 주기를 나타내는 것은 아니다. 어떤 피험자는 정상적인 일주기보다 2배 정도가 긴 48시간 내지 50시간의 일주율을 갖기도 하는데, 이들의 생활형태를 보면

33시간에서 36시간 정도는 깨어 있고 12시간에서 15시간 정도 잠을 잔다. 대부분의 경우 이렇게 보통 하루보다 2배가 길 때에도 모르고 넘어간다. 이러한 것은 시프르(Michel Siffre)와 같이 1962년과 1972년 두 차례에 걸쳐 각각 6개월씩 동굴에서 생활해 본 경험이 있는 실험자에게도 마찬가지였다.

그 당시 나는 내가 과학자이기 때문에 나에 대한 실험과 나의 반응을 보다 잘 통제할 수 있을 것이라고 생각했었다. 그런데 사실 나는 그렇게 할 수 없었다. 나는 24시간의 하루주기와 48시간의 하루주기를 혼동하게 되었다.

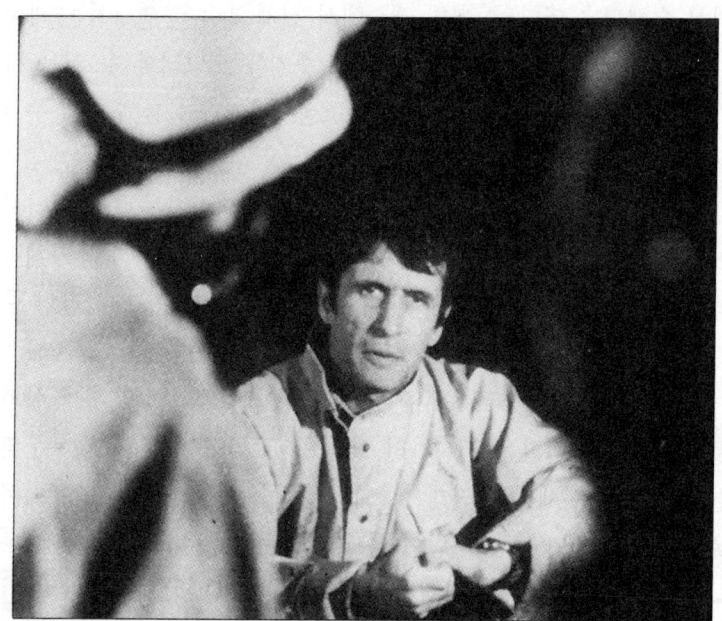

▲ 6개월간의 동굴생활 실험을 끝내고 나오는 미쉘 시프르

그러나 시프르가 하루를 48시간으로 생활해 본 유일한 실험자는 아니었다. 1966년 하루에 담배를 두 갑 피우는 피험자가 동굴 실험에 참여했다. 생활주기가 48시간으로 바뀐 후에도 그 사람은 여전히 하루에 담배를 두 갑 피웠는데, 시간이 두 배로 늘었기 때문에 실제로 이틀(48시간)에 두 갑을 피우는 셈이 되었다. 얼핏 보기에는 이러한 것이 흡연량을 줄일 수 있는 교묘한 방법일 것 같으나 동굴생활로 인한 많은 스트레스가 담배 대신에 신체적으로 정신적으로 건강을 해치게 한다. 예를 들면 시프르는 동굴생활 실험으로 인한 심리적 영향(완전한 격리, 적막감, 시간단서가 없이 자고 일어나는 것, 갑작스런 공포)에서 회복되기까지 5년 정도가 걸렸다고 회고하고 있다. 그는 그러한 경험을 세뇌(洗腦)방법과 비교하면서 수천금을 줘도 다시는 하고 싶지 않은 실험이라고 회상하며, 한 인간을 완전히 파괴시킬 수 있는 것은 일상생활의 시간단서로부터 그 사람을 격리시키는 것이라고 경고하고 있다.

24시간을 중심으로 한 우리의 일상생활 리듬은 신체적, 정신적 건강에 안정을 제공해 주는 것 같다. 교향악 지휘자가 교향악단과 두꺼운 벽을 사이에 두고 따로 지휘를 한다면 지휘자와 악단이 따로 놀듯이, 보통때는 동기화 되어 있던 각각의 신체 리듬들이 따로 놀거나 아니면 새로운 형태의 리듬을 취하게 되면 리듬의 붕괴가 일어난다.

연구자들이 피험자의 하루시간을 27시간 이상 길게 늘여 잡거나 또는 23시간보다 짧게 바꾸었을 때에도 비슷한 시간조정현상이 일어난다. 평소에 24시간 내지 25시간에 맞춰져 있던 다른 리듬들과 휴식—활동 리듬 사이에 얼마 지나지 않아서 탈동기화가 일어난다.

이러한 연구 결과, 연구자들은 정상적 환경에서 인간의 일상적 리듬은 내적인 25시간 주기에서부터 환경적인 24시간 주기로 쉽게 전환될 수 있다고 결론내렸다. 이러한 전환은 온도, 빛, 식사시간, 작업시간 등에 의해 격발될 것이다. 사회적 단서 또한 무시하지 못할 요인이다(만일 내 자신이 샴페인 한 병과 붉은 장미꽃 한 다발을 들고 여자친구 아파트 밖에 서 있을 때 내 시계가 9시를 가리키고 있다면 이때를 아침 9시보다는 저녁 9시로 생각할 것이다). 그러나 신체의 리듬을 변경시킬 수 있는 뇌의 능력에는 한계가 있다. 보다 급격한 변화, 예를 들어서 대서양을 횡단하는 여행으로 인해 5시간 정도의 시차가 생겼다면 신체 리듬의 동기화가 깨어지게 되고 신체 내의 종속 진동자들은 자체의 내적 신호에 맞는 리듬을 형성할 것이다.

비행기 여행에서 시차로 인한 피로는 고향에서는 잠잘 시간이라는 내적 시계의 '기억'의 결과로 얼마간은 설명이 된다. 이러한 이유 때문에 시간대를 넘어 날아다니는 국제 여행자들은 이러한 변화에 적응해야 한다. 만일 중대한 결정을 내려야 할 때는 또렷한 정신이나 기분과 같은 것에 영향을 미칠 수 있는 환경적 단서변화에 적응하기 위해서 내적 리듬이 제자리를 찾을 때까지 수일 정도의 시차 적응기간이 필요하다(5시간 정도의 시차변화가 생겼다면 그 지역의 시간에 '신체의 시계'를 맞추기 위해서는 보통 3일 정도가 걸린다).

우리 대부분은 아침 일찍 일어나 아침부터 부지런히 자신의 일에 최선을 다하는 이를테면 종달새와 같은 사람에 속하던지 또는 잠자리에서 일찍 일어나는 것은 매우 힘들지만 일단 일어나면 그 다음날 새벽까지 일을 할 수 있는 올빼미 같은 사람에 속한다. 이러한 생활양식의 차이는 성격과 체온 양자와 관련이 있다.

밝혀진 바에 따르면 '종달새형'은 보통 더 내성적이며, 아침 일찍 체온이 상승한다. 반대로 '올빼미형'은 보다 외향적이고 저녁이나 되서야 서서히 체온이 올라간다. 그러나 우리가 종달새 체질이건 올빼미 체질이건 간에 점심을 먹고 난 후 대략 오후 1시 정도가 되면 정신이 흐릿해지면서 식곤증이 오는 것을 한번쯤은 경험해 보았을 것이다. 이 시간대의 정신활동 저하는 점심때 무엇을 먹었는가와는 전혀 상관없이 일어나는 현상같다. 실제로 점심을 걸렀을 때도 이와 같은 현상은 일어난다. 점심시간에 소주 한두 잔을 먹고 얼큰해졌기 때문에 노곤한 것은 아니다. 왜냐하면 술을 먹지 않는 사람도 마찬가지기 때문이다.

  술에 관해서 주제를 돌려보면 우리 신체의 알코올 분해율에 있어서도 일주기가 있다. 초저녁에 술을 마시게 되면 혈중 알코올이 보다 빨리 분해가 된다. 그러나 새벽 2시에서 7시 사이는 알코올이 분해되는 속도가 가장 느린 때이다. 이 시간은 또한 대부분의 사람들이 잠에 빠져 있는 시간으로 정신활동도 가장 낮은 때이다. 그러나 만일 우리가 술을 마신 채 깨어 있다면 알코올이 혈액 내에 아주 오래동안 남아 있게 되는 관계로 취기를 불러 일으켜서 어떤 일을 하는 데에도 악영향을 미치게 된다(이러한 이유로 늦은 밤 술자리 후에의 음주운전을 금하고 있는 것이다).

  정신활동은 또한 체온과 관련이 있다. 앞에서 '종달새형'과 '올빼미형'을 보았듯이 체온 또한 널리 알려진 대로 섭씨 36.5도를 항상 유지하고 있는 것은 아니다. 체온은 24시간 동안 약 섭씨 0.5도의 변동이 있는데 이른 아침에 가장 체온이 낮다. 다시 한번 강조하게 되지만 이러한 것은 '어떤 활동을 언제 해야 가장 잘 할 수 있는가'

라는 문제와 관계가 있다. 사칙연산이나 반응잠재시간에 대한 검사나 일은 이른 아침 시간에 그 성적이 최저인데 이것은 이 시간의 체온이 가장 낮다는 것과 관계가 있다(일부 종달새형은 예외겠지만). 이러한 것은 낮은 체온으로 인해 정신능력의 효율성이 저하된다는 것을 의미하는 것일까? 반드시 그러한 것은 아니다. 이것이 저것의 원인이 된다는 개념은 기계장치가 왜 고장이 났는지를 이해하는 데는 아주 유용한 설명이 될 수 있을지 몰라도, 인간의 뇌에 그러한 식의 개념을 그대로 적용하는 것은 한계가 있다. 그보다는 체온, 기분, 수면, 각성의 리듬들이 서로 밀접히 관련되어 있다고 생각하는 것이 도움이 될 것이다. 그러한 리듬들이 서로 어떻게 상호관련되어 있는지에 대해 안다면 인생을 설계하는데 보다 합리적으로 행동할 수 있게 될 것이다. 예를 들어 연구에 의하면 근무시간이 자주 변동되는 근로자는 일정한 근무시간으로 일하는 근로자들보다 일을 잘 못하고 산업재해를 당할 위험이 더 높은 것으로 나타났다.

　인간의 자연적인 일주율을 파괴하는 큰 원인은 산업화되고 도시화된 생활양식이다. 실제로 지난 수백여 년 동안(이 시간은 진화적인 시간상에서 보면 아주 순간적인 것에 불과하지만) 미국 노동인구의 시간 스케줄에 중요한 변화가 일어났다. 현재 미국에서 남자는 네 사람 중에 한 사람, 여자는 여섯 사람 중에 한 사람이 근무 스케줄이 고정되어 있지 않고 밤근무와 낮근무가 수시로 변하는 근무 스케줄로 일하고 있다. 8시간 내지 12시간 동안의 작업중단시간이 회사경영에 큰 손실이 될만큼 생산성을 떨어뜨리는 많은 산업의 경우 24시간 풀 가동을 해야 할 필요가 있는데 이러한 것이 근무 스케줄을 바꾸게 하는 부분적 원인이 되고 있다. 도시에서 생활하는 인구가 증가함에 따라, 변화된 스케줄에 맞춰 적응하려는 노동자들을 위해서 24시간 근무의 필요성도 증가되고 있다. 비상근무 경찰이나 소방서 같은 곳은 언제 닥칠지 모르는 자연적, 인위적 재난에 대비해서 항상 출동태세를 갖추고 있어야 한다. 그러나 불행히도 이러한 직업을 가진 사람들은 노사를 막론하고 인간의 뇌가 수만년 동안 적응해온 자연의 리듬에 의존적이라는 사실을 잊고 있다.

무턱대고 발전만을 추구하는 과정에서 잊혀져왔던 것은 기나긴 인류의 역사이다. 인간은 다른 모든 생명체와 마찬가지로 하루에 한번씩 해가 뜨고 지며 밤이 되면 어두워지는 주기적인 지구 환경 속에서 진화해 왔다.

하버드대학의 산업 스케줄 설계 센터(Center for Design of Industrial Schedules)의 찰스 자이슬러(Charles Czeisler) 박사는 말하고 있다.

자이슬러는 단세포식물에서부터 인간을 포함한 포유류에 이르기까지 알려진 모든 생명체는 일주기(리듬)에 따라 생리적 기능이 이루어지고 있다고 강조하고 있다.

낮에 자고 밤에 일하는 것은 우리 스스로가 우리 자신의 생리적 기능을 뒤죽박죽으로 만드는 격이다. 주야교대 근무는 호르몬 분비 및 수면과 각성시간대를 통제하는 생리적 시간조절 기능을 파괴할 수 있다.

이렇게 자이슬러 박사는 말했다. 많은 주야교대 근무자들은 하루종일 기분이 안 좋고 일을 제대로 할 수 없으며 근무시간에 졸지 않고 깨어 있기가 힘드는 등의 경험이 있다고 보고하고 있다.

그들은 집에 돌아와서 아주 피곤에 지쳐 잠을 잘려고 할 때 잠이 오지 않는다는 것을 알게 된다. 그 이유는 몸이 깨어 있을려고 하는 낮시간 동안에 잠을 자려고 하기 때문이다. 그들이 잠을 자려고 하는 낮시간에 기본적으로 신체 내의 자명종이 울리고 있는 것이다. 그후에는 몸은 자려고 하는 시간에 그들 스스로는 일을 하려고 해야 한다. 근무 스케줄이 자주 변동되는 사람들은 이러한 변동에 적응할 시간여유가 전혀 없는데 왜냐하면 신체가 8시간 정도의 시차변화에 적응하기 위해서는 적어도 일주일 정도가 걸리기 때문이다.

비정상적인 근무 스케줄에 맞춰 일을 하거나 잠을 자야 한다는 것을 감내하는 사람들간에도 의미 있는 차이가 있다. 교대근무 스케줄은 1차 세계대전때에 군수산업에 처음 도입되었는데, 야간근로자들은 주간 근로자들보다 위궤양이 8배나 더 많이 생겼다. 교대근무 시간을 스스로 선택하도록 하면 어떻게 되겠는가, 즉 어떤 극적인 차이가 있는지를 보여 주기 위하여 일주율에 관한 많은 전문가들이 여러 해에 걸쳐 연구를 하였지만 대체로 실패로 끝났다. 밤시간대의 근무 스케줄에 맞춰 일을 하기가 어렵다고 느낀 사람들은 다른 직업으로 바꿔버릴 뿐이다.

이러한 자기선택을 하도록 한 인간연구에서는 확고한 결론을 내리기는 어렵지만 동물연구에서 보면 비정상적인 작업·수면 스케줄이 위해한 효과를 일으킨다는 데는 의심의 여지가 없다. 실험실 동물에게 매주 밤낮의 주기가 6시간씩 변동되게끔 하면(교대근무제와 비슷함) 실험실 동물의 평균수명이 20%정도 감소하는 것으로 나타났다.

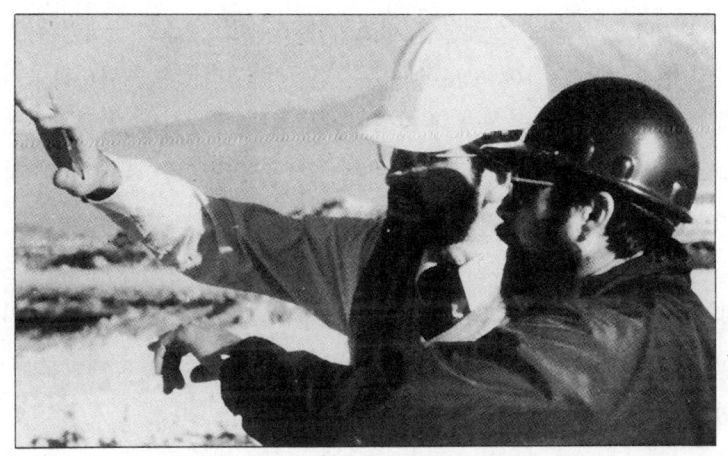
▲ 화학공장 현장에서의 찰스 자이슬러 박사의 모습

더욱이 인간에게 있어서 교대근무는 근로자들에게 육체적 심리적 대가를 치르게 한다고 생각할 수 있는 많은 이유들이 있다.

불면증, 소화기 장애, 가정에서의 긴장감, 신경과민, 우울 등 교대근무 근로자들에서 흔히 볼 수 있는 병이다. 근로자의 80%이상이 교대근무에 맞춰 잠자는 시간을 바꿔 적응하는 데에는 2일에서 4일 또는 그 이상이 필요하다고 보고하고 있다. 자이슬러 박사가 유타주 오그덴에 있는 칼륨 공장에서 면접한 근로자중 25%가 교대근무에 전혀 적응할 수 없었다고 털어놓고 있다.

이 문제를 개선하기 위하여 자이슬러 박사는 합리적인 근무 스케줄을 만들어 달라는 요청을 받았다.

우선 자이슬러 박사는 주(週) 단위의 근무교대가 3주마다 한번씩은 길어지도록 근무 스케줄을 재조정하였다. 또한 그는 근무시간이 자연적인 일상 리듬에 맞도록 근무순환을 바꿨다. 뇌는 24시간주기라기보다는 25시간주기로 움직이기 때문에 근무자들이 역행적으로 보다는 순행적으로 근무를 교대하는 스케줄에 맞추는 것이 보다 자연스러운 것이다.

예를 들어 오전 8시에서부터 오후 4시까지의 작업시간 다음에는, 대부분의 산업체에서 하듯이 자정에서부터 다음날 오전 8시까지 일하는 스케줄이 아닌 오후 4시에서 자정까지 일하는 스케줄로 바뀌는 것이 좋다.

낮근무 → 야간근무 → 저녁근무로 바뀌는 스케줄이 미국 내에서 교대근무를 하는 근로자들에게 적용하는 일반적인 근무 스케줄 중에 하나다.

하지만 이러한 근무 스케줄은 호르몬 분비 시간, 체온과 각성의 변화 시간, 수면—각성 시간과 같은 신체의 여러 체계를 굉장히 혼란시키는 것으로 밝혀졌는데, 그 이유는 이러한 체계들의 자연적 경향성은 잠자는 시간을 점차로 늦어지게 하기 때문이다.

이렇게 자이슬러 박사는 말했다.

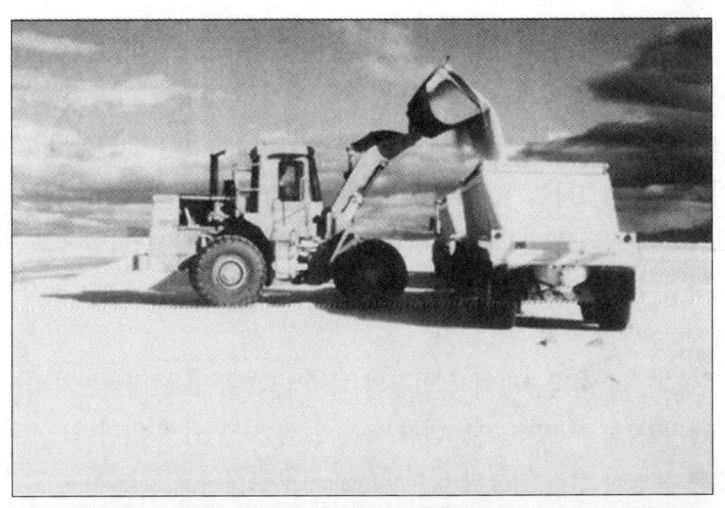

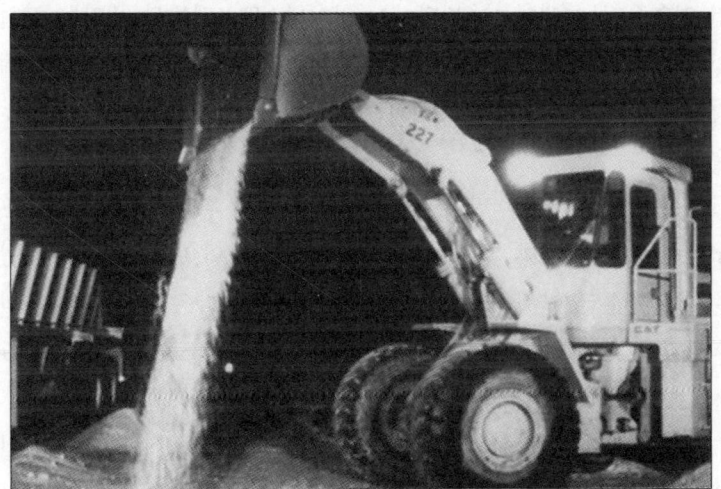

▲ 신체의 자연적 리듬에 따른
근무 스케줄은 생산성을 향상시킨다
야간근무로 근무시간을 갑자기 바꾸는 일은
사고율을 증가시킬 수 있다

생물학적 리듬과 추동

자이슬러 박사가 제안하고 있는 변화는 일주율에 반하기보다는 일주율에 맞춰 일하는 근무 스케줄을 제시한 것에 지나지 않는다. 그렇게 바꾼 결과 그 공장에서는 근로자들의 생산성이 향상되었고 이직율이 감소하는 성과가 나타났다. 근로자의 네 명 중 세 명이 새로운 근무교대를 선호하였고, 동시에 27%는 건강이 나아졌다고 보고하였다(의사를 찾는 사람이 적어졌고, 감기 및 기타 질병에 걸리는 사람이 적어졌다).

'오그덴의 화학공장에서 인간의 뇌에 대해 무엇을 배웠는가'라고 누군가가 묻는다면, 그에 대한 답은 언제 자고 언제 일어나는가와 같은 본능적 생리 기능의 타이밍(timing)을 조절하고 있는 뇌의 기본적 영역을 무시해서는 안 된다는 것이다. 오그덴에서 우리는 작업의 중단이 없는 24시간의 근무 스케줄을 세우는 데에 우리가 언제 자고 언제 일어나는가를 통제하는 뇌의 기능을 고려해야 한다는 것을 배웠다.

항공기 사고, 우주 탐사선 파이어니아호의 판단착오, 의료사고, 선박 충돌사고 등과 같은 것들은 바로 일주율의 변화와 관련이 있는 판단착오로 인해 생길 수 있는 큰 재난들이다. 그러나 일주율의 혼란으로 큰 재난을 일으켰던 가장 유명한 예는 드리마일 섬(Three Mile Island)의 원전(原電)사고였다.

3월 어느날 새벽 4시경 핵발전소의 통제구역을 담당하고 있었던 세 명의 기사가 몇 가지 실수 중 첫번째 실수를 저질렀다. 사고가 난 지 14초 후 한 조종자는 두 개의 경고등에 불이 들어와 있는 것을 알아차리지 못하였다. 세 명의 기사 모두는 닫혀 있어야 할 밸브가 열려 있다는 것을 알지 못하였다. 후에 드리마일 섬 사고의 조사

관은 기사들을 단호히 질책하였는데 사고의 책임자 모두가 일주율이 흐트러질 수밖에 없는 근무 스케줄로 일하고 있었던 것으로 드러났다. 새벽 4시라는 시간은 대부분의 사람들의 경우 일의 효율성이 가장 떨어지고 방심하기 쉬운 시간인데, 사고조사위원회는 최소한 묵시적으로 이점을 알고 있었다.

사고 후 최초 2시간 동안 기사들은 밸브가 열려 있고 냉각수가 누출되고 있다는 것을 경고하는 중요한 몇 가지 사항들을 무시하거나 알아차리지 못하였다. 인간의 실수만 아니었다면 드리마일 섬에서의 큰 사고는 아주 작은 사건에 그칠 수도 있었다.

사고조사위원회는 위와 같이 결론내렸다.
일주율은 이와 같이 인간의 행동에 큰 영향을 미치기 때문에, 최근에 연구자들이 일주율이 또한 어떤 정신질환에도 영향을 미친다는 것을 발견했다는 사실은 그리 놀랄만한 일은 못 된다.

많은 우울증 환자들이 아침시간에 가장 힘들어 한다는 것은 수백년 전부터 이미 잘 알려진 사실이다(실제로, 이에 대한 근거는 1621년에 출판된 버턴(Robert Button)경의 우울증의 해부학(Anatomy of Melancholy)에도 나와 있다). 자살은 보통 이른 아침시간에 일어난다(순환성 우울증으로 고통받았던 어네스트 헤밍웨이도 싸늘한 이른 새벽에 총으로 자살하였다). 현재 메릴랜드주 베데스다 소재의 국립정신건강연구소의 임상 심리생물학 분과에서 연구하고 있는 과학자들은 왜 정서질환이 이와 같이 주야간의 시간변이를 나타내는지에 대해서 알고 있다고 생각한다.

 정상적인 조건 하에서 우리의 주된 일주율 박자잡이는 인간이 24시간의 외부 밤낮주기와 동기화되어 적응하도록 빛과 같은 환경단서를 이용한다. 웨어(Thomas A. Wehr) 박사는 어떤 형태의 우울증 환자의 경우 이러한 과정이 비동기되어 있다고 믿고 있다. 국립정신건강연구소에 있는 웨어 박사와 동료들은 생각에만 그치지 않고 수면연구소에서 우울증환자의 수면—각성 리듬을 연구해봄으로써 그들의 이론을 검증해 보았다.

 정상적인 수면의 경우 속안운동(REM:rapid eye movement)수면은 밤에 잠자는 동안 대략 매 90분 내지 120분 마다 일어난다. REM기간 그 자체는 10분에서 60분 정도이며 그 뒤를 이어 90분 내지 120분 동안의 비속안운동(NREM)수면이 나타난다. 수면은 이러한 과정이 반복이 되는 일인 것이다. 보통 가장 긴 REM수면은 밤 늦게 일어난다. 이렇게 수면기간의 후반부에 REM수면이 집중되어 있는 것은 일주율 때문인데, 새벽녘의 REM수면기가 가장 길다. 어떤 우울증세에서는 정상적인 밤시간의 패턴이 뒤바뀌어 있는 것이 있다. REM활동 증가가 수면의 초반부에 일어나고 정상적인 수면에서 볼 수 있는 것과는 반대로 제일 처음 나타나는 REM기간이 가장 길다. 조증 환자의 경우에는 이것과 정반대로, REM수면이 개시될 때까지의 시간이 정상인보다 훨씬 더 오래 걸린다.

 이와 같은 REM수면과 NREM수면의 위상변동의 극적인 예는 조울증이 있는 57세의 한 여성을 대상으로 한 연구에서 발견되었다. 이 환자의 경우 수면의 개시와 최초 REM기의 출현은 그때그때의 기분상태에 따라 점진적으로 변화되었다. 우울증의 단계에서는

REM이 초반에 나타났으며, 조증으로 바뀌었을 때는 REM이 후반부에 나타났다. REM의 개시변화와 기분상태의 변화는 체온일주율의 타이밍이 빠르냐 느리냐와 맥을 같이 하는데, 조증보다는 특히 우울증일 때 정상보다 다섯 시간이나 늦게 체온이 최고치에 도달했다.

웨어 박사의 치료법은 우울증이 가장 심할 때까지 기다렸다가 그 시점에서 수면의 패턴을 변경시키는 방법이었다. 대략 2주에 한번 꼴로 4번 그 환자를 6시간씩 일찍 잠자리에 들게 하였다. 최초로 6시간 빨라지게 한 지 이틀 후(평소에 밤11시에서 다음날 아침 7시까지 자던 것을 오후 5시에서 다음날 새벽 1시까지 자는 것으로 수면시간을 앞당겼다), 그 환자의 우울증세는 완전히 해소되었다. 그러나 2주후에는 다시 원래 상태로 악화되었다. 2차로 수면시간을 6시간 앞당기자 (수면시간이 오전 11시에서 오후 7시까지) 첫시도때와 비슷하게 증상이 호전되었다.

웨어 박사에 따르면 이 환자의 증상호전은 수면—각성 주기와 다른 일상 리듬 간의 내적인 위상관계를 갑자기 변동시켰기 때문에 나타난 결과이다. 동쪽 방향으로 가는 비행기 여행시에 나타나는 시차피로현상을 떠올리면 좀더 이해가 갈 것이다. 그뒤 그 환자가 다시 원래 증세로 되돌아온 것은 혼란시켜 놓은 내적인 위상관계가 다시 안정되었기 때문이었다.

이런 식으로 하면 치료는 확실한 것처럼 보인다. 환자가 우울증에 빠져 있을 때마다 그저 6시간 일찍 재우기만 하면 될 뿐이다. 웨어 박사는 그와 같이 해보았지만 실망스러운 결과가 나타났다. 3차 시간 앞당기기를 한 후 4차 시간 앞당기기에 채 들어가기 전에 환자는 더 심한 우울증에 빠져 버렸다. 체온 자료는 이러한 실패에 대한 이유를 설명해 주고 있다.

 그 환자의 체온 일주율이 처음 두 시기의 수면시간 앞당기기까지는 그에 따라 같이 변화했지만 세번째, 네번째 변동 후에는 리듬이 지체되었다. 웨어 박사는 시간조정의 결과로 수면시간 리듬은 앞당겨지고 체온 리듬은 지체가 되어서 우울증의 특징인 체온과 수면간의 병적인 위상으로 다시 나타나게 된 것이라고 믿고 있다.

 우리는 현재 약물치료법을 사용하여 수면개시시간과 수면의 양을 조정하는 방법에 대한 새로운 아이디어를 모색해 보고 있는데, 왜냐하면 수면박탈을 시키면 즉각적인 반응을 얻을 수 있으며(하루면 충분하다) 약물을 추가함으로써 지속적인 반응을 얻을 수 있으리라고 기대하고 있기 때문이다. 이 두 가지 방법을 동시에 사용하면 환자는 내내 우울증에 빠지지 않고 회복될 것이다.

 웨어 박사는 이렇게 말했다. 국립정신건강연구소 및 다른 연구소에서의 연구들은 우울증과 조증의 증상들이 단지 수면과 체온의 리듬이 변화되어서라기보다는 다른 일상적 리듬들의 타이밍이 변화되었기 때문에 생겼을 것이라고 시사하고 있다.

 성장 호르몬, 갑상선 자극 호르몬(TSH), 부신피질 자극 호르몬(ACTH), 테스토스테론은 24시간 주기의 형태로 분비된다. 이들 호르몬은 각기 고유의 리듬을 가지고 있는데, 하루 중 어느 특정시간에 분비가 최고에 이르며, 그 다음 최저점까지 떨어졌다가 다시 상승을 한다. 이들 호르몬의 분비는 마치 교향악단의 연주자들이 제

각각이 나름대로 연주를 하듯, 상호영향력을 미치는 리듬에 의해 연결되어 있어서 시간감각을 잃어버리지 않는다고 생각된다. 예를 들어 우울증의 경우 24시간 주기를 갖는 콜티졸(cortisol)이 수면기간의 전반부 동안에 분비된다. 우울증이 없는 사람은 이와 반대이다.

일주율은 호르몬에만 국한되지 않는다. 노어에피네프린이나 세로토닌과 같은 뇌 안의 신경전달물질에 관한 연구들은 그 물질들 또한 뚜렷한 일주율을 따름을 보여 주고 있다. 이들 리듬은 불과 지난 20년 내에 발견된 것들로(일주율에 관한 최초의 연구는 1960년대로 거슬러 올라간다) 옛날부터 있어왔던 정서장애나 정신장애를 설명해 줄 수 있다.

● 여성의 경우 생리주기와 관련하여 조증과 우울증이 나타날 수 있는데, 월경전 긴장 증후군(premenstrual tension syndrome:PTS)은 법정에서도 이미 인정되고 있다.

● 순환성 우울증이나 순환성 조증으로 고통받고 있는 환자들 중 3분의 1 정도가 계절적 주기의 패턴을 보이고 있다. 일상적 리듬이 있는 지조차 몰랐던 시점에는 정신과 의사들은 이러한 정신적 변동을 비공식적으로 'anniversary reaction(연례행사)'이라고 불렀다. 매년 특정한 계절이 되면 왜 정신병이 재발하는지 설명하기 위하여 많은 훌륭한 심리학적 이론들이 생겨났다. 현재에는 정신병재발이 계절적 리듬과 관련이 있는 쪽으로 생각되고 있다.

나비가 되어버린 곰

패트(Pat Moore)는 계절성 우울증에 걸려 있다. 매년 겨울이 되면 그녀는 생의 흥미를 잃어버리고 기운이 빠지고 의욕을 상실한 채 거의 모든 시간을 잠만 잔다.

"나는 우리 할아버지가 분명 곰이었을 거라는 생각에 사로잡혀 있습니다. 나는 곰이 나무열매를 모으는 것과 같이 식량을 준비하고, 단지 먹고 살찌며 겨울잠에 듭니다. 봄이 되면 찌뿌둥하게 잠에서 깨어나서, 이제 나는 나비가 됩니다. 그런데 나는 지금까지 나비가 된 곰은 보지 못하였습니다."

패트의 변신은 일조량의 부족에서 기인한 뇌의 변화 때문이다. 겨울에 밤이 길어지면서 어둠이 오래 지속되면 시상하부에서 송과선으로 신호가 보내져 그 결과 멜라토닌이 분비된다. 겨울동안 멜라토닌 수준이 높아지면 패트는 일종의 동면상태에 빠지게 된다. 봄이 되어 멜라토닌 수준이 떨어지면 패트는 깨어나서 보다 활동적이되며 예의 '나비'가 되는 것이다.

국립정신건강연구소의 정신의학자 로젠틀(Norman Rosenthal) 박사는 겨울 우울증을 보이는 환자 70여 명을 연구하였다. 그는 태양광선이 멜라토닌을 억제하여 계절적 리듬을 변화시킨다면, 태양광선과 같은 스펙트럼을 지닌 높은 강도의 빛을 쏘이는 간단한 처치가 계절성 우울증 치료에 도움이 되리라고 보았다. 이 가설을 검증하기 위해 패트를 새벽 네시에 깨워서 매일 아침 두 시간 동안 강한 빛 앞에 앉아 있게 하였다. 실제로 사흘 이내에 그녀의 우울증은 회복되었다.

"그빛이 나를 겨울잠에서 깨어나게 해주었어요. 내 머릿속에서 무언가가 나는 깨어났어 이제 움직일 시간이야라고 말하는 것 같아요."

겨울마다 이러한 깨어나게 해주는 빛이 패트의 시상하부에 영향을 줌으로써 그녀의 기분은 고조되고 여름 스케줄로 되돌려질 수 있었다.

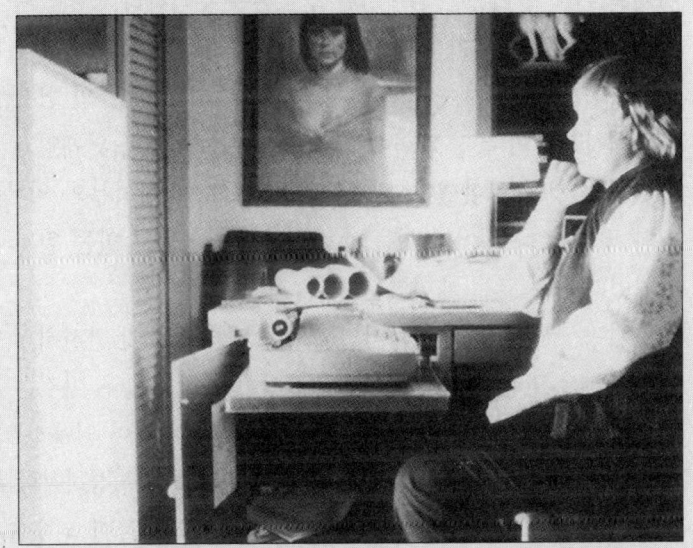

▲ 패트 무어

여러분의 콧대 바로 위에 집게손가락을 갖다 놓으면 그 지점에서 불과 몇 인치의 뼛속에 시상하부와 그 밑에 매달려 있는 뇌하수체가 존재한다(이 지점이 뇌하수체라는 이름에 해당하는 곳으로, 이 이름은 코 분비라는 라틴어에서 와전된 것이다). 뇌하수체라는 이름이 붙여진 이유는 베살리우스(Vesalius)라는 해부학자가 그곳이 점액을 분비하는 곳이라고 생각했기 때문이었다. 그러나 뇌하수체는 그보다 훨씬 더 중요한 물질, 즉 내분비계를 통제하고 이책의 앞부분에서 언급한 신체의 기본적 리듬을 관장하는 호르몬을 분비한다.

시상하부에 관한 우리의 지식은 조금씩 조금씩 수세기에 걸쳐 밝혀진 것들이다. 19세기 중엽 한 병리학자는 혼자 3만 개의 뇌를 조사하여 시상하부의 특정 단면에서 어느 부분의 이상이 위궤양과 관련이 있다는 것을 알아냈다. 어쨌든 뇌, 적어도 시상하부의 일부분은 뇌와 몇 피트나 떨어져 있는 소화계에서 진행되고 있는 일과 관계가 있었다. 당시로는 재미있는 생각이었다.

후에 비정상적으로 체중이 불고 그와 동시에 성욕이 완전히 소멸된 환자에게서 또한 시상하부와의 관련성이 관찰되었다. 이것은 보다 더 재미있는 관계였다. 뇌가 어떻게 성욕과 관련되어 있을까?

결핵이 한창 유행할 때 혼수상태에 빠진 환자들은 시상하부에 손상을 입은 것이 발견되곤 하였다. 그러나 외과 의사들이 뇌수술을 하는 도중에 시상하부를 살짝 잡아당기거나 심지어 작은 스펀지 조각으로 부드럽게 건드리기만 해도 환자가 회복불가능한 혼수상태에 빠질 수도 있으므로 조심해야 한다는 것을 알게 되기 전까지는 시상하부는 각성상태와 제대로 연관되지 못하였다.

소화, 체중, 식욕, 성욕, 각성 등은 시상하부와 관련이 있는 신체

과정들 중 일부분에 불과하다. 혈압, 맥박, 체온 또한 수술 중 시상하부를 부주의하게 다루면 영향을 받을 수 있다. 신경외과 의사들은 탐침이나 메스 등을 아주 조심스럽게 다루어야 한다는 것을 곧 배우게 되었다. '수술은 성공적이었지만 환자는 사망했습니다'라는 말은 외과 의사가 시상하부를 다치지만 않았다면 아주 잘된 수술이었을 것이라는 것을 표현에 딱 맞는 말이다.

시체를 부검하거나 환자들을 수술하는 과정에서 점차적으로 시상하부의 모습이 부각되기 시작하였다. 뇌의 전체 무게 중 300분의 1밖에 안 되는 그 조그마한 부위에 불과한 시상하부가 놀라우리만큼 많은 리듬 형태의 신체활동을 관장하고 있는 것이다.

여러 해 동안 과학자들은 시상하부가 뇌하수체를 독점적으로 지배한다는 사실을 알아냈다. 예를 들어 실험동물의 시상하부에서 뇌하수체로 가는 혈액공급을 차단하면 생식기가 위축되고 영구적으로 생식불능이 된다. 인간의 경우도 뇌졸중이나 사고의 결과로 똑같은 일이 일어날 수 있다. 이러한 관찰을 통해서 보면 이들 두 기관(시상하부—뇌하수체)을 연결하고 있는 풍부한 혈관망을 통해서 어떤 물질이 수송되고 있다는 결론을 내릴 수 있다. 그렇다면 그 물질은 무엇이며 어떠한 삭용을 하는가?

이 분야에 대한 최초의 중대 발견은 1971년의 일로, 성선자극 호르몬 분비 호르몬(gonadotrophin-releasing hormone:GnRH)이 시상하부의 특정한 화학적 전달자임이 밝혀진 것이다. 발견자인 샬리(Andrew V. Schally)는 시상하부가 뇌하수체 전엽으로 공급되는 혈액 속에 **GnRH**를 분비하고 그로 인해 뇌하수체는 성선자극 호르몬을 분비하여 남자의 경우에는 정소(고환), 여자의 경우에는 난소를 자극한다는 발견에 대한 공로를 인정받아 1977년 노벨 생리 의학상을 수상하였다.

정상적인 상태에서 시상하부, 뇌하수체전엽, 성선(난소 또는 고환)은 일종의 3원적 대화를 하고 있는 셈이다. 시상하부 손상으로 인한 불임으로 고통을 겪고 있는 몇몇 환자들에게 성선자극 호르몬 분비 호르몬 투여를 통한 치료를 해보니 일이 생각보다 복잡하다는 것이 밝혀졌다. GnRH를 계속 투여하건 혹은 가끔 투여하건, 일단 하고 나면 뇌하수체의 활동패턴은 자체적으로 정상회복이 불가능하게 된다.

그 이후 뇌하수체 전엽이 맥동적 리듬 형태로 호르몬을 분비한다는 것이 밝혀졌다(이 발견은 실제적인 응용이라는 면에서 단연 결정적인 발견이었다).

뇌하수체는 스트로보(경광등)처럼 하루종일 깜박거리듯이 기능한다. 이러한 리듬성은 정상적인 기능에 필수적인 요소로, 말하자면 시상하부의 메시지, 즉 성선자극 호르몬 분비 호르몬은 이러한 리듬에 맞춰 단속적으로 분비된다. GnRH를 중단없이 계속적인 방식으로 투여하거나 가끔 투여하는 것은 뇌하수체와 성선의 비생리적 패턴을 강요하는 셈이 된다. 그러나 스트로보 빛처럼 맥동적 리듬으로 투여하면 뇌하수체의 정상적인 기능을 유발시키게 되고 결과적으로 생식기능이 정상으로 회복되게 된다.

이렇게 뇌연구가인 크라울리(William Crowley) 박사는 말한다.

크라울리는 이러한 이론적 생각을 실제 검증해 보았는데, 실험대상자는 애기 아빠가 되기 위해서라면 무엇이든 다 해보기를 원하는 미취 헬러(Mitch Heller)라는 엔지니어였다.

1978년 나는 불의의 자동차 사고를 당했다. 몇 달 후 나는 더 이상 섹스에 흥미가 없게 되었고 가슴털이 모두 다 빠지고 말았다.

헬러는 보스턴 메사츄세츠 종합병원의 크라울리 박사 진료실에 앉아서 옛 일을 회상하였다.
헬러의 그런 증상은 시상하부가 GnRH를 분비하지 못하기 때문에 생겼으며 그는 이 문제가 자동차 사고로 입은 머리 손상 때문이라는 것을 정확히 알게 되었다. 헬러와 같은 경우는 흔하지 않은 일이었고 그가 메사츄세츠 종합병원의 크라울리 박사팀을 찾아가게 된 이유는 그가 생식불능이라는 것을 빼고는 신체적으로 지극히 정상이었다는 것이었다.

그를 처음 진찰해 보았을 때 시상하부의 생식 호르몬, 즉 성선자극 호르몬 분비 호르몬에만 문제가 생긴 것 같았다.

라고 크라울리 박사는 회상하였다.

이러한 것은 아주 재미있는 일인데 왜냐하면 시상하부의 다른 기능들은 아주 정상이기 때문이었다. 시상하부의 생식기능을 담당하는 부위에 문제가 생기면, 뇌하수체에서 성선자극 호르몬이 분비되지 않고 따라서 고환의 기능에 이상이 오게 된다.

크라울리 박사는 단순히 헬러의 뇌하수체에 GnRH를 공급하는 것만으로는 충분하지 않다는 것을 잘 알고 있었다. 헬러가 아빠가 되려는 꿈을 실현하려면 정상적인 조건에서 나타나는 것과 동일한 리듬 패턴으로 GnRH를 뿜어 주는 장치가 필요했다. 헬러는 정상적인 뇌 리듬을 되찾을 수 있는 방법에 관한 크라울리 박사의 설명을 이렇게 회상한다.

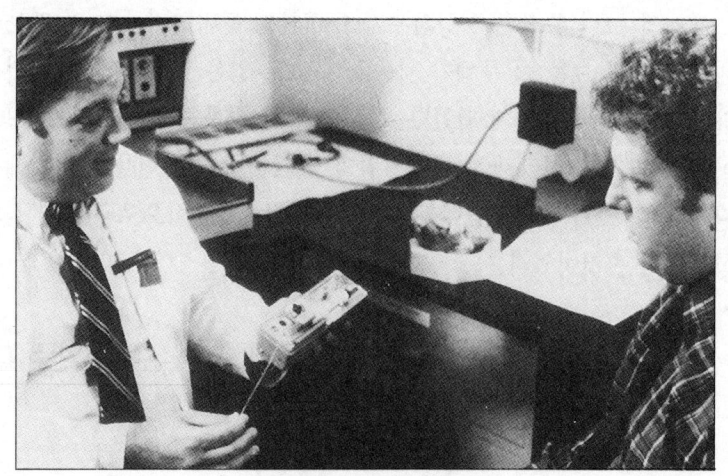

▲ 윌리엄 크라울리 박사(왼쪽)가
미취 헬러에게 GnRH펌프 사용법을
설명해 주고 있다

기본적인 문제점은 시상하부가 성선자극 호르몬 분비 호르몬을 분비하지 못한다는 것이다. 우리는 지난 10여 년 동안 이 분야의 획기적 전기를 마련해 왔는데, 현재 호르몬을 이용하여 환자를 치료하는 연구 프로그램이 이곳에 마련되어 있다. 호르몬을 적절한 방법으로 투여하면 당신의 뇌하수체를 자극하게 되어 당신의 정소를 자극할 성선자극 호르몬이 만들어지게 될 것이다.

크라울리 박사는 말했다.

뇌의 원래 리듬을 흉내내기 위해서 크라울리 박사는 당뇨병 환자들이 사용하는 인슐린 자가투여기를 개조해서 새로운 장치를 개발하였다. 헬러의 경우에는 인슐린을 투여하는 것이 아니라 GnRH를 투여하는 것이었다.

GnRH로 채워진 주사기를 헬러의 복부 피하에 꽂혀 있는 바늘에 연결하고 다음에 이 장치를 주야간 계속적으로 매 2시간마다 복부 아래 조직에 GnRH를 넣어 주는 소형 펌프에 연결하였다.

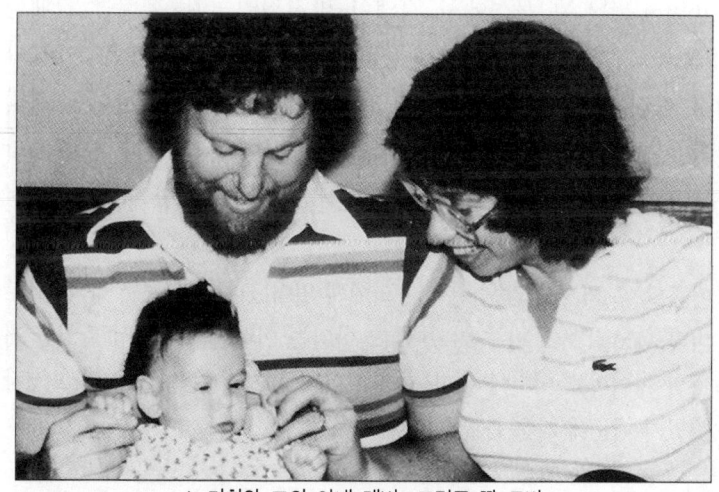

▲ 미취와 그의 아내 데비, 그리고 딸 토바

그러면 주입된 GnRH는 혈액 속으로 흡수되어 혈류를 타고 뇌하수체에까지 이르게 된다.

시상하부는 24시간 내내 쉬지 않고 분비를 하므로 그 장치도 언제든지 내내 작동할 필요가 있었다. 헬러는 다음과 같이 그 결과를 회상하였다.

펌프를 사용하기 시작한 지 서너주 후 갑자기 성욕이 다시 돋기 시작했었다. 가슴털도 다시 나기 시작했던 것이다.

이러한 일이 고무적이긴 했지만 크라울리 박사는 신중한 입장을 취하였고 정자형성의 첫징조가 나타나기까지 약 77일 정도가 걸릴 것이라고 헬러에게 일러 두었다. 그전까지는 '헬러가 다시 남자 역할을 할 수 있을까'에 대해서 아무도 확신할 수 없었다.

76일째 실시된 분석에서 정액이 발견되었는데, 헬러는 그때를 '아주 놀라운 일이었다'라고 회상하고 있다. 그러나 이것은 5개월반이나 걸린 치료 후에야 나타난 진전이라는 점을 생각한다면 전혀 놀라운 일이 아니었다. 정자 분석결과 정자수가 몇 백만 개라는 것을 들은 이후 헬러는 그의 아내가 임신했다는 것을 알게 되었다.

아홉달 후 가장 놀라운 일이 우리에게 일어났다. 우리는 우리의 딸 토바(Tovah)를 보고 아주 기뻤다. 그 아기는 이러한 조건에서 탄생한 최초의 아이이고 이전에 우리는 결코 아이를 가질 수 없을 거라고 생각했었기 때문에 더욱 특별한 보배이다.

그들의 딸 토바의 탄생은 헬러와 데비 부부의 인생에 있어서 획기적 사건이었을 뿐만 아니라 인간의 생식이 뇌 속에 내재된 고유의 리듬성에 의해 좌우된다는 것을 과학자들이 입증할 수 있었던 최초의 일이었다.

이러한 모든 연구의 핵심은 헬러의 성기능 복원이 호르몬 분비가 리듬에 맞춰 맥동적으로 이루어지는 것과 밀접한 관련이 있다는 것이다. 그리고 실제로 성기능의 복원은 호르몬을 맥동적으로 분비하는 장치가 결정적 역할을 하였다.

라고 크라울리 박사는 말하였다.

미취 헬러의 일화는 시상하부 내의 리듬적 과정이 잘못되면 성욕과 생식에 이상이 올 수 있다는 것을 보여준 한 예이다. 그러나 무엇보다 가장 중요한 점은 크라울리 박사가 개발한 '휴대용 시상하부(호르몬 맥동 분비 장치)'와 같은 획기적인 기술을 헬러와 비슷한 처치에 있는 사람들에게 적용할 수 있게 되었다는 것이다.

나는 아기를 분만하는 자리에 있었는데 토바가 태어나는 순간 기쁨의 눈물이 가득 고여서 눈앞이 흐려졌다. 그리고 곧 아기를 품에 안았다. 우리는 이일이 우리 부부에게 일어난, 가장 좋은 일이라는 것을 알고 있다. 우리는 딸을 갖게 되었고 크라울리 박사의 도움으로 가장 아름답고 가장 완전한 삶을 살 수 있게 되었다.

이렇게 헬러는 말하였다.

미취 헬러와 토바의 실화는 '삶에 기쁨을 가져다 주는 인간적으로 적용되는 과학과 의학'이라는 꿈을 실현한 일종의 해피엔딩 스토리를 보여 주고 있다. 헬러의 행복은 신경과학자들이 뇌에 내재된 고유 리듬과 그것을 수정할 수 있는 방법에 대해서 연구했기 때문에 가능한 일이었다. 다년간에 걸쳐 일부 과학자들은 인간의 삶의 다른 측면들도 이와 비슷한 방식을 따른다고 주장해 왔다. 예를 들어 폭력과 공격성에 대한 내재된 어떤 성향이 과연 존재하는 것인가? '성욕'이 우리 뇌의 어떤 부분을 수정해서 바뀌었던 것처럼 '공격욕'도 과연 그렇게 될 수 있을까?

1920년대에 스위스의 헤스(Walter Rudolph Hess)박사(독일 나치의 그 악명높은 루돌프 헤스와는 아무 관계없음)는 고양이의 시상하부를 체계적으로 연구하기 시작한 사람이다. 그는 1949년에 노벨 생리 의학상을 수상하였는데 그의 연구는 480마리의 고양이를 가지고 주로 시상하부의 4,500여 개의 서로 다른 부위를 자극하고 그로 인해 유발된 반응을 확인하여 지도를 작성하는 것이었다. 이 실험에서 고양이는 완전히 깨어 있는 상태였으며 그 고양이를 구속하고 있는 것이라고는 단지 연결 전선뿐이었다.

초기의 헤스와, 그리고 이와는 독립적으로 미국에서 비슷한 연구를 하고 있었던 미국 과학자 란슨(Stephen W. Ranson) 이 두 사람은 최초로 혈압, 호흡, 심장박동, 동공의 수축과 관계된 시상하부의 위치에 관해 많은 관심을 가지고 있었다.

연구가 진전되어감에 따라 헤스는 체온조절, 구토, 수면, 각성과 같은 좀더 복잡한 활동에 보다 많은 관심을 가지게 되었다. 여기에서부터 그는 배고픔, 싸움과 도망, 분노, 방어반응 등에 관계된 부위를 찾기 위하여 실험동물을 자극하기 시작하였다. 생애 후반기에 들어서 헤스는 시상하부의 자극이 자연적으로 일어나는 상태들을 유발한다는 것에 확신을 갖게 되었다.

그는 시상하부의 기능을 전측과 후측의 두 부분으로 나누었다. 전측은 수면, 소화와 같은 회복기능을 담당하는 부위이고, 후측 부위는 동물이 위협을 받았을 때 필요한 응급반응의 조절(심장박동의 증가, 혈압의 상승, 근긴장도의 증가 등)과 관계가 있다. 사실 이러한 신체활동은 평상시에는 의식적으로 통제될 수 없는 것들이지만 상황이 위급해졌을 때 유기체가 위기를 보다 잘 이겨나갈 수 있도록 도와준다.

그러나 헤스는 곧 후측 시상하부 부위를 자극하였을 때 신체적 기능의 단순한 변동과는 관계가 없는 몇 가지 행동이 일어난다는 것을 발견하였다. 그는 노벨상수상 연설에서 그가 관찰한 내용을 다음과 같이 말하였다.

시상하부후측영역(ergotropic zone) 주변을 자극하였더니 일정하게 기분이 변화하였다. 심지어 이전에 얌전하던 고양이도 사납게 변하였다. 가까이 접근하면 으르렁거리며 달려들었다. 동공이 확장되면서 털을 곤두세우는 모습은 개의 공격을 받이 더 이상 피할 수 없을 때 볼 수 있는 고양이를 연상시키는데, 이런 행동은 이 간뇌부위가 생리적 반응이 나타나는 것과 관련이 깊음을 보여 준다. 즉 그 부위는 한편으로는 내적인 신체기관의 조절과 관련되어 있고 다른 한편으로는 외부 환경에 대처하는 기능과 관련이 있다.

요점을 이야기하자면 헤스는 시상하부의 어느 부분을 전기자극하면 공격행동이 일어날 수 있음을 말하고 있는 것이다. 그러한 주장을 펴는 사람이 헤스 혼자만은 아니었다. 스페인의 신경생리학자 델가도(Jose Delgado)도 비슷한 관점을 가진 사람이었다. 황소의 뇌 속 깊이 무선으로 원격조정되는 전극을 꽂아 놓고, 달려드는 황소를 그 전극을 작동시켜 멈추게 할 정도로 극적인 일을 할 수 있는 재능을 지닌 멋있고 뛰어난 뇌연구가인 델가도는 1950년대 초반에 어떻게 하면 고양이 뇌의 여러 부위를 자극하여 공포반응을 일으킬 수 있는가에 대해서 글을 쓰기도 했다.

다른 연구자들은 열정적으로 이를 따랐으며 1950년대 중반에는 전세계적으로 뇌연구 실험실에서 전극을 삽입한 동물실험이 쥐, 비둘기, 닭, 토끼, 개, 원숭이, 돌고래를 비롯하여 심지어 금붕어에게까지 행해졌다. 각 연구자들은 실로 노아의 방주에서 자신의 취향에 맞는 실험동물을 선택하였다. 곧 뇌의 여러 부위를 자극한 효과에 대한 확실한 결과가 산출되었다.

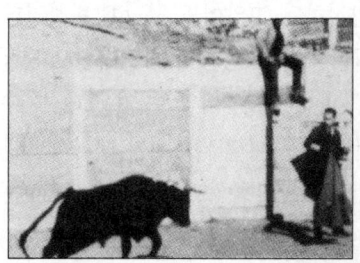 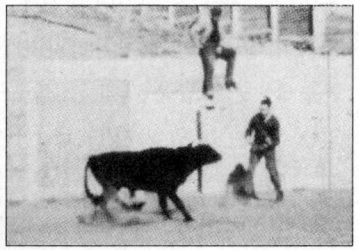

▲ 호세 델가도 박사가
원격조정되는 전기자극을
작동시켜 달려드는 황소를 멈춰 세우고 있다

예를 들어 뇌간에 있는 극도로 광범위한 신경망인 망상체를 자극한 경우 동물은 과도하게 각성되었다. 그러나 자극이 너무 심하여 망상체가 손상되면 정반대 결과가 나타난다. 즉 혼수상태에 빠지게 되는 것이다.

뇌연구자들의 흥미를 가장 많이 끈 것은 동물들이 혐오적인 뇌자극을 회피하도록 조건화될 수 있다는 점이었다. 그러나 이것은 우리가 일반적으로 이해하는 바 동기라고 하는 것의 절반밖에 되지 않는다. 회피행동을 상쇄시키는 강화자극인 유인적인 형태는 어떠한가? 동물로 하여금 자신의 특정 뇌부위를 자극하기 위하여 어떤 행동을 유발하도록 하는 것이 가능한가? 뇌 안에 '쾌락중추'가 있을 것이라는 기묘한 생각은 우연한 기회에 실험적으로 확증되었다. 몬트리올 대학 심리학과의 올즈(James Olds) 박사는 망상체에 대한 자극으로 회피행동을 유발할 수 있는지를 알아보고 있는 중이었다. 그런데 망상체에 꽂으려던 한 전극이 우연히 삽입도중 구부러져서 목표위치에서 크게 벗어나버렸다. 그 전극은 대신에 시상하부에 가서 박히었다. 이 쥐를 작은 상자에 놓자 매우 이상한 일이 벌어진 것이다. 올즈 박사의 말을 그대로 옮기면 다음과 같다.

나는 비교적 개방된 상황에서 검사를 실시하여 동물의 접근반응과 회피반응을 모두 관찰할 수 있었다. 쥐는 울타리가 쳐진 비교적 큰 탁자(3×3피트 정도)위에서 마음대로 돌아다닐 수 있었다. 한쌍의 자극 전극이 뇌에 심어져 있는데 이는 각성 시스템에 영향을 주기 위한 것이었다. 그런데 이 전극이 방향을 이탈하여 시상하부 근처에 닿은 것이다. 나는 쥐가 특정 모퉁이에 들어가면 짧은 전기자극을 가하였다. 그러자 놀랍게도 쥐는 그 자리를 떠나려고 하지를 않았다. 쥐는 첫번째 자극 후 잠깐 그 자리를 벗어났다가 곧 돌아왔으며, 두번째 자극 후에는 더 빨리 돌아왔다. 세번째 자극할 즈음에 쥐는 분명히 '전기자극을 더 받기 위하여 돌아오는 것'처럼 보였다.
이 쥐를 보고서 나는, 전기자극을 강화로 사용하여 동물을 실험자가 정한 폐쇄장의 어떠한 부위로라도 움직이게 할 수 있으며, 이때 내가 할 일이라고는 동물이 바른 방향으로 한걸음 내디딜 때마다 스위치를 누르기만 하면 된다는 것을 알았다.

이러한 올즈의 서툰 시술 기법이 없었다면, 우리는 스키너 박스며 행동주의에서 벗어날 수 있었을지도 모르겠고, 자기유도적 뇌자극 강화를 받기 위해 쥐장을 돌아다니는 쥐들을 준거로 하여 인간의 성격을 이해할 수 있다고 믿는 한세대의 연구자들을 놀려대는 메스컴의 공세를 피할 수 있었을지도 모르겠다. 언어조차도 영향을 받지 않았을 수도 있겠다. 예를 들자면 격심하고 무의미한 경쟁사회를 의미하는 'rat race(과당경쟁)'란 말도 없었을 것이다. 그러나 올즈의 전극은 쥐 뇌의 목표부위를 벗어났고 그로 말미암아 많은 뇌 연구자들은 그렇게도 동요하게 되었던 것이다.

뇌와 행동간의 상호작용을 밝힌 연구 중에서, 극적인 영향력과 그것이 유발시킨 이론적 탐사와 실험연구를 볼 때 동물이 자신의 특정 뇌부위를 자극받기 위해 고도로 동기화될 수 있다는 발견에 필적할 만한 것은 없다.

라고 신경과학자 발렌스타인(Elliot Valenstein)은 말하였다.

이 장의 목적 중에서 가장 중요한 것은 '혐오적'경험과 '보상적'경험을 일으키는 뇌영역의 위치를 규명하는 것이다. 보상적 경험에 관여하는 위치는 시상하부 외측영역과 변연계인 것 같다. 반면 '처벌―혐오'체계는 시상하부 정중선에 근접한 지점과 그 부위와 변연계와의 연결통로이다.

뇌에서 보상을 담당하는 영역과 처벌을 담당하는 영역간에 균형을 이루고 있다는 생각은 선과 악, 빛의 힘과 어둠의 힘 등이 맞서고 있다는 중세의 믿음과 희미한 연결을 맺고 있다. 약간 황당하게 들린다면, 1789년에 씌어진 영국의 철학자 벤담(Jeremy Bentham)의 말을 인용해 보자.

자연은 우리 인류를 두 절대자의 지배하에 두었다. 즉 고통과 쾌락이 그것인데, 이들은 각각 우리가 무엇을 하게 될지를 결정해 줄뿐만 아니라 무엇을 해야만 하는지를 알려 준다.

무엇이 벤담으로 하여금 이러한 주장을 하도록 만들었는지는 몰라도, 그의 영감이 뇌연구에서 나온 것이 아님은 확실하다. 1789년이라면 당시 가장 탁월한 뇌연구자인 갈바니(Luigi Galvani)가 죽은 개구리의 근육수축 연구에 전념하고 있었던 때이다. 이 사실을 보면 사회적, 정치적 이론이 뇌연구자의 업적보다는 훨씬 앞서 있는 것 같다.

그러나 나는 전적으로 그렇다고는 생각지 않는다. 나는 그것이 서로 상반된 것을 생각하려는 인간의 성향에서 비롯된 것이라 생각한다. 선과 악, 고통과 즐거움 등등이 그것이다. 이것은 우리 마음이 작용하는 방식이므로, 자연스럽게 뇌연구자들도 그러한 종류의 관찰을 하게 된다. 동물은 쾌락을 쫓거나 또는 고통을 피하려는 것이 틀림없다. 불과 몇 년 후에, 예의 그 '쥐 실험'의 열정이 식어갈 무렵, 다른 뇌연구자들은 오히려 평범하지만 그럼에도 불구하고 극히 중요한 관찰을 하였다.

그것은 동물을 우리에 혼자 가만히 내버려두고(동물의 뇌에 바늘을 꽂는 따위의 짓을 하지 않은 채로), 지렛대를 누르게 하거나 억지 춘향 같은 행동을 하도록 강요하지 않는다면, 쥐는 단지 쥐가 하는 짓만을 한다는 것이다.

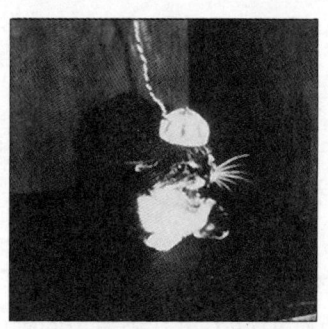

▲ 헤스 박사와 올즈 박사의 선구적인 연구 이래로 과학자들은 전극을 심어서 고양이와 다른 동물들의 뇌를 연구하였다 시갈(Allan Siegal) 박사의 연구를 찍은 슬라이드에서 보듯이 전형적인 정서적 표현 ('쉿'하는 소리를 냄)이 시상하부를 자극함으로써 유발되었다

보상과 처벌의 개념에서 보면, 혐오나 강화는 인간의 생각에만 존재하는 것이지 쥐에게 있는 것은 아니다. 인간의 뇌는 원래 그렇게 구성되어 있기 때문에 그런 양식대로 지각하고, 생각하고, 행동하는 경향이 있는 것이다. 만일 우리의 뇌가 다르게 구성되어 있다면 아마 우리는 다르게 생각할 것이다. 이말이 너무 이론적으로 들린다면, 이것의 실제적 예를 보여 주겠다. 얼마나 많은 쥐들이 발판을 밟고 단추를 누르며 철학자 벤담이 옳음을 증명해 주었던가!

헤스 박사와 올즈 박사의 연구를 따른 많은 뇌자극 실험 중에서 가장 흥미로운 것은 공격성에 관한 것이다. 헤스의 관찰에 따르면 고양이는 먼저 '분노'를 나타내고 그후에 공격을 개시하게 되는데, 이는 공격의 어떤 한 가지 유형을 나타내는 것이다. 만일 당신이 고양이가 쥐를 죽이기 직전에 가지고 노는 것을 보게

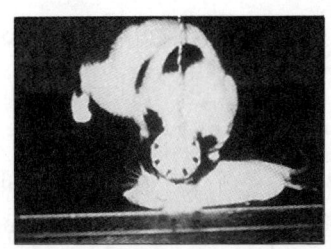

▲ 외측 시상하부를 자극하였을 때의 반응은 조용히 물어뜯는 공격이었다

된다면, 이는 공격의 또다른 형태를 목격하는 것이다. 우리는 고양이가 공격할 때 항상 '쉿'하는 소리를 내거나, 화가 났을 때처럼 등을 활모양으로 휘지는 않는다는 것을 잘 알고 있다. 오히려 쥐에 살그머니 접근하는 고양이는 보다 냉정하며 미리 계산된 살상을 하는데 과학자들은 이를 '포식성' 또는 조용히 물어뜯는 공격이라 칭한다.

  일반적으로 이들 두 유형의 공격은 뇌의 각기 다른 부위에서 활성화되며, 각각의 통로로 시상하부로부터 하위 뇌간으로 아래로 퍼져나간다. 이들 통로를 따라 어떤 부위를 자극하면 조용한 물어뜯기 공격을 유발시키거나 또는 '쉿'하는 소리를 내는 분노한 등굽힌 고양이를 만들 수 있다.

  시상하부는 뇌간까지 그 통로가 뻗어 있는데, 공격에 관여하는 그 통로에 대한 조절자이다. 시상하부는 다시 바로 그 위에 있는 변연계에 의해 조절된다. 우리가 변연계에서 시상하부를 거쳐 뇌간으로 점차 내려가면서 자극을 해보면, 점차 공격 행동을 유발시키는

데 필요한 자극의 강도가 줄어드는 것을 알 수 있다. 이러한 위계적인 배열은 뇌 안의 뉴런들이 상호 연결되어 있음을 반영하는 것이다. 후속 연구들에 의해 고등 영장류나 인간에서는 말할 것도 없고 쥐 수준에서조차도 단 하나의 '공격 중추'나 '항공격 중추'는 존재하지 않음이 밝혀졌다. 대신 변연계에서 시작하여 아래로 내려가는 신경세포간의 연결망이 존재하는데, 이것이 공격 행동을 통합하고 조직한다.

그러나 특정 뇌영역이 명령에 따라 예측가능한 행동을 산출해 낼 수 있다는 생각은 서서히 종말을 고하고 있었다.

델가도가 돌진해 들어오는 황소를 멈추게 하였을 때 코메디언 레러(Tom Lehrer)는 이것을 '성난 불고기, 천 파운드'라고 하면서 웃겼다. 당시의 몇몇 관찰자들은 공격을 억제하는 중추가 발견되었다고 확신하였다. 하지만 실제로는 황소의 미상핵(caudate nucleus)을 전기 자극하면 단지 황소의 머리가 강제적으로 돌아갈 뿐이다. 황소의 머리가 한쪽으로 세차게 돌아서 그 황소는 '덜 공격적'이 되었다기보다는 혼란스러워져서 약간 방향감각을 잃어버린 것이라고 생각된다.

공격과 같은 보다 근원적인 추동의 경우에는 뇌는 일종의 모자이크와 같이 기능하는데, 모자이크란 서로 무관한 것처럼 보이는 부분들이 모두 모여서 전체를 이루어 완전한 실체가 된다. 이에 대해 좀더 생각해보면 이러한 가정은 매우 합당한 것 같다. 고양이는 쥐나 개, 다른 고양이, 자신을 못살게 구는 어린이들에 대해 모두 공격적으로 대응하지만, 그 대응방식은 각기 다르다. 그 공격 특성은 고양이가 지각한 환경에 따라 변하게 된다. 고양이가 모든 위해한 자극에 같은 방식으로 할퀴는 것은 아니다.

공격 등의 추동에 관한 연구는 필연적으로 다음과 같은 복잡한 양상이 된다.

이것에는 특수 화학물질(신경전달물질, 신경조절자)에 의해 조절되는 뇌구조물간의 연결통로, '공격 행동'을 일으키는 외부감각 자극, 공격의 어떤 표현방식을 변화시키거나 억제하는 복잡한 사회적 위계성 등이 포함된다.

사람의 경우 그러한 그림에는 또한 대뇌피질―주로 전두엽 섬유들―에 의한 조절과 억제과정이 포함된다. 우리에게는 직접적인 공격의 표현을 가로막는 관습법률, 유무형의 금지사항들이 존재한다. 어떤 사람들은 문화라는 것이 우리 자신의 공격 충동을 저지하기 위하여 관습화되고 받아들여질 수 있는 공격의 형태를 제공하고 있다고 믿고 있다.

이런 견해를 옹호하는 사람들이 아니더라도 당신은 권투나 다른 용인된 공격 형태들을 '비인간적'이며, 인간의 공격 충동을 약화시키는 커녕 더 흥분시킬 뿐이라고 생각하는 많은 사람조차 토요일 밤이면 링 주변으로 모여드는 것을 볼 수 있다. 국립정신건강연구소(NIMH)의 보고에 따르면 텔레비전이나 영화에서의 폭력 묘사 또한 실제 폭력 행동을 야기시킬 수도 있다.

어린 나이에 폭력물을 시청하는 것은 다른 어떤 요인보다 그 어린이가 커서 청소년기가 되었을 때 공격적인 폭력행동을 하게 되리라는 것을 더 신뢰롭게 예언해 준다.

라고 국립정신건강연구소의 TV와 폭력 연구팀의 실장인 펄(David Pearl) 박사는 말한다.

다른 연구들도 유사한 효과를 보인다. 영국 런던에서 행해진 연구에서, 사회에서 폭력을 야기시키는 227가지 요인 중 텔레비전과 영화의 폭력이 그 첫번째를 차지하였다. 폭력물을 시청하는 것이 정말로 폭력을 야기시키는지에 대한 논쟁은 차치하고라도, 우리의 최선의 합당한 노력에도 불구하고 우리사회에서 폭력이 지속되고 있음은 의심의 여지가 없다. 그 이유 중 한 가지는 어떤 사람의 경우에는 아마 대뇌피질의 공격 '추동' 조절능력에 이상이 생긴 것일 수 있다. 변연계와 변연계 내의 상호연결이 구조적인 받침이 되어 그 위에 대뇌피질이 올라 앉아 있다는 것을 명심해야 한다. 우리는 단순히 생각하고 추리하는 존재만은 아니다.

우리는 또한 느끼기도 한다. 우리는 분노, 부러움, 적의, 사랑의 감정을 느낀다. 우리는 종종 최선의 판단을 했다면 하지 말았어야 할 일을 하고 만다. 인간은 언어와 상징체제를 사용하는 '이성적' 존재임이 확실하며, 어떤 것은 인간만이 할 수 있다. 파산의 실의를 경험한 침팬지에 대하여 들은 일이 있는가? 대뇌피질이 관여하는 기적적인 일이나 그저 그렇고 그런 일이 어느 정도 있지만, 우리의 많은 부분은 뇌 하위의 보다 '원시적인' 부분에 의존하고 있다.

어떤 연구자들은 '원시적' 구조물보다는 '오래된' 구조물이란 용어를 선호하는데, 나는 그것이 합당한 이유가 있다고 본다. 부정적인 뜻이 암시되는 것은 적절하지 못하다. 예를들면 원자폭탄의 제조는 우리의 '진보된' 대뇌피질의 산물이다.

그러나 핵 전쟁은 과거 식량이나 영토 등의 단기적 이득을 위해

싸우던 '원시시대의' 선조들이 꿈꾸던 어떠한 것보다 더 '원시적인' 일이다. 자신의 뇌를 이용하여―대뇌피질을 통해―완전한 파괴의 임무를 수행하는 동물은 보다 '진보된' 인류뿐이다. 분명히 우리의 공격 '추동'은, 그것이 존재한다면, 극악무도한 파괴를 자행할 수 있는 정도이다. 그러므로 과학자들은 공격에 내재되어 있는 뇌기제에 대한 연구를 계속하여야만 한다. 우리는 과연 우리의 공격 추동을 다루는 법을 배울 수 있을 것인가?

인간의 경우에는 고양이에서 살펴본 것과 같이 각기 다른 공격 '유형'에 연관된 고도로 세분화된 영역이 존재하는 것이 아니라, 여러 다른 양식의 공격 행동이 원칙적으로 대뇌피질에 의해 조절되는 것 같다.

여기에서는 사회적 측면과 심리학적 측면이 주요한 역할을 담당한다. 어떤 나라에서는 바람피운 아내를 남편이 살해하는 것이 정당화되기도 하며, 어느 종교는 어떠한 종류의 폭력이라도 강력히 금지한다.

다음과 같은 경우에는 생리학 역시 논란의 여지는 있으나 부인할 수 없는 역할을 지니는데, 사회에서 용인될 수 없는 폭력 범죄를 저지른 사람의 뇌에서 비정상성이 발견되는 경우가 그러하다. 비정상적인 뇌가 폭력행동의 직접적인 원인이라고 주장하기 위해서는 많은 논증이 있어야 하겠지만 여하간 인간의 공격성이 어떤 특정 장애와 연관이 있다는 주장이 관심을 끌고 있다.

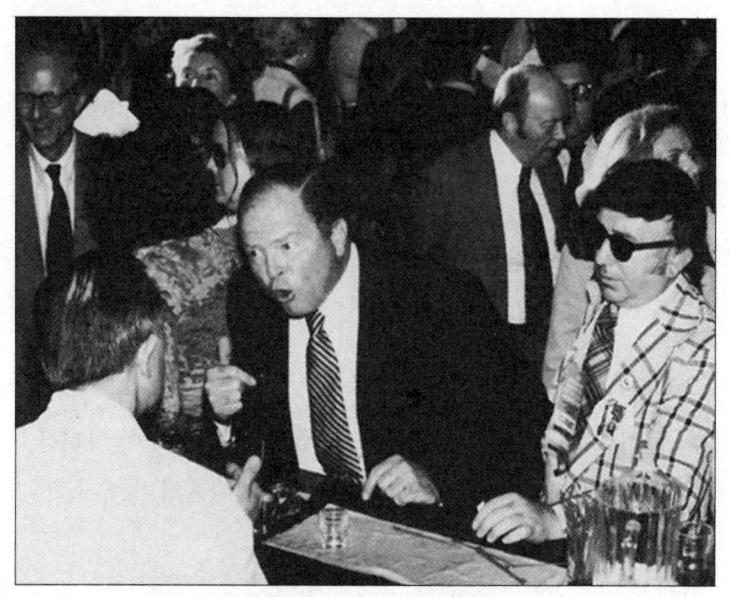

▲ 분노. 사람들은 알코올 등으로
억제력이 완화된 경우에 본모습이 나오게 되는데
나중 술이 깨어서 '보배로운 이성'이 돌아오면 후회하게 된다
대뇌반구는 주로 억제적으로 작용하는데
이러한 작용은 알코올로 인해 약화된다

맥클린(Paul D. MacLean) 박사와 삼위일체의 뇌

만일 대뇌피질—지난 이백만년 이상 진화해온 뇌의 일부—을 제거한다면 우리는 우리의 인간성을 포기해야 한다. 피질 이하의 뇌 부위는 벵갈 호랑이나 푸들 강아지 또는 북극 여우의 뇌와 그리 다르지 않다. 원한다면 뇌를 더 제거하여 도룡뇽이나 방울뱀의 수준으로까지 내려갈 수도 있다.

뇌연구가 맥클린 박사는 우리의 뇌를 밀접하게 상호연결된 세 부위의 별개의 뇌로 나누었고 이 세 개의 뇌가 파충류, 초기 포유류, 후기 포유류와의 전래의 관련성을 반영하고 있다고 보았다. 첫째, R-복합체('R'은 파충류 'reptiles'의 첫자)는 상위 뇌간의 팽대부위이다. 이부위에는 개체보존 및 종족보존을 위한 행동양식에 관여하는 신경기제가 자리잡고 있다. 원숭이에서 칠면조에 이르는 다양한 종들의 R-복합체에 대한 실험을 통하여 맥클린 박사는 이 영역이 먹이 구하기, 집짓기, 짝짓기, 사기영역 확보, 싸우기 등의 프로그램을 가지고 있음을 밝혔다.

두번째 '뇌'(변연계 부위로 다른 모든 포유류와 공유하고 있음)는 행동을 지배하는 감정을 취급한다. 변연계의 일부가 손상된 어린 포유류는 '놀기를 멈추고 모성행동의 결핍을 보였다'고 맥클린 박사는 말한다. '마치 이들은 파충류 수준으로 퇴행한 것같이 보인다.' 세번째 '뇌'(피질)는 인간에서 가장 고도로 발달해 있다. 그것은 일종의 문제해결장치와 기억장치로서 생존을 위한 투쟁에서 두 오랜 뇌구조물들을 도와준다. 맥클린 박사는 피질을, 미래를 예언하고 행동의 결과를 예측하는 '컴퓨터'에 비유한다. 대뇌피질 덕분에 우리는 언어, 추리능력, 상징체제 사용, 문화발달 등의 대부분의 인간특질을 누릴 수 있는 것이다. 전전두(prefrontal)영역의 피질은 가장 많이 발달한 부위이다.

맥클린 박사에 따르면 이 전전두섬유의 발달이야말로 생물학 역사상 가장 축복받은 사건이다.

이 새로운 발달은 자신뿐만이 아니라 타인에게로 눈을 돌리게 해주었으며, 우리의 지식을 세계 도처의 고통을 감소시키는데 사용할 수 있도록 통찰을 제공해 주었다. 최초로 문명을 창조하는데 있어서 자연은 이전의 파충류와 개의 세계에서 백팔십도의 거대한 변혁을 이루어 낸 것이다.

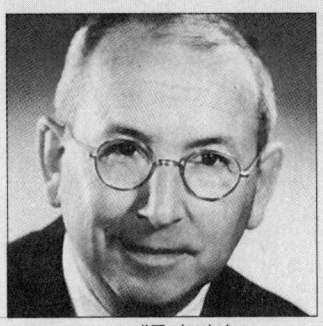
▲ 맥클린 박사

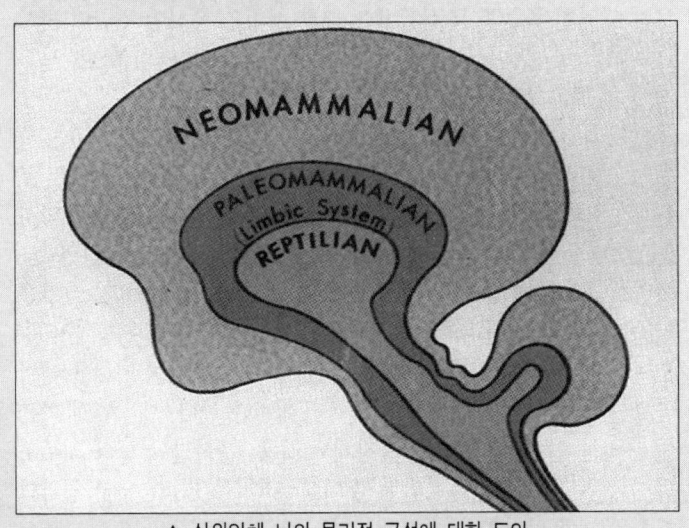
▲ 삼위일체 뇌의 물리적 구성에 대한 도안

1980년 캘리포니아에 사는 래리버스(Mark Larribas)라는 21세 청년이 자살충동으로 정신과 치료를 받게 되었다. 이틀전 여자친구의 두살난 딸을 돌보고 있는 동안 래리버스는 아이의 끊임없는 울음소리에 자신의 통제력을 상실하였다. 수초동안 그는 극도로 분노하여 아이가 의식을 잃을 때까지 아이를 때리고 목을 졸랐다. 통제력을 상실했던 비슷한 사건이 몇 년 전에도 있었다. 아내와의 언쟁도중에 폭발적으로 주먹을 휘둘러서 그들의 결혼생활을 파탄낸 것이다.

내가 아내를 때릴 때 그것은 이미 내가 통제할 수 없는 일입니다. 차가 빙판에서 미끌어지는 것과 같아서 차가 일단 통제력을 잃으면 아무도 멈추게 할 수 없습니다. 그런 연후에는 나는 더할 수 없이 자책하게 되고 울면서 아내에게 용서를 빌고 있는 자신을 발견하게 됩니다.

그의 성질이 폭발하는 순간에 대해 물어보면 래리버스는 사건의 정확한 순서를 회상하지 못한다. 그러나 그는 짜증과 충동이 일어나면서 갑자기 예측 불가능한 방향으로 성질이 폭발함을 알고 있다. 이런 폭발만 없다면 래리버스는 평범한 사람이다. 그는 일정한 직업을 가지고 있으며 작업기록도 괜찮은 편이다.
래리버스의 평상시 행동과 분노 폭발시의 극적인 대비를 근거로 그의 뇌에 CAT검사를 실시한 결과 우측 측두엽의 끝부분이 크게 손상되어 있음이 발견되었다. 수술결과 이 덩어리는 악성 뇌종양이 아니라 양성이었고 이를 제거하자 좋은 결과가 나타났다.
수술후 2년이 넘도록 래리버스의 생활에는 더 이상 장애가 없었다.—사실 어떠한 종류의 충동도 없었다. 그는 이제 평정을 찾았으며 폭력을 휘두르지 않고도 좌절을 극복할 수 있게 되었다.

 래리버스의 뇌종양의 위치는 동물실험에서 전기자극으로 공격행동을 유발시킬 수 있는 뇌영역과 일치하였다. 물론 래리버스의 경우에는 많은 사회적 요인이 결합되어 있었지만, 종양부위를 제거하자 극적인 개선을 보인 것은 뇌종양과 행동간의 밀접한 관련성을 나타내는 것이다. 그의 종양을 진단한 정신과의사는 다음과 같이 결론을 내렸다.

 래리버스의 경우는 뇌의 병리가 폭력 행동과 연관되어 있음을 보여 준다. 더 근본적인 문제는 뇌 그 자체가 공격과 폭력을 일으킬 수 있다는 것이다. 아마도 어떤 상황, 어떤 자극하에서 뇌기능이 특정 상태가 되면 우리 누구도 래리버스가 했던 것처럼 하게 될 것이다.

 이러한 결론은 다소 충격적인 것이지만 이에 관한 전례들이 엄연히 존재한다.

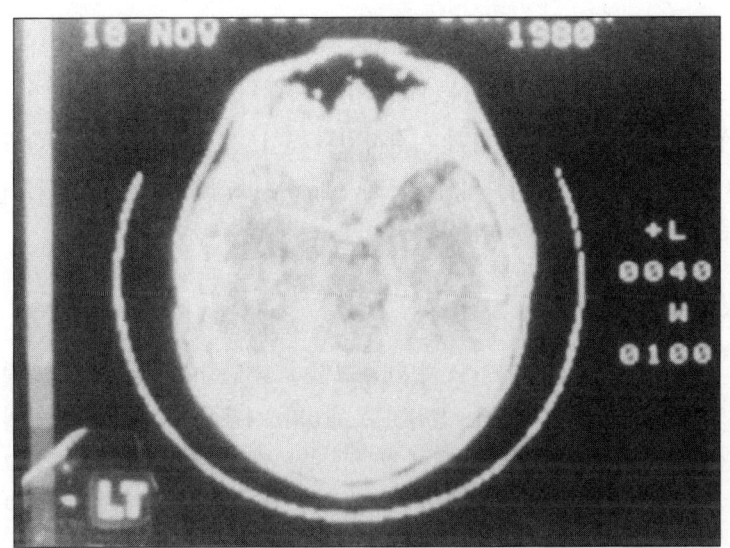
▲ 이 CAT 사진은 래리버스를 괴롭힌 종양을 나타낸다

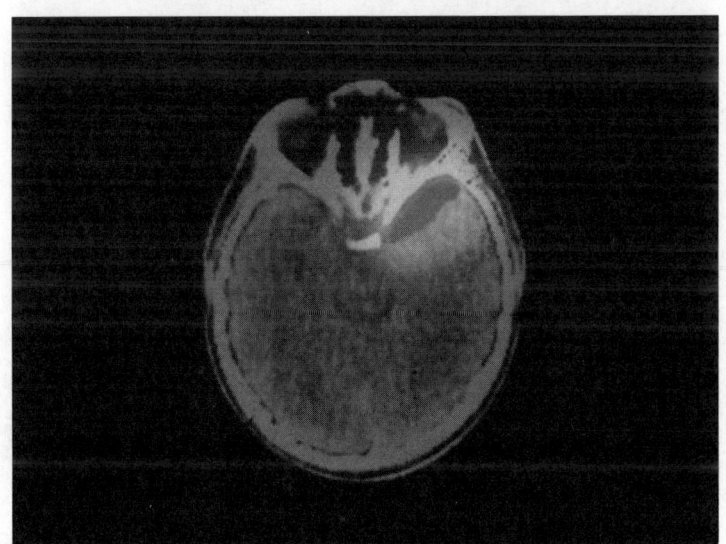
▲ 그림은 향상된 기법으로 일반인들도 손상 정도를 알 수 있게 나타낸 것이다

가장 유명한 예는 휘트만(Charles Whitman)의 경우로 1960년대에 그는 텍사스 오스틴에 있는 어떤 탑의 꼭대기에 올라가서 지나가는 행인들에게 총격을 가하기 시작하였다. 그는 열일곱 명을 살해하였다. 하버드의 신경외과의사 마크(Vernon Mark) 박사는 뇌종양과 휘트만의 행위사이에 어떤 연관이 있을 것이라고 보았다.

휘트만은 사건이전 몇 달 동안 극심한 행동상의 변화를 보였다. 그는 정신과의사를 찾아가기도 하였다. 그러나 그 당시에는 아무도 생리적 원인이 있을 것이라고는 생각지 못하였다. 사후에 부검 결과 그는 일종의 뇌종양을 지니고 있음이 밝혀졌지만 사람들은 여전히 종양과 그의 폭력행위를 결부시키기를 주저하였다. 오늘날은 그에 대해 보다 많은 것이 밝혀져 있다.

마크 박사는 폭력환자 전문의로 변연계 질환이 폭력행동을 야기시킬 수 있음을 연구하여 왔다.

자신의 아내와 딸을 식칼로 목을 베어 죽이려 했던 한 환자가 있었다. 그는 어찌나 광폭한지 경찰들은 그를 그물망으로 포획하여 잡아들였다. 그의 가족들에 의하면 그의 성격이 약 6개월전부터 변하기 시작하였는데 그때부터 그는 두통과 시각장애에 시달려왔다고 한다. 신경학적 검사결과 그의 우측전두엽 아랫쪽에 종양이 발견되었고 그것이 변연계에 직접 압박을 가하고 있었다. 종양을 제거하자 그 환자의 행동은 극적인 호전을 보였다.

변연계의 이상에 의한 폭력행동 폭발은 단지 뇌종양에만 국한된 것이 아니다. 오늘날 미국에서 보다 만연된 폭력의 원인은 정신성 약물이다. PCP(천사의 가루)는 갑작스런 충동적 폭력과 연관되어 있다. 이러한 화학약물은 해마와 대뇌피질에 일차적인 효과를 미치는데 때때로 심한 공격심을 격앙시키기도 한다. 뇌연구가 공격성에 대해 많은 것을 밝혀 주지만, 그렇다고 해서 신경학이 사람들이 왜 공격적이 되는가에 대한 모든 해답을 제공해 주는 것은 아니다. 그러나 뇌는 모든 행동의 매개체이기 때문에 우리가 뇌의 정상적인 기능에 대하여 될 수 있는 한 많이 아는 것은 중요하다. 이를 위한 한 가지 방법으로 공격적인 실험동물의 뇌신경전달물질의 수준을 측정하여 그 결과를 사람과 비교하여 보자. 예를 들어 동물연구에서는 신경전달물질인 세로토닌의 양이 감소하자 공격성이 증가함이 밝혀졌다. 또다른 주요 신경전달물질인 노어에피네프린과 도파민의 양이 증가하자 같은 결과가 유발되었다.

1970년대 해군에 입대한 26명의 자료에서 보면 가장 공격적이지 않은 해병이, 주먹질을 자주하거나 직업갈등을 겪는 등의 공격적인 해병에 비해 일반적으로 척수액 내의 세로토닌 대사물(분해산물)의 수준이 더 높음을 알 수 있다. 이는 공격심을 통제할 수 있는 한 가지 가능한 접근방식을 시사한다—뇌의 세로토닌 수준을 증가시키는 약물의 사용이 그것이다.

수년간의 연구결과 리튬(Lithium)이 개발되었는데, 원래 통풍 치료제로 알려진 이 약물은 공격적인 동물에게 진정효과를 나타낸다. 싸움 물고기(鬪魚)가 사는 물 안에 리튬을 풀어넣거나, 숫놈 설치류에게 리튬을 탄 물을 먹이면 뇌와 혈청 내의 리튬 수준이 증가하여 공격행동이 감소하게 된다. 비슷한 결과가 생쥐에서도 나타나는데 평상시의 활동수준은 전연 감소하지 않은 채 단지 덜 공격적이 된다. 리튬의 항공격적 효과는 실험실상황에만 국한된 것이 아니라 보다 '자연적인' 경우에도 일어난다. 예를 들어 숫놈쥐는 자신의 거주영역에 대해 극도로 소유적이어서 다른 숫놈이 그 영역을 침범하려하면 심하게 흥분하여 몰아낸다. 이러한 공격행동 또한 리튬을 탄 물을 먹인 경우 감소하였다.

매우 흥미로운 실험으로 예일대학 정신과의 쉬어드(Michael H. Sheard) 박사는 쥐에게 세로토닌 감소 약물인 PCPA(악명 높은 PCP와는 전혀 별개의 약물임)를 투여하였다. 이 화합물은 세로토닌의 합성에 관여하는 한 효소의 작용을 억제하여, 뇌로의 세로토닌 공급을 고갈시킨다. PCPA를 처치한 쥐들은 공격행동이 현저하게 증가하였는데, 이러한 증가는 PCPA를 투여하기 닷새전에 리튬을 투여함으로써 저지할 수 있었다.

리튬이 공격행동을 억제한다는 동물실험 결과를 근거로 미국의 정신의학자들은 공격적인 수감자들에게 리튬을 투여하였다. 그렇게 한데는 여러 가지 근거가 있었다. 우선 리튬은 잘 조절하여 처치된다면 비교적 무해한 물질이며 둘째 인간에게서도 유사한 효과가 나타난다면 그 효용은 실로 놀라운 것이기 때문이다.

리튬의 효과를 검사하기 위해 캘리포니아대학 정신과의 튜핀(Joe Tupin) 박사는 캘리포니아주의 특수감호 교도소에서 27명의 재소자들을 선발하였다. 이들 피험자들은 성장환경이나 범죄유형, 교도소로 이송된 이유 등은 달랐지만 다음 두 가지 행동적 습성에서 공통점을 지니고 있었다

(1) 교도소 안팎에서 반복적인 폭력행위를 보임
(2) 사소한 시비에도 반사적으로 극도로 빨리 화를 내며 폭력을 사용함

9개월 동안 각 피험자들은 꽤 높은 양의 리튬을 투여받았다. 그 결과 폭력행동이 감소되었다. 22명의 피험자 중 15명에서 폭력행동에 대한 징계횟수가 줄어들었다. 그런데 폭력의 감소보다 더욱 흥미를 끈 것은 몇몇 재소자들이 보고한 내용이었다. 한 사람은 말하기를 '이제 나는 상대를 때릴 것인지 안 때릴 것인지에 대해 생각할 수 있게 되었다' 또다른 사람은 '더이상 화가 나지 않는다'고 말하였다. 리튬을 투여받은 모든 재소자들이 자신의 행동의 결과를 생각할 수 있는 능력이 향상된 것처럼 보였는데, 이를 튜핀 박사는 '보다 반성적인 분위기'라고 언급하였다.

우리 사회는 범죄 행위와 공격이 널리 만연되어 있다. 분명 그것은 내가 하는 연구의 촛점이 되어 왔다. 이런 연구들로 이제 우리는 뇌의 일부분을 이해할 수 있게 되었고, 약물처치가 뇌에 어떤 영향을 미칠 수 있는지, 뇌의 기능적으로 다른 여러 영역의 신경전달물질들의 역할에 대한 가설을 추론해 낼 수 있는지, 또한 특정 양식의 공격행동을 이끌어낼 수 있는지 등을 알 수 있게 되었다 인간의 경우에는 거의 대부분의 공격행동이 뇌의 장애(장애가 있다면)와 사회적 상황 사이의 상호작용으로 발생한다. 이 두 가지는 각기 개별적으로도 공격을 야기하기에 충분하지만 나의 관심사는 뇌의 장애와 질병에 관한 것이다.

튜핀 박사의 말이다.

리튬이나 어떠한 다른 화합물질이 인간의 '공격행동'을 완전히 제거할 수 있는지의 핵심적인 물음은 아직 해결되지 않고 있다. 다음의 여러 가지 이유로 앞으로도 그럴 것 같지가 않다.

먼저 실험연구에서 보면 공격이란 것이 어떤 구체적인 단일한 실체가 아니다. '여러 상황에서의 공격은 동질적이지 않다' 스완시대학 동물학과의 브레인(Paul F. Brain) 박사의 말이다.

따라서 능동적이거나 방어적인 공격행동, 또는 포식행동 등에 공통적으로 내재하는 생리적 기제 존재하는 것 같지는 않다. 연구자들은 '공격'이란 생물학적 변인, 상황적 변인, 경험적 변인들이 복잡하게 상호작용한 결과로서 나온 출력에 가치판단을 부여한 것이라고 인식하고 있다.

이러한 신경행동학적 요인에 더해지는 것이 우리 사회의 공격에 대한 양가감정이다. 우리는 물리적인 폭력을 두려워하며 강도나 다른 범죄 등에 대비할 혁신적인 방법을 기대하면서도 또 한편으로는 자신의 변호사에게는 더 공격적이 되어 주기를 요구한다. 우리는 기꺼이 비싼 값을 지불하고 승리를 위해서는 공격성이 제일 중요한 요인인 프로 축구나 복싱 같은 운동경기를 즐긴다. 전혀 공격적(aggressive)이지 않은 세일즈맨을 채용할 회사가 어디 있으며, 전혀 공격적이지 않은 광고(PR)회사에게 일을 맡길 사람이 어디 있겠는가? 우리의 강렬한 바램과는 달리 그렇지 않다고 외쳐대겠지만 우리의 삶에서 공격심을 완전히 제거하기를 바라지는 않을 것이다.

그러나 이러한 양가감정이 공격에 대한 이해를 저하시키는 것은 아니다.

공격에 있어서 성 호르몬의 역할은 가장 그럴 듯한 추론의 하나이다. 수세기 전부터 농부들은 난폭한 수컷을 거세하면 얌전해진다는 것을 알고 있었다. 이제 우리는 그것이 수컷의 성 호르몬인 테스토스테론의 근원을 제거한 결과임을 알았다.

거세는 특정기간에 동물에게서 나타나는 공격성을 방지하기 위해서도 사용된다. 예를 들면 수컷생쥐는 발정기(생후 35일에서 55일 사이)를 즈음하여 싸움을 시작한다. 출생시 거세하면 이런 공격적 행동이 개시되지 않는다. 거세 후에 합성 또는 천연 안드로겐(성 호르몬), 특히 테스토스테론을 주입하면 공격성이 되살아난다. 이러한 발견에 근거하여 어떤 연구자들은 공격성향이 높은 사람들의 테스토스테론 수준을 연구하였다.

대학 레슬링 선수들의 테스토스테론 수준을 조사한 연구에서 승자들은 패자에 비해 더 높은 수준의 테스토스테론을 함유하고 있음이 밝혀졌으며, 하키선수들의 공격성 연구에서도 코치나 다른 선수들이 평정한 공격성 평정점수와 혈청 테스토스테론 수준 사이에 상관관계가 나타났다. 그러나 단연 흥미를 끄는 결과는 공격에 관련된 범죄를 저지른 죄수들에 한하여 그들의 테스토스테론 수준을 조사한 연구에서 나왔다.

다음 세 집단에서 테스토스테론 수준이 측정되었다: 공격적인 집단, 비공격적인 집단, 지배적 집단(이에 대한 판단은 실제 폭력정도에 의한 것이 아니라 처세가 좋고 자기주장이 강한 정도를 근거로 하였음). 비공격적 집단의 테스토스테론 혈장수준은 정상집단의 수준보다 높지 않았다. 공격적 집단의 경우에는 정상보다 거의 두 배에 가까운 수준을 보였으며, 처세가 좋고 사회적으로 지배적이지만 공격적이지는 않은 집단의 수준보다는 훨씬 높았다. 이와 같은 발견들은 우리 사회가 폭력을 줄이기 위하여 거세를 다시 도입하여야 함을 의미하는 것인가? 물론 이는 당치않은 생각이다.

인간에 대해 돌이킬 수 없는 절단시술을 행함에 있어서의 윤리적, 법률적 문제들은 차치하고라도, 거세를 한다고 해서 공격성이 '치료'되리라고 믿을만한 근거가 거의 없다. 인간과 비인간 영장류는 정밀한 호르몬 수준뿐만 아니라 학습과 사회적 변인의 영향을 받는다. 우리가 호르몬들의 지배를 받으며 나날이 그것의 주기적 분출에 강한 영향을 받는 것은 사실이지만, 우리의 대뇌반구는 또한 이러한 율동적인 호르몬의 변화를 조절할 수도 있고 더 나아가서 그런 율동적인 호르몬 변화를 역전시킬 수도 있다.

사회의 강력한 힘과 환경을 지배하는 인간의 의식 덕분에 우리는 자연의 지배에서 벗어날 수 있었다. 그러나 우리의 의식적인 사고와 행동은 끊임없는 내부신호에 의해 조절된다. 우리의 상황은 인간을 천사와 야수사이에 놓여진 존재로 본 어느 중세 신학자의 비유와 유사하다. 우리는 변연계를 가지고 있으므로 신체 전반에 걸친 호르몬의 주기적 변화에 영향을 받는다. 우리는 뇌 안에 분노를 일으키고 공격성을 야기시키는 중추들을 갖고 있는 것이다. 이렇게 우리는 야수의 측면을 지녔다. 그러나 대뇌피질이 발달해감에 따라 우리는 사랑, 박애, 화합, 믿음, 정의와 같은 정신기제를 접할 수 있게 된다. 우리는 천사처럼 '순수한 사고'—이러한 관념과 개념이 우리의 생을 방향지워 주고 이끌어가는 원동력으로 작용할 수 있음을 의미―를 할 수 있다. 인간의 상황을 이토록 고유하고, 단언컨대 천사의 상황이나 야수의 상황 양자보다 우월하게 만들어준 것은 가장 원시적인 가능성과 극도로 복잡한 가능성의 복합체인 작은 단일 기관, 바로 나의 뇌인 것이다.

보봐르(Simone de Beauvoir)는 전에 말하기를 '인간의 본성에는 본성적인 면이라고는 전연 존재하지 않는다'고 하였다. 그녀의 말은 틀렸다. 우리는 '본성'을 타고났으며 그것은 우리의 유전자와 뇌가 주는 것이고, 우리가 살아가는 사회가 주는 것이다. 우리는 또한 내적, 외적 리듬의 지배를 받으며 그 통제하에서 살아가는 법을 배워야만 한다. 우리의 삶은, 뇌의 리듬에 의하여 우리 내부에서 생성되어 우리에게 부과되는 많은 제약들―수면과 기상, 활동, 성장, 생식, 공격―하에서 생존하기 위한 학습에 달려 있는 것이다. 다행스럽게도 신경과학자들은 이러한 제약을 극복해 가는 새로운 방법을 개발하고 있다. 이장에서 논의된 뇌에 관한 새로운 발견 덕택에 헬레나 래리버스와 같은 환자들이 혼란된 리듬과 추동의 지배에서 벗어날 수 있었다. 이렇듯 인간의 뇌에 관한 연구는 진정한 휴머니즘이다.

뇌에 관한 지식은 우리 스스로에 대한 이해를 배가시켜 주고 우리의 자유를 증진시켜 준다.

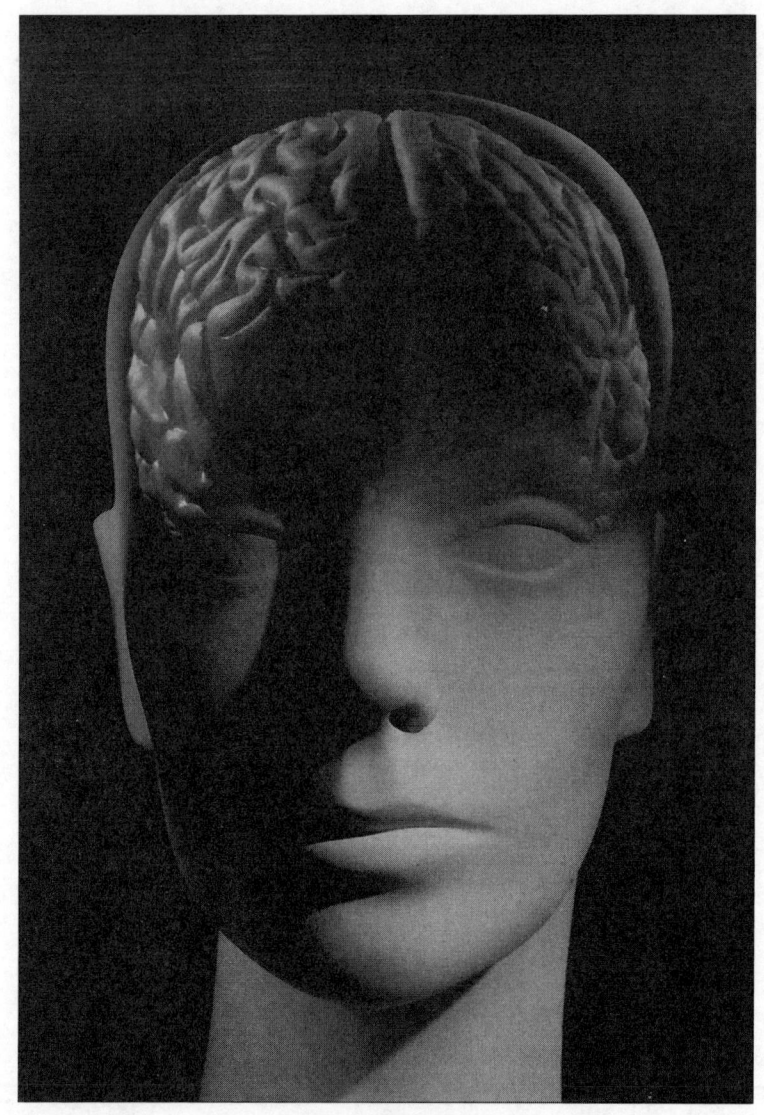

▲ 만일 두개골이 투명해서
머릿속을 들여다 볼 수 있다면 오른쪽 반구와 왼쪽 반구는 서로 거울상으로 보일 것이다

6
두 개의 뇌

미국 남북전쟁이 시작된 해인 1861년, 두뇌를 연구하는 과학자들이 모인 두 경쟁집단 사이에 처절하다고할 수는 없지만 다소 골이 깊은 갈등이 생겨나고 있었다. 전통파 학자들은 뇌의 두 반구가 서로에 대한 거울상이라고 주장하고 따라서 특정 기능들을 한쪽 반구에만 국한시킬 하등의 이유가 없다고 주장하였다. 그러나 반대파 학자들은 반구들이 아마 어떤 테두리를 지어 전문화되어 있다고 믿었고, 언어와 말하기와 같은 활동들은 한쪽 반구에만 있는 기능이라고 믿었다. 비록 두 주장간의 세력은 막상막하였지만 그 해 4월이 되어서야 전통파 학자들의 패배로 이러한 문제가 해결되었다.

1861년 4월에 열린 파리 인류학회 모임에서 외과의사이며 신경해부학자인 브로카(Paul Broca)는 죽을 때까지 말하기에 심각한 어려움(aphasia : 실어증)을 겪었던 환자의 뇌를 내놓았다. 이 환자는 르보뉴(Leborgne)라는 남자였는데, '탄 탄(Tan Tan)'이라고 불리었다. 이는 이 환자가 탄탄 이외의 다른 말은 하지 못했기 때문이었다. 그러나 이 환자는 다른 사람이 자신에게 하는 말은 이해할 수 있었고, 얼굴 표정과 손짓으로 의사소통을 할 수 있었다. 단지 그는 말하기를 못할 뿐이었다.

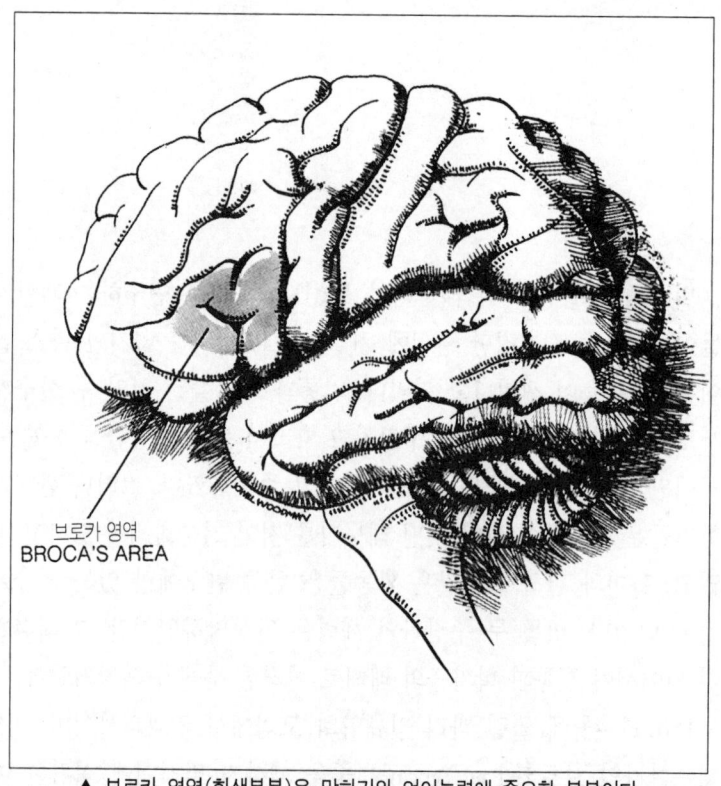

▲ 브로카 영역(회색부분)은 말하기와 언어능력에 중요한 부분이다

이 환자의 뇌를 검토한 결과, 왼쪽 뇌에 계란 크기 정도로 둥글게 손상된 부위가 있었다. 브로카는 탄의 증상이 바로 이러한 손상 때문이라고 그 자리에 모인 회원들에게 확신에 찬 주장을 하였다.
　10년 뒤에 독일의 신경학자 베르니케(Carl Wernicke)는 몇몇 환자들에게서 이와는 다른 형태의 실어증을 발견하였다. 탄과는 다르게 베르니케가 보고한 환자들은 잘 떠들었지만 그들이 하는 말은 도무지 이해할 수 없는 것들이었다. 예를 들면 베르니케 실어증을 앓는 환자에게 '지금 누가 가게를 보고 있는냐?'라고 묻는다면 그는 아마 다음과 같이 말할 것이다.

　I don't know. Yes, the bick, uh, yes, I would say that the mick daysis nosis or chipickters. Course, I have also missed the carfter teck.

　브로카 실어증과 베르니케 실어증은 관련된 부위를 좌반구에서 확인할 수 있다는 공통점이 있다. 이러한 해부학적 위치를 근거로 볼 때 언어에 대한 기능은 한쪽 반구에만 위치하며, 통상 오른손잡이의 경우에는 왼쪽 반구에 있는 것 같다. 그리고 다른 기능들도 특정한 뇌영역에 국소화되어 있는 것 같다.
　브로카와 베르니케의 주장에도 불구하고 이러한 국소주의자들과, 뇌는 오로지 하나의 통합된 기관이라고 생각하는 '전체주의자'들간의 논쟁은 계속되었다. 1906년 브로카의 환자의 뇌를 프랑스의 신경과학자인 마리(Pierre Marie)가 재검토하였는데, 그는 처음에 브로카가 발표한 것보다 탄의 뇌에는 더 광범위한 손상이 있을 것이라고 가정하였다.

그는 비록 브로카를 사기꾼이나 무능한 사람으로 몰아붙이지는 않았지만 브로카 영역이 '언어기능과는 전혀 무관하다'고 주저없이 주장하였다. 그는 최소한 한 가지 사실에서는 옳았는데, 1980년대 초기 CAT 촬영으로 재검토한 결과 탄의 왼쪽 반구에는 단지 계란 크기보다는 더 광범위한 손상이 있었다.

브로카의 견해가 다소 단순한 것이었다는 점을 차치하고라도 뇌의 특정 부위가 손상되면 기능상에 있어 구체적이고 뚜렷한 장애가 일어난다는 것은 부정할 수 없다. 이제는 뇌를 하나의 통합된 기관이라고 강력하게 주장하는 이들조차 왼쪽 반구에 언어와 말하기에 '관련된' 부위들이 있음을 인정한다. 그러나 그런 과학자들이 지적하듯이 그러한 부위들을 딱 꼬집어 가려내려 한다는 것은 위험한 일이다.

만약 자동차에 시동을 걸려고 열쇠를 꽂고 돌렸는데 시동이 걸리지 않았다고 해서, 당신은 350 마력 짜리 엔진이 작동하는데 시동키가 전적으로 책임이 있다고 생각하겠는가? 물론 아닐 것이다. 기화기가 넘쳤을 수도 있고, 점화선이 전날 밤의 폭우로 젖어 있을 수도 있다. 또는 가솔린이 바닥났을 수도 있지 않겠는가? 기화기, 점화선, 연료, 이 모든 것들이 제대로 되어 있어야 자동차가 움직일 수 있다. 이들 중 어느 하나라도 잘못된다면 차는 출발할 수 없는 것이다.

뇌에서 말하기와 언어에 관련된 '중추'를 찾는 데에는 이와 유사한 어려움이 존재한다. 종종 실수로 틀린 말을 해보지 않은 사람이 누가 있겠는가? 이러한 현상은 피로나 과로로 인한 것일 수도 있고, 여러 종류의 뇌손상으로 일어날 수도 있다. 특정활동에 대한 뇌'중추'를 실제로 가려낸다는 것이 어렵다는 걸 기억한다면, 뇌반구의 전문화에 대한 현재의 많은 견해들에 대해 덜 혼란스러울 것이다.

왼쪽 뇌가 언어에 있어 중요하다는 것을 브로카가 발견한 지 7년쯤 후에 코타르(J. Cotard)라는 또 다른 신경과학자가 시체해부를 통해 어린이의 뇌가 어른들의 뇌와는 다르게 조직되어 있음을 발견하였다. 예를 들어 6살이나 7살난 어린이에게 뇌일혈(stroke)이 일어났을 때에는 이후 언어발달에 아무런 지장이 없는 반면, 똑같은 뇌일혈이 어른에게 일어날 때에는 말하기 능력이 거의 영구적으로 상실되는 심각한 결과가 야기되었다. 왜? 어떤 일이 일어났길래 뇌일혈이 어른에게선 말을 못 하게 만들고, 어린이에게선 정상적인 언어 발달에 거의 영향을 주지 않는가?

한 이론에 따르면 한쪽 반구가 손상되었을 때 나머지 반구는 손상된 반구를 대신하는 대체 기전을 제공해 주게 되는데, 이러한 체제는 뇌뿐만 아니라 다른 내부기관에서도 공통된 것이다. 우리는 두 개의 다리, 두 개의 팔, 두 개의 허파, 두 개의 눈, 두 개의 귀와 그리고 두 개의 대뇌반구를 지니고 있다. 이러한 사실은 진화적 견지에서 의미를 가지는데, 즉 대체기관을 지니고 있다는 것은 생존하는데 있어 독특한 잇점을 가지게 된다.

현대적 산과학(産科學, obstetrics)이 출현하기 이전에는 출생시의 뇌손상이 오늘날보다 더 흔하였다. 그러한 경우 온전하게 건강한 한쪽 반구가 손상된 반구의 기능을 대신하게 될 것이다. 어릴 때 수술로 한쪽 반구를 제거하는 반구절제술(hemispherctomy)의 장기적인 영향을 연구해 본 결과, 이러한 생각은 지지되었다. 한쪽 반구를 제거하는 수술을 받은 유아들도 훌륭한 육체적 발달과 정신적 발달을 보였다. 그러나 콩팥과 허파의 경우에는 일생 중 언제라도 한쪽이 다른쪽의 기능을 대신하지만, 뇌는 유아기를 지나서는 점점 전문화되므로 한쪽 뇌의 손상이 완전하게 보상되는 경우는 극히 드물게 된다.

일부 과학자들은 성숙한 뇌의 전문화의 근원이 선사시대로 거슬러 올라간다고 생각한다. 나무들 사이에서 사냥과 식물 채취를 하면서 초기의 인간들은 두 팔을 따로따로 독립적으로 사용할 필요성이 있음을 깨달았을 것이다. 이러한 활동은 수영, 걷기, 그리고 자세조정 등과 같은 대칭적인 활동들과는 달리 뇌반구들간의 비대칭적 배열을 요하는 것이었다. 한쪽 팔 또는 한쪽 손이 다른 쪽보다 더 많이 사용되기 시작함에 따라서 뇌반구들은 점점 더 '전문화'되기 시작하였고, 이러한 식으로 뇌와 손의 전문화와 편재화(lateralization)가 수만년을 거치면서 진행되어온 것이다.

알고 보면, 우리의 손과 뇌의 비대칭성은 사물들의 자연적 질서의 일부분이다. 우선성(right-handed) 설탕분자들과 좌선성(left-handed) 설탕분자들은 분자구조식은 동일하나 그 기하학적 모양이 서로 다른데, 이러한 성질 때문에 체중감량 프로그램에 이용될 수 있다. 왜냐하면 우리의 몸을 이루는 세포들에는 우선성 설탕만이 흡수되고, 좌선성 설탕은 음식에 단맛을 내더라도 쓸모없는 열량이 되어 우리 몸에 누적되지 않기 때문이다. 단백질을 형성하는 아미노산의 경우에는 반대로 좌선성 아미노산만이 우리 몸에서 이용된다.

해부를 통해 인간의 뇌를 조사해 보면, 말하기에 관련된 부위가 뚜렷한 비대칭성을 보인다. 검토된 뇌들 중 2/3가량이 왼쪽반구의 측두평면(planum temporale)이 오른쪽보다 훨씬 더 큰데, 이러한 차이는 31주된 태아에서도 나타났다.

CAT 촬영을 이용한 X-ray연구에서 보면 이와 같은 비대칭성이 성인에게도 나타났다. 실비아 열(sylvian fissure : 말하기에 관련된 주요한 뇌영역의 바깥 뇌표면에 나 있는 깊은 골)은 오른쪽보다 왼쪽 반구에서 더 길고 수평에 가까운 형태를 이룬다. 일부 왼손잡이들은 오른쪽반구에서 실비아 열의 형태상 차이가 덜 뚜렷한데, 이러한 경향은 오른손잡이와 왼손잡이의 뇌구조상의 차이를 보여 주는 첫번째 실례이다.

두개골 안쪽표면에도 실비아 열의 흔적이 남아 있기 때문에 시간을 거슬러 올라가면서 이러한 비대칭성을 추적할 수 있다. 하버드의 신경방사선학자인 메이(Marjorie Le May)는 3만에서 5만년된 네안데르탈인의 두개골과 30만년된 북경원인의 두개골을 조사하였는데, 이들 두개골에서 1980년대의 뇌들과 유사한 실비아 열간의 비대칭성을 발견하였다. 이는 인간진화에 있어서 대뇌의 비대칭성과 언어에 대한 왼쪽 반구의 우위가 최근에 나타난 것이 아님을 보여 주는 것이다.

고배율 현미경의 발달과 뇌의 특정 일부분만을 염색할 수 있는 특수한 염색기법의 개발로 인해 구체적인 뇌부위들을 아주 세밀하게 조사할 수 있게 되었다. 통상 그러한 연구들은 뉴런 수준 처리과정의 복잡다단한 면들을 해석할 수 있도록 특별히 훈련된 신경과학자들에 의해 수행되는데, 이를 통해 몇몇 놀라운 사실들이 밝혀져 왔다. 그 중의 하나가 1979년 갈라부다(Albert M. Galaburda)와 켐퍼(Thomas L. Kemper)에 의해 밝혀졌는데, 이들은 보스톤에 있는 베스 이스라엘(Beth Israel)병원에서 읽기능력을 상실한 사람의 뇌를 조사하였다. 뇌내부가 손상되어 있는 이 사람은 사고로 갑자기 사망하였다.

난독증(dyslexia : 다른 면에서는 정상적이지만 읽기를 배우기가 극히 어려운 상태를 일컫는 의학용어)은 취학아동의 약 5%가 가지고 있다. 아직까지 이러한 증상의 원인을 교육자들은 물론 신경과학자들도 모르고 있다. 난독증 자체가 생명을 위협하는 병이 아니므로, 난독증 환자의 뇌를 조사해 볼 기회는 흔하지 않았다. 그래서 갈라부다와 켐퍼는 사고로 우연히 죽은 난독증 환자가 있다는 소식을 듣고 곧장 그 환자의 뇌를 조사해 볼 수 있도록 허가를 얻었다(그 뇌에는 사고로 인한 직접적인 손상은 없었다).

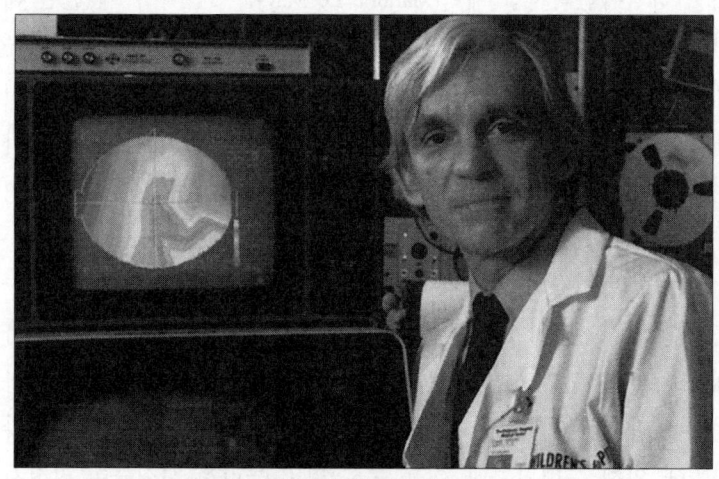

▲ 보스톤 아동병원에 있는 듀피(Frank Duffy)가
BEAM 주사기(走査機) 앞에 서 있다
듀피 박사는 뇌전기 활동지도를 난독증과 여타 뇌이상을 진단하는데
사용한 선구자인데
이 기법은 마지막 장에서 자세히 설명하겠다

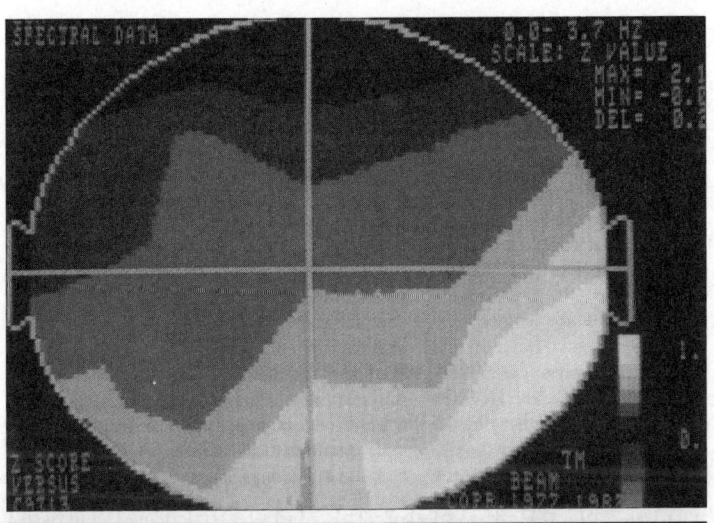
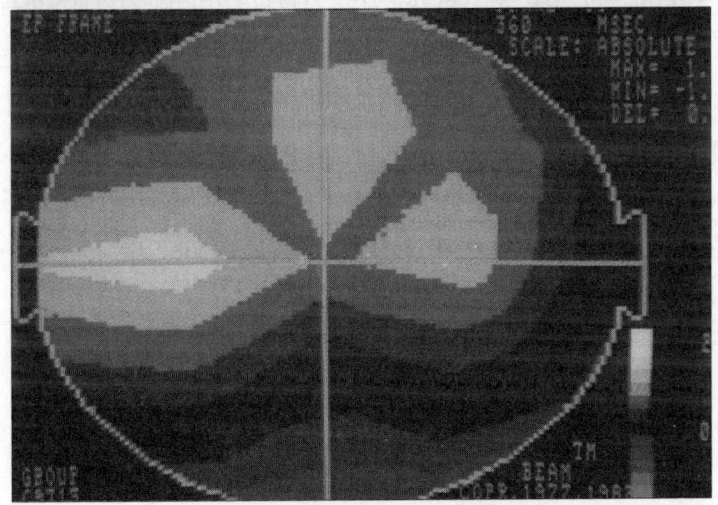

▲ BEAM 주사상들은 연구 목적상 하나의 주사상으로 결합시킬 수 있다
윗그림에서 밝은 부분은 난독증 환자와 정상인이 글을 읽을 때
뇌전기 활동상에 있어서 가장 차이가 나는 곳을 표시한 것이다
아래의 그림은 정상 통제집단이다

그들은 왼쪽 반구의 언어영역에서 무질서한 피질을 발견하였는데, 그 부위에는 미발달된 큰 세포들로 뒤엉켜 있는 층들이 있었다. 이와 같은 정상적인 뉴런 구조의 붕괴는 주로 말하기와 언어에 관련된 부위에서 나타났다. 게다가 통상적으로 관찰되는 점인 좌우 측두평면의 크기 차이(왼쪽이 오른쪽보다 더 큰)도 그 뇌에서는 보이지 않았다. 갈라부다와 켐퍼의 발견은 난독증 환자의 뇌가 정상인의 뇌와 다르다는 것을 보여 주는 첫번째 실례였다. 신경과학자들이 이들의 발견이 전형적인 것인지를 확신하기 위해서는 부가적인 확증이 필요하지만 그들의 발견은 흥미로운 새 분야를 개척한 것이다.

대뇌반구의 전문화는 인간에게만 국한된 것인가? 신경과학자들은 최근 동물에게서 좌우 대뇌반구간의 차이점을 찾기 시작하였는데 이미 새와 쥐뿐만 아니라 침팬지와 원숭이의 뇌에서도 행동상, 해부학상의 비대칭성이 밝혀졌다. 록펠러대학의 노티봄(Fernando Nottebohm)은 카나리나의 왼쪽 뇌에서 노래부르기에 관련된 주요 중추부위를 발견하였다. 쥐의 경우에는 대뇌피질의 넓이가 암수에 따라 다르게 나타났다.

성(性)에 따른 뇌의 차이, 사실인가?

남자는 일반적으로 여자보다 공간 지각능력이 뛰어나다고 한다. 이는 삼차원의 공간 내에서 사물을 정신적으로 시각화하고 다룰 수 있는 능력을 일컫는다. 그런데 남성 호르몬인 테스토스테론을 생산하지 못하는 남자들은 이러한 공간능력의 발달이 저조하나. 하버드의 신경과학자인 게쉬빈트(Norman Geschwind)의 말에 의하면, '절대적으로 우수한 공간능력을 지닌 여자들도 있으며, 공간능력이 형편없는 남자들도 많다는 사실은 매우 중요하다. 그러나 평균적으로 남자들은 여자보다 우수한 공간능력을 지니고 있다'
어떤 사람들은 오른쪽과 왼쪽을 즉각적으로 구별하는데 어려움을 겪는다. 한 연구에서 남자보다 두 배가 더 많은 수의 여자들이 오른쪽—왼쪽을 신속하게 결정해야 하는 과제(갈림길에서 오른쪽으로 돌기, 오른손이나 왼손을 드는 과제에 재빨리 반응하기 등등)에서 빈번하게 어려움을 호소했다.
다음과 같은 여러 분야에서 남녀간의 뇌의 차이가 결정적인 역할은 아니라도 중요한 역할을 담당한다.

언어능력. 일반적으로 여자아이들이 더 일찍 말문을 열고, 더 쉽게 외국어를 배우며, 언어 유창성 검사에서 남자보다 월등한 수행을 보인다.
정교한 손놀림. 어릴 때부터 여자아이들이 민첩하고 연속적인 손놀림을 더 잘 수행하는데, 결과적으로 남자아이들보다 글씨를 더 잘 쓴다.

수학 능력. 수학에 천부적 소질을 지닌 학생들을 대상으로 실시한 연구에서 우수한 수행을 보이는 남자들의 수가 여자들의 수보다 더 많았다. 존 홉킨스 연구원인 벤보우(Camilla Benbow)와 스텐리 (Julian Stanley)에 따르면, '수학에 대한 학력과 태도에 있어 남녀 간에 나타나는 차이는 남자가 지닌 더 우수한 수학 능력에 기인하며, 따라서 공간과제에서 남자가 더 우월한 능력을 보이는 것도 수학 능력의 차이와 관련이 있는 것 같다.'

난독증, 말더듬, 말하기 지체, 자폐증, 과활동성. 이들 신경행동적 질환들은 남자에게 훨씬 더 빈번하게 나타난다.

위에서 언급한 바와 같이 남녀간의 차이점들이 잘 확인되어 있지만, 아직까지 아무도 남녀의 뇌구조에서 해부학적 차이를 확실하게 증명하지는 못하였다. 이러한 행동상의 차이는 아마 출생전 초기 발달 동안 성 호르몬의 영향으로 야기된 뇌기능상의 화학적 변화의 결과인 것 같다.

남녀의 뇌 사이에 뚜렷한 해부학적 차이가 있으리라고 의심되지만, 확실한 증거는 아직 발견되지 않았다. 하지만 왼손잡이일 가능성과 난독증을 가지고 있을 가능성은 확실히 남자가 높다. 말할 필요도 없이, 뇌의 성차에 관한 문제는 이제까지 열띤 논쟁을 불러 일으켜 왔고, 이러한 문제가 앞으로도 계속 논쟁거리가 될 것임을 보여 주는 증거도 있다.

국립정신건강연구소의 생물정신치료 분회 정신발생학 분과장인 거슨(Elliot S. Gershon)에 따르면, '성 차이는 잘 규명되어 있다. 그런데 이러한 분야에 관한 연구를 '과학적 허구'로 만들어 버리는 것은 과학적 증거가 아니라 여권주의의 이데올로기이다.'

양쪽 반구는 뇌량(corpus callosum)이라 불리는 길이 약 10cm, 두께 약 0.6cm인 길쭉한 모양의 신경섬유다발로 연결되어 있다. 오랫동안 두 대뇌반구 사이의 이러한 연결의 기능에 대해 알지 못하였다.

한 뇌연구가는 뇌량이란 한 반구에서 일어난 발작적 간질방전을 다른 반구로 전달하는 기능외에는 아무런 기능도 하지 않을 것이라고 빈정거리기도 하였다.

이러한 농담아닌 농담은 냉혹한 현실로 나타났는데, 치유될 수 없는 간질발작을 앓고 있는 일부 환자들은 발작이 뇌량을 통해 전달되기 때문에 죽어간다.

그렇다면 거룻배 두 대를 연결하고 있는 케이블을 끊듯이 '뇌량을 절단한다면 그 결과는 어떻게 될까?'하고 1940년대의 와게넌(W. P. Van Wagenen)이라는 신경외과의는 자문해 보았다.

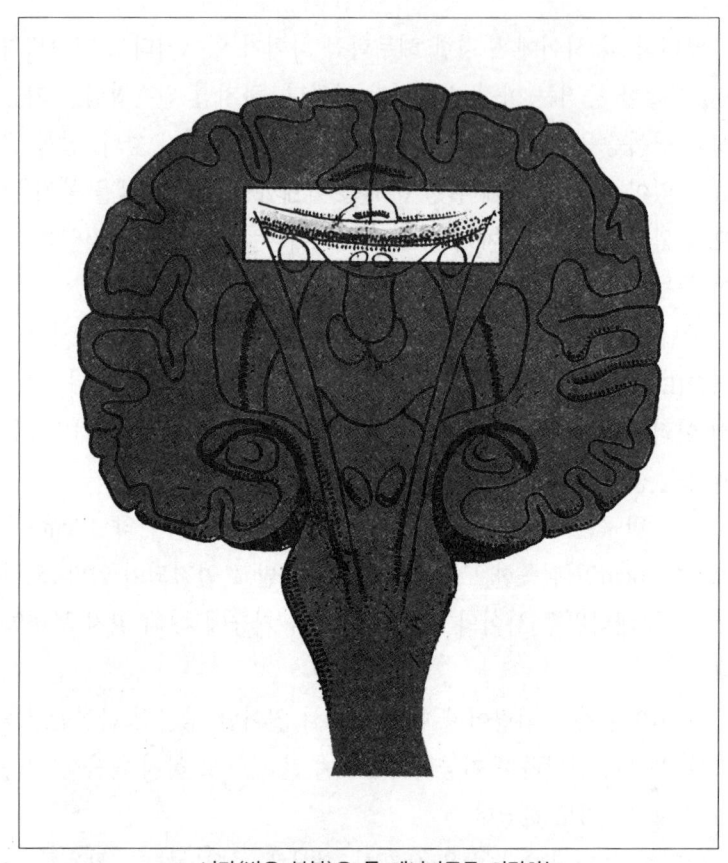

▲ 뇌량(밝은 부분)은 두 대뇌반구를 연결하는
신경섬유의 고속도로이다
이 섬유를 절단하면 두 대뇌반구는 따로따로 분리되어 버린다

한마디 덧붙이자면, 뇌량을 절단한다고 해서 두 대뇌반구가 따로 따로 흘러 다니지는 않을 것이다. 뇌는 세 개의 지지막들로 꼭 감싸여 있고, 이들 막들은 또 단단한 두개골에 의해 제위치에서 움직이

지 않도록 고정되어 있다. 반구 자체는 뇌 중에서 가장 윗쪽에 노출된 부위이다. 이들 좌우 반구아래에는 피질하 구조물과 뇌간 구조물들이 단단히 융합되어 있다.

그래서 와게넌은 불치의 발작을 치료하기 위한 최후의 필사적인 노력으로 뇌량을 절단하였다. 이는 대담무쌍한 혁신적인 시도였고, 이러한 시도는 환자와 의학계 양자에 큰 도움이 되었다.

간질발작의 방전이 뇌량을 통해 전달될 수 없게 되자마자 이전에는 속수무책이었던 발작이 멈추었다. 그리고 다행히도 신경외과의들은 이러한 수술이 정신기능에 별다른 이상을 야기하지 않았음을 발견하였다. 이러한 발견은 비록 환자들과 신경외과의들에게는 하늘이 내린 선물이었지만 뇌연구자들에게는 난해한 수수께끼가 되었다. 상식적으로 생각해 봐도 잘려진 그 많은 수백만 개의 신경섬유들은 반드시 어떤 목적을 지니고 있었을 텐데, 그렇다면 그것은 무엇이란 말인가?

뇌량은 아무런 목적이 없는 구조물이라는 명제에서 출발하였기 때문에, 와게넌과 그의 동료 아켈라이티스(Andrew Akelaitis)를 위시한 1940년대의 연구자들은 뇌량절단을 받은 환자들에게서 아무런 변화도 발견하지 못하였다. 이는 전형적인 경우였다. 아무것도 발견 못할 것이라는 명제로부터 시작해서 무언가

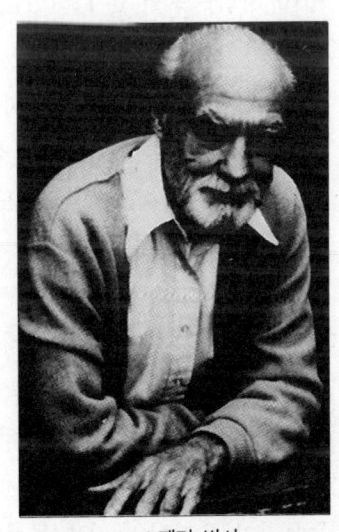

▲ 스페리 박사

성공적인 발견을 기대한다면 오히려 이상한 일일 것이다.

20년 뒤 실험심리학자인 스페리(Roger W. Sperry)와 그의 동료들, 특히 가자니가(Michael S. Gazzaniga)는 뇌량이 어떤 기능을 한다는 것을 증명해 보였다. 그들은 한 환자의 시각계에 관한 심혈을 기울인 연구를 통해 뇌량이 지닌 의미를 탐구하였다.

가자니가에 따르면, 우리 앞에 서 있는 사람의 코에 우리 눈의 촛점을 고정시키면, 얼굴의 왼쪽 반은 우리의 오른쪽 반구에 투사되고 오른쪽 반은 왼쪽 반구에 투사된다고 한다. 하지만 우리는 각기 분리된 두 개의 반쪽 얼굴을 보는 것이 아니라 하나로 합쳐진 완전한 얼굴을 보게 된다. 이러한 처리과정이 뇌량을 통해 일어나는 것이다. 즉 뇌량은 두 대뇌반구의 정보를 통합하고 우리가 완전하게 합쳐진 상을 볼 수 있게 해 준다.

1960년대 초기 W.J. 가자니가 실험실(W.J. Gazzaniga's lab)이란 별명을 가진 간질을 앓고 있는 48세의 남자를 연구하던 연구자들은 통상 뇌연구에 이용되는 장비들이 정교하게 설치된 실험실과는 거리가 먼 사람들이었다. 단지 실험실이라고는 빈 방 하나였는데, 그것도 천장엔 파이프가 훤히 드러나 있고, 방안에는 탁자 하나와 의자 하나가 고작이었다. 또한 초기의 실험장치는 어처구니 없을 만큼 단순하였다. 보일러 파이프에 걸려 있는 가로 세로 4피트의 스크린과 환등기 한 대가 실험장치의 전부였다.

장치는 비록 단순하였지만 분리된 뇌반구에 대한 검사는 간단하지 않았고, 세세한 부분에까지 아주 주의를 요하는 것이었다. 예를 들면 먼저 환자의 눈을 스크린의 한점을 바라보도록 고정시킨 뒤, 눈동자가 움직이기 전에 통상 가재도구와 같은 시자극물을 1/10초

동안 제시하는 식이다.

  W.J.는 수술을 받기 전에는 고정된 촛점의 오른쪽 또는 왼쪽에 제시되는 대상물을 재빠르고 정확하게 알아볼 수 있었다. 그런데 두 반구를 분리하는 뇌량절단수술을 받고 난 뒤, W.J.의 반응은 별개의 방식으로 변하였다. 즉 사과그림을 오른쪽 시각장(right visual field : 오른쪽 시각장이 시자극은 말하기에 대한 정교화가 일어나는 반구인 왼쪽 반구로 투사된다)에 순간적으로 제시하였을 때에는 그는 그 사물을 금방 알아볼 수 있었지만, 동일한 그림을 왼쪽 시각장(left visual field : 왼쪽 시각장의 시자극은 오른쪽 반구로 투사된다)에 제시하였을 때에는 그것이 무엇인지 알지 못하였다. 실제로 그는 무엇이 있었다는 것조차 부인하였다.

  W.J.에 대한 검사는 일년이 넘게 계속되었다(그의 환자가 실험실로 오지 못할 경우에는 가자니가는 실험실을 그에게 가져다 주었다. 그는 검사장치를 챙겨가지고 칼텍(Caltec)에서 다우니(Downey)까지 찾아갔다).

  스페리와 그의 제자 가자니가는 그들의 발견을 근거로 다음에는 두 대뇌반구가 서로 상이하게 정보를 처리함을 증명하려는 두 국면(Phase Two)이라는 연구에 착수하였다. 이들은 후에 분리 뇌연구로 1981년 노벨 생리의학상을 수상하게 된다.

  가자니가 박사는 회상한다.

  두 국면 연구는 W.J.와 함께 1961년에 시작되었다. 그는 오른손으로는 도안에 맞춰 붉은 블록과 흰 블록을 배열하지 못하였지만, 왼손으로는 그 과제를 완성할 수 있었다. 그러한 발견을 근거로 우리가 주장할 수 있는 것은 왼쪽 반구는 언어처리에 있어서 지배적인 영향을 미치고,

오른쪽 반구는 시각—구성과제들에 있어서 우위를 점한다는 사실이다.

뇌반구의 전문화에 관한 최초의 검사 이후 4반세기 동안 신경과학자들은 각각의 반구가 다른쪽에 비해 어떤 점에서 더 우수한지에 관해 많은 것을 알아내었다. 일반적으로 왼쪽 반구는 언어와 일정 운동 기술에 있어서 더 중요하다. 반면 오른쪽 반구는 평균적으로 머릿속으로 미로를 걷는다든가, 지도를 이해하거나 지도를 갖고 작업하는 것, 얼굴을 떠올리고 기억하는 등의 말로 표현하는 것과는 무관한 공간능력에 있어 더 우수하다.

그러나 인간의 뇌는 생명 그 자체와 마찬가지로, 명확한 범주들로 나누어질 수 없다. 뇌는 무엇보다도 진화의 틀 내에서 작동하는 하나의 기능적 기관임을 기억하라. 뇌의 수행은 주어진 환경에서 가장 적절한 하나의 선택으로 이해될 수 있다. 다르게 말하면 과거의 경험과 현재의 목표에 따라 서로 다른 뇌들이 똑같은 활동을 할 수 있을지도 모른다. 대뇌의 신진대사를 측정하는 PET 촬영의 출현으로 사람들간에는 반구 전문화 테두리가 각기 다르다는 것이 확증되었다.

PET(양전자 사출 단층 촬영술 Positron Emission Tomography) 주사기(走査機 scanner)

뇌의 신진대사는 순간 순간의 활동에 따라 변한다. 예를 들어 휴식상태의 뇌는 피의 흐름과 포도당 사용에 있어 각성되어 깨어 있는 뇌와는 다르다.

이러한 이유 때문에 뇌의 신진대사를 측정하면 시간에 따라 뇌의 어떤 부분이 활동중인지를 간접적으로 알 수 있다. 예를 들어 오른손을 움직일 때에는 왼쪽 반구 중 손에 관련된 부위에서 신진대사 활동의 증가가 나타난다.

방사성 동위원소의 개발에 힘입어, 방사성 물질을 혈관 내로 주입한 후 그 동위원소를 감지하고 그 붕괴를 측정할 수 있는 기계를 이용하여 뇌 안의 동위원소를 추적할 수 있게 되었다. 그 예로서 FDG는 양전자 방출 화합물이다.

이 화합물은 포도당과는 달리 뇌세포에 의해 물질대사가 되지 않기 때문에 특정 시점의 뇌활동에 비례해서 뇌세포 내에 축적된다.

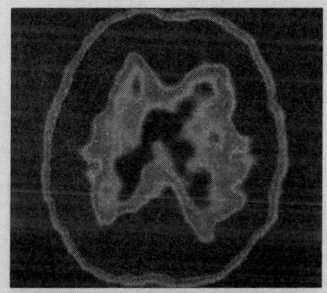
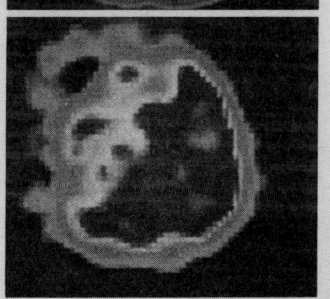

▲ 위의 그림은 정상 뇌의 PET상이고 밑의 그림은 간질 발작중인 뇌이 PET상이다

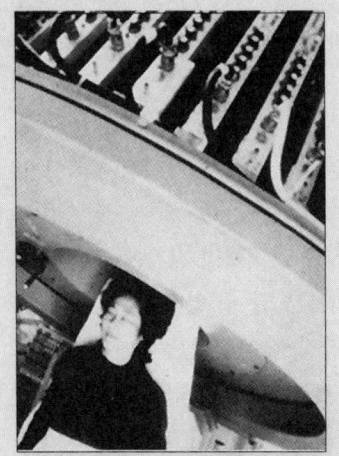
▲ 주사기(走査機)에 들어가 있는 환자의 모습을 볼 수 있다

예를 들어 만약 시각피질이 활동중이라면, 즉 어떤 형태를 주시하고 있을 때에는 FDG는 시각피질 영역에 축적된다. 방사성 동위원소는 붕괴되면서 감마선을 방출하는데. 이러한 감마선들을 감지하여 기록한 후 컴퓨터를 이용하여 기록한 정보를 색깔로 나타내면 뇌의 생화학적 지도를 만들 수 있다. 이것의 본질은 뇌 안에서 물질이 에너지로 전환하는 것이 뇌활동에 상응하는 시각 이미지로서 색깔로 나타나는 것이다. 양전자 사출 단층촬영이란 말을 줄인 PET 주사가 현재 뇌에 대한 '지도'를 그리는데 사용되고 있다. 운동, 감각, 사고, 기억에 관련된 구체적인 각각의 뇌영역들은 뇌 안에서 일어나는 포도당 소모량의 변화를 측정함으로써 가려질 수 있다.

이미 PET 주사는 정신분열증, 조울증, 그리고 여타 정신 질환의 진단에 유용하게 사용되고 있다. 하지만 가장 흥미로운 점은 정상인의 뇌연구에 그것이 유용하게 쓰일 수 있다는 점이다. 종국에는 PET 주사 또는 반감기가 짧은 방사성 동위원소를 사용하는 유사한 몇몇 기술들이 나의 뇌와 다른 사람의 뇌를 구별할 수 있는 수단을 제공해 주리라 기대된다.

최근의 획기적인 실험에서, UCLA의 메지오타(John Mazziotta)박사와 연구자들은 사람들에게 몇 가지 매우 구체적이고 특별한 지시를 한 후 음악을 들려 주면서 그들의 PET 주사상들을 비교하였다. 그들은 음악을 듣는 사람이 사용하는 전략에 따라 뇌가 다르게 반응하리라는 생각을 검사하고 있었다. 그들이 수행한 여러 검사들 중 한 가지 예로서, 당신에게 두 개의 화음을 들려 주면서 그 화음들이 같은 것인지, 다른 것인지와 같은 간단한 질문을 한다고 상상해 보라. 만약 당신이 단순히 화음이 같게 들리면 어떤 버튼을 누르고, 다르게 들리면 다른 버튼을 누르는 식으로 반사적으로 반응한다면 그 과제는 아마 당신의 오른쪽 반구에서 수행될 것이다.

당신은 다만 당신이 지각한 대로 단순히 반응한 것이다. 그러나 만약 당신이 그러한 질문에 머릿속으로 오선지에 화음을 그리는 식으로 반응한다면(이러한 과제는 어느 정도의 음악적 조예를 요하는 경우이다), 당신은 그 과제를 보다 상징적인 양식으로 처리하는 왼쪽 반구로 돌린 것이다. 이런 실험에서 자극은 항상 동일하다(즉 모든 피험자들은 동일한 음이나 화음을 듣게 된다). 그러나 PET 주사에서는 반구들의 활성화가 여실히 다르게 나타나는데, 이는 반구의 전문화가 피험자들이 사용하는 전략에 따라 달라짐을 보여 주는 훌륭한 예이다. 더욱이 피험자들에게 들리는 소리를 음의 고저에 따라 머릿속으로 오선지에 그리도록 지시하였을 때(이러한 분석적 전략은 음악가들이 사용하는 것과 유사하다), 반구의 전문화는 오른쪽에서 왼쪽 반구로 옮겨갔다. 이러한 사실은 피험자에게 제시되는 물리적 속성(음악, 소리 등)이 중요한 것이 아니라 피험자가 사용하는 인지적 전략(정신적 처리과정)이 중요한 것임을 실증해 주는 또 다른 예가 된다.

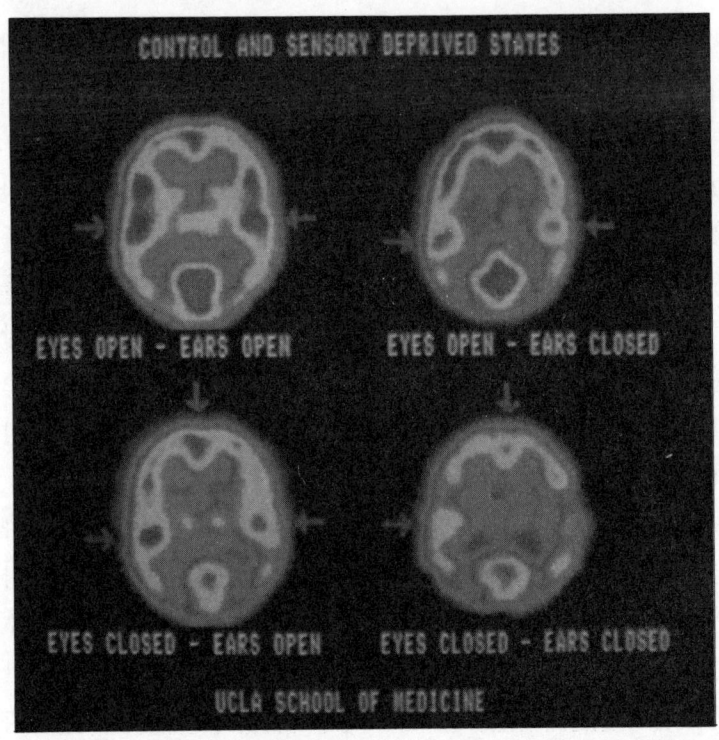

▲ 여기 있는 PET상들은 역사적인 UCLA 청각자극 실험 중에 얻은 것들이다
이 상들은 뇌를 위에서 내려다본 것이다
그림의 위쪽이 뇌의 앞부분이다

   이러한 사실은 음악교육을 받은 피험자는 그렇지 않은 피험자와는 다르게 음악을 '처리'할 뿐만 아니라, 음악을 듣고 연주할 때 초심자와는 다른 뇌부위를 사용하리라는 것을 시사한다.

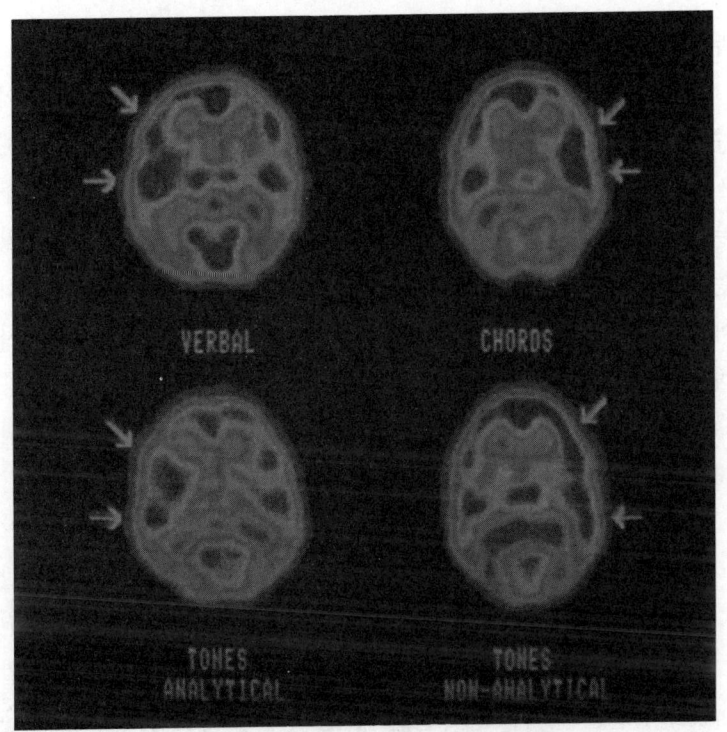

▲ 대부분의 사람들에게 있어서는 좌반구는
독서, 언어, 필기, 산술 계산 및 기타 추리 능력을 담당한다
우반구의 기능은 공간적, 연합적인 것이며 예술적인 능력도 담당한다
하지만 이것은 일반적인 지침일 뿐이다
뇌란 전체적인 구조로서 동작하며 이 모든 기술을 결합하여 작동한다

최근에 와서야 음악이 아닌 다른 활동에서도 UCLA에서 행해진 것과 같은 연구들이 가능하게 되었는데, 이들 활동에 관여하는 개개인의 뇌에 대한 신진대사 지도를 만들어 보면 이상에서와 유사한 개인 차가 나타난다. 아마 사람들은 동일한 문제에 대해서 '서로 다른 생각'을 지니고 있으며, 동일한 일을 행할 때라도 서로 다른 뇌

부위를 사용하는 것 같다.

이러한 발견은 뇌에 대한 우리의 이해를 훨씬 풍부하게 만들어 준다. 좌반구는 언어에 대해 전문화되었다기보다는 더 정확히 말해서, 상징적 표상에 전문화되었다고 생각할 수 있다. 반면에 우반구는 실제를 보다 직접적으로 반영하는 표상, 즉 언어가 관여하지 않는 커다란 경험의 덩어리들을 다룬다고 여겨진다. 우반구의 전문화에 대한 한 가지 예는 사람과 사람을 구별하는 능력이다. 범죄 수사에 있어 언어는 용의자의 세부사항을 알아내는데 부적합하므로 증인들이 용의자를 확인하는 데는 주로 몽타주 제작자들의 도움을 받고 있다.

대뇌 반구를 *상징적, 개념적* 반구(좌반구)와 *비상징적, 직접적*으로 *지각되는* 반구(우반구)로 구분하는 것은 지나친 단순화를 피할 수 있다. 예를 들어 우반구가 전혀 언어에 대한 능력이 없다고 하면 그것은 옳은 말이 아니다. 조금만 연습하면 아마 우반구도 '말(horse)'과 같은 단어를 해독할 수 있을 것이다. 하지만 '신념'과 같은 보다 상징적인 단어를 제시했을 때에는 어려울 것이다. 그것은 우반구가 구체적인 사물이나 사건으로부터 의미를 추출하는 것을 훨씬 수월하게 할 수 있기 때문이다. 위에서 '어려울 것이다', '훨씬 수월하게'라는 면책조항을 사용하는 것을 주목하라. 이는 그렇나 문제가 완전하게 결정되지 않았음을 의미한다. 이렇게 말한 이유는 외현적으로 나타난 언어 능력의 뚜렷한 증진 없이도 우반구는 언어적이고 상징적인 처리를 발달시킬 수 있다는 증거가 있기 때문이다.

예를 들어 가자니가 박사와 그의 동료 연구자 핀슬리(Margery Pinsley)에 의해 수행된 실험에서, 한 남자 피험자에게 오른쪽 반구에만 투사되도록 그림을 제시하였다. 이후 즉시 피험자에게 4개의 카드를 주고, 제시되었던 자극(그림)과 가장 관련이 있는 카드를 고르도록 하였다. 어떤 경우에는 추론, 판단, 결정을 요하는 식으로 카드가 자극과 관련되어 있었다. 예를 들어 오른쪽 반구에 닭발이 투사되었을 때 피험자는 카드 중에서 계란이 그려진 카드를 골라야 올바른 선택을 한 것이 된다. 분명히 닭발과 계란을 짝짓는다는 것은 단순한 그림 맞추기가 아니라 피험자의 추론을 요하는 것이다. 그러나 문제는 여기에 있다 : 추론하기 위해서는 논리와 언어, 그리고 내적 추리력 또는 '사물에 대해서 이야기하는 것'이 필요하다. 하지만 그 환자는 그가 무엇을 보았는지 말로써 표현하지 못하였다. 단지 그는 4장의 카드 중 정확한 카드를 선택할 수는 있었다. 그에게 왜 계란이 그려진 카드를 선택하였는지 물으면, 그는 말하지 못할 것이고, 바로 전에 닭발이 그려진 그림이 번쩍하고 제시되었던 것도 회상하지 못할 것이다.

　이러한 일은 겉으로 보기에는 완벽한 모순이다. 하지만 만일 우리가 한 가지 중요한 구분을 받아들인다면 해결책이 있다 : 그것은 분리된 반구에 대한 연구가 두 개의 상이한 자아를 조사하는 것일 수 있다는 것이다. 우리 대부분은 그러한 견해에 접하게 될 때 주춤하게 된다. 인격은 일관성이 있는 것이라는 우리의 생각과 위의 견해는 상반되는 것 같다. 우리는 매일매일 우리가 누구인지 알고 있다(적어도 우리 대부분은 자신이 그렇다고 생각한다). 그러나 정말로 자신을 돌아볼줄 아는 사람은 때때로 자신도 설명할 수 없는 이유로 어떤 일을 한다는 것을 인정할 것이다. 그 대답은 아마 분리 뇌연구를 통해 얻어질 것이다.

비키(Vicki)는 7살 난 딸을 가진 이혼녀이다. 몇 해 전에 비키는 뇌량을 절단하는 수술을 받았다. 현재 그녀는 어머니로서, 그리고 가정주부로서 정상적인 역할을 수행할 수 있지만 종종 이상한 경험을 한다. 예를 들면 그녀가 그날 입을 옷을 고를 때 그녀의 왼손이 자꾸 서랍을 열어서 또 다른 옷들을 꺼내는 것이다.

나의 왼손은 내가 전혀 원하지 않는 옷을 집곤 한다. 이미 속옷을 입고 있는 데도, 그 위에 또 다른 속옷을 입고 있는 자신을 발견하는 일이 여러 번 있다. …… 나의 양손은 어느 정도 별개로 조정되어서, 각각 다른 속옷을 집어든다 …… 나는 이와 같은 문제를 겪고 있다.

비키의 이런 이상한 징후는 우반구와 좌반구의 연결이 끊어졌기 때문에 일어나는 것이다. 정상일 경우 두 반구는 뇌량을 통해 교신한다. 일단 이 오천만 개의 섬유다발이 절단되면, 두 반구는 더 이상 서로 정보를 주고받을 수 없다. 예를 들어 비키가 성냥불을 당길 때 각각의 손은 반대편 반구에 의해 통제된다. 그러나 비키가 동시에 양손을 모두 볼 수 있는 한 그녀는 양손을 통합할 수 있다. 만약 눈을 가린다면 비키 자신의 왼손이 성냥통을 쥐고 있다는 것을 말로 표현할 수 없을 것이다. 언어는 주로 왼쪽 반구에 자리잡고 있으므로, 눈을 가렸을 때 왼쪽 반구는 오른손에 성냥이 들려 있다는 것만을 알 수 있을 뿐이다.

여러 차례에 걸쳐 가자니가 박사는 비키를 검사하였다. 전형적인 실험으로 비키의 오른쪽 시야에(즉 왼쪽 반구에서 처리되도록) 하나의 상을 순간적으로 제시하였다. 그녀는 즉각적으로 그 상을 알아보았다. 동일한 자극을 오른쪽 반구에 투사되도록 제시하였을 때에는 극적인 차이가 나타났다. 이러한 실험중 하나에서 전화를 하고 있는 여자 그림을 우반구에 제시하자 비키는 단순히 '여자'라고 대답하였다. 그순간 가자니가 박사는 '그럼 그녀가 무엇을 하고 있는지 왼손으로 적어 보십시오. 단 눈을 감고 왼손이 적는대로 맡겨 놓으십시오'라고 지시하였다.

비키가 다 적었을 때, 가자니가 박사는 '뭐라고 적었습니까?'하고 물어 보았다.

'줄넘기'라고 비키는 대답하였다.

"자 그럼 당신이 적은 것을 볼까요?"

"전화기."

이 실험에서 비키의 오른쪽 반구는 그 슬라이드에 여자가 있었다는 것을 재인할 수 있었을 뿐 그 외에는 말로서 전혀 정교화할 수 없었다. 눈을 감고 왼손으로 적도록 요구받았을 때(이는 오른쪽 반구에 의해 통제를 받는다) 우반구는 비키의 손에 그림에서 또 나른 유의미한 특징인 전화기를 적도록 지시한 것이다. 그러나 가자니가 박사가 그녀가 적은 것을 치우고 그녀에게 무엇이라고 적었는지 물었을 때에는 그녀는 단지 추측만 할 수 있을 뿐이었다.

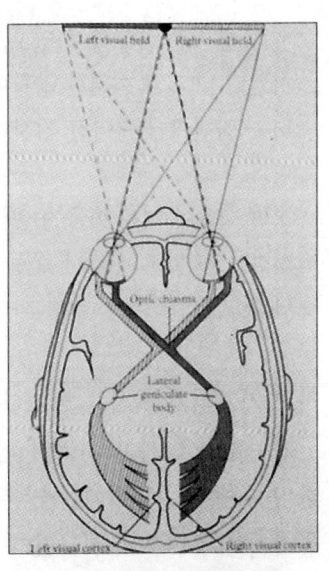

▲ 인간의 시각계는 오른쪽 시야는 좌반구에서 왼쪽 시야는 우반구에서 처리하도록 되어 있다

줄넘기라고.

　이러한 비키의 두 반구간의 고립은 두 개의 분리된 자아 또는 성격이(하나는 왼쪽 반구에, 다른 하나는 오른쪽 반구에 속하는) 존재할 가능성을 보여 주고 있다. 아직도 이를 받아들이기가 어렵다면 다음의 예를 보라.

　나누어진 스크린에 왼쪽에는 '박수'라는 단어를, 오른쪽에는 '웃음'이라는 단어를 제시하면 비키는 즉시 웃으면서 박수를 친다.

가자니가 : 지금 무엇을 보았습니까?
비　　키 : (웃으면서) 두 개의 단어를 보았다고 생각하시죠?

　왼쪽 반구는 웃도록 하였고, 오른쪽 반구는 그녀로 하여금 손뼉치게 하였다. 그러나 이러한 상황에 처했을 때, 좌반구가 더 우세하여서 그녀는 자신에게 주어진 지시가 단지 웃으라는 지시뿐이었다고 주장한다.
　정말 중요한 것은 이들 두 반구의 독립성이다. 두 반구 모두 동시에 지시받을 수 있고, 동시에 운동을 조직화하고, 동시에 이를 수행할 수 있다.

라고 가자니가 박사는 말한다.
　가자니가 박사는 비키와 뇌량절단수술을 받은 다른 환자들에 관한 연구에서 우리에게는 많은 자아가 있고, 이들 모두가 함께 잘 어울리지는 못함을 확신하였다. 예를 들어 뇌량절단수술을 받은 직후 P.S.라는 환자의 우반구에 다음과 같은 질문을 제시한 경우를 살펴보자.

"이름이 무엇입니까?"
"P.S."
"당신은 어디에 삽니까?"
"버몬트."
"당신은 무엇이 되고 싶습니까?"
"자동차경주 선수."

이와 똑같은 질문을 좌반구에 제시하자 동일하게 대답했지만 마지막 질문에 대해서는 달랐다.

"당신은 무엇이 되고 싶습니까?"
"제도가."

P.S.는 아마 뇌량절단수술 후 검사를 받은 환자들 중 가장 특이한 환자일 것이다. 그의 우반구는 서투르고 정교하지 못한 대답만을 하는 것이 아니라 자기 자신에 관한 진지한 반응(자동차경주 선수라는 반응)을 능히 할 수 있다. 가장 흥미로운 것은 우반구의 수행에 대해 P.S.가 말하는 방식이다. 예를 들어 가장 좋아하는 음식이나 TV프로그램이 무엇이냐는 질문을 왼쪽 시야, 즉 우반구에 제시하면(이때 왼쪽 반구가 그 질문을 보지 못하도록 특별한 주의를 기울여야 한다) 그는 '난 아무것도 보지 못하였습니다'라고 대답한다. 그러나 몇 초 후에 그의 왼손은 연필을 집어 그 질문에 대한 대답을 적어 나갈 수 있다. P.S.의 우반구는 우반구 자체가 지니는 느낌이나 선호를 표현할 수 있는 '분리된 정신 기전'을 구성하고 있으리라고 가자니가 박사는 가정한다. 이 모든 것이 일어나는 동안 시종일관 언어화된 상징적 표현을 선호하는 좌반구는 진행중인 일에 대한 정교한 추리를 하려는 경향을 지닌다. 때로는 그럴 듯한 거짓 추리를 하기

도 한다.

한 검사에서 P.S.에게 두 개의 그림을 보여 주었는데 좌반구에는 닭발을, 우반구에는 설경을 투사하였다. 그리고 일련의 그림들 중에서 그가 금방 무슨 그림을 보았는지 선택하라고 지시하였을 때, P.S.는 오른손으로 닭이 그려진 그림을, 왼손으로는 눈삽이 그려진 그림을 집었다. 닭과 눈삽을 선택한 이유를 물으면, P.S.는 '그야 간단하죠. 닭발은 닭과 짝이 맞고, 닭똥을 깨끗이 치우려면 삽이 필요하지 않겠어요'라고 대답하였다.

이 예에서 P.S.의 좌반구는 그가 한 선택에 대한 그럴 듯한 논리적 설명을 하기 위하여 좌반구가 지닌 언어적 우위성을 이용하였다. 그러나 그 설명은 틀린 것으로, 이러한 오류는 우리가 지닌 말하기나 언어에 관련된 기전들이 통상 우리의 활동을 단순히 보고하기 보다는 해석하려고 시도한다는 것을 가자니가 박사에게 시사해 주었다. 만약 P.S.의 설명이 우리가 하는 설명의 전형적인 예라면, 이는 우리가 우리의 행동에 붙이는 이유들이 전혀 중요한 것이 아닐 수도 있다는 것을 의미한다.

정신병리학자들은 우리가 행하는 일상행동의 많은 면들이 합리화된 것이라고 주장해 왔다. 비록 우리가 어떤 행동에 대해 그럴 듯하게 들리는 이유를 고른다할지라도, 우리의 설명이 꼭 옳은 것은 아니다. 이제 가자니가 박사와 같은 신경과학자들이 많은 경우에 '우리의 오른손은 왼손이 하는 일을 알지 못한다' 또는 보다 정확히 말해서 '우리 왼쪽 뇌는 오른쪽 뇌가 하는 것을 모른다'라는 주장이 정확하다는 증거를 내놓고 있다.

가자니가 박사의 P.S. 연구에 대한 가장 강력한 반박은 — 실제로 분리된 뇌연구에 대한 일반적인 반박이 될 수 있는데 — 뇌량절단 수술을 받은 환자들의 뇌가 처음부터 정상이 아니었다는 사실이다. 이는 옳은 말이다 : 만약 그들의 뇌가 완전히 정상이었다면, 그들은 신경외과의나, 수술현장, 그리고 실험심리학자들과 관계를 맺지 않았을 것이다. 가자니가 박사가 '정신의 중다기전들'이라 칭한 그 발견들을 뇌에 질병이 없는 사람에게서도 발견할 수 있겠는가?

이러한 가설을 검사하는 한 가지 방법으로, 카테테르(catheter)라는 긴 튜브를 오른쪽 또는 왼쪽 반구로 들어가는 동맥 속으로 끼워 넣는다. 일단 삽입하고 나면, 마취제를 주입하여 한쪽 반구만을 잠들게 하고, 나머지 반구는 계속 제구실을 하도록 만들 수 있다. 통상 좌반구가 언어와 말하기를 담당하는 반구이므로, 카테테르를 통해 왼쪽 반구를 마취시키면 약 2분 동안 아무것도 말할 수 없는 벙어리가 된다. 그동안 우반구는 그대로 제 구실을 할 수 있다. 이것이 바로 가자니가 박사가 이용하려는 상태이다.

좌반구가 잠잘 동안 우반구에 기억해야 할 것을 제시하려는 것이 나의 생각이다. 좌반구가 깨어난 후, 나는 우반구에 제시한 정보에 대해 좌반구가 알고 있는지 모르는지 알아보려 한다.

가자니가 박사는 우반구에 제시되었던 정보에 대해서 좌반구가 이야기할 수 없다는 것을 발견하였다. 그러나 만약 여러 가지 보기들 중에서 선택을 하게 하는 등, 우반구에게 기억한 것을 표현할 수 있는 기회를 주면 우반구의 반응은 항상 정확하였다.

요약하면 정상인의 뇌에서도, 우반구가 좌반구의 언어기전을 사용한 탐색 과정과는 분리된 어떤 형태의 부호화된 지식을 지니고 있음을 보여 주는 자료들이 축적되어 왔다.

라고 가자니가 박사는 말한다.

P.S. 그리고 뇌량절단 수술을 받은 다른 환자들, 또 위에서 언급한 정상인을 대상으로 한 연구결과들을 근거로 가자니가 박사는 인간의 뇌가 '정신적 사회'라는 관점하에서 조직되어 있다고 결론지었다. 우리에게는 말하기 기전이 있음과 아울러 여러 개의 '정신적 단위들이 존재할 수 있고, 이것들은 기억, 가치기준, 정서 등을 지니고 있다. 그리고 이들 모두는 다양한 반응 시스템을 통해 표현될 수 있는 것이다' 이러한 전과정이 더욱 섬뜩한 이유는 이들 여러 기전들이 말하기 기전과는 전혀 관계하지 않을 수도 있고, 오히려 우리의 언어나 논리를 담당하는 뇌영역들과는 별개의 고유한 영역에서 존재한다는 사실 때문이다.

뇌에 대해 흔히 하는 질문

질문 : 뇌활동을 향상시켜 주는 음식이 있는가?
대답 : 음식에 포함되어 있는 어떤 아미노산은 신경전달 물질의 선구물질이다. 여기서 신경전달물질이란 신경세포가 발화할 때 방출되는 물질을 말한다. 일부 뇌세포들은 트립토판을 세로토닌으로 전환시키고, 다른 세포들은 콜린으로 아세틸콜린을 합성한다. 나머지 다른 세포들에서는 타이로신이 도파민, 노어에피네프린, 그리고 에피네프린의 선구물질이 된다(이들 도파민, 노어에피네프린, 에피네프린을 합쳐 '카테콜라민계 전달물질'이라 일컫는다). 기억에 영향을 미치는 질병을 앓는 일부 환자들에게는 콜린의 투여가 도움이 되고 있다. 콜린은 콩에 함유되어 있는 레시틴(lecithin)으로부터 섭취될 수 있다. 하지만 불행히도 현재 건강식품가게에서 구입할 수 있는 대부분의 레시틴 조제품들은 콜린의 유일한 효과적인 원료로 사용되는 포스파틴-콜린(phosphatidyl-choline)을 매우 적게 함유하고 있다.
이러한 점에서 아미노산의 역할은 전달물질의 결핍과 관련된 질환을 앓고 있는 환자들의 치료에 국한된다(아세틸콜린의 부족은 몇몇 기어장애와 연관되어 있고, 도파민의 감소는 파킨스씨 질병과 관련이 있다). 일반적으로 말해서 어떤 음식을 공급해 줌으로써 건강한 사람들의 경우 정신적 수행을 더 향상시킬 수 있다는 증거는 거의 없다고 할 수 있다.

질문 : 나이가 들수록, 새로운 과제를 배우기가 점점 더 어려워진다는 것이 사실인가?

대답 : 인간의 뇌는 수행에 있어 놀랄 만한 융통성을 보이는데, 이러한 융통성은 나이가 듦에 따라 감소한다. 예를 들어 성인에게는 영구적인 손상을 줄 정도의 심한 뇌손상을 입은 유아들은 그래도 회복될 수 있다. 어린 뇌는 보다 더 적응적이고, 언어와 같은 것들을 더 쉽게 배운다. 그러나 뇌의 적응성은 나이가 들어가는 과정에서 저하된다. 나이든 사람들의 CAT촬영을 해보면 노화에 따라 뇌세포가 현저하게 감소함이 관찰된다. 나이든 사람들이 겪는 학습의 어려움은 적어진 뇌세포의 수와 세포들간의 연결의 효율성 저하에 의한 것일 수 있다. 우리는 이와 동일한 현상을 동물세계에서도 관찰할 수 있다. 옛속담에도 늙은 개에게 새로운 재주를 가르치기가 힘들다는 말이 있지 않는가.

언어에 있어 좌반구의 중요성을 밝힌 브로카의 발견으로 잠시 생각을 돌이켜 보자. 우리가 알고 있듯이, 브로카 영역이 파괴되면 Is that what you really mean?과 같은 문장을 말할 수 없게 되어버린다. 그러나 이처럼 단순하고 직설적인 문장조차도 언어 그 자체 이상의 것들을 지니고 있다. 의미적 요소와 문법적 요소에 부가해서, 모든 구어상의 대화에는 제3의 요소가 들어가는데 그것은 운율로서, 말의 고저와 강세이다.

Is *that* what you really mean?과 Is that what you *really* mean?은 완전히 다른 의미를 지닌다. 운율은 정서적 어조를 전달하며 미묘한 의미상의 차이를 가능하게 해 준다. 운율은 또한 아이러니, 불신, 또는 풍자 등을 전달하는 어조를 포함한다. Is that what *you* really mean? 라는 말은 너는 단순히 남의 생각을 네 입으로 말한 것일 거라는 것을 의미하는 방법이기도 하다.

이러한 생각을 근거로, 사려깊은 신경과학자들은 단지 좌반구만이 언어에 중요하다고 구별하는 것에 대하여 늘 조금은 망설여 왔다. 어떤 식으로 운율이 언어 속에 부호화되는가? 언어의 두 가지 요소인 의미와 운율은 뇌 안에서 서로 별개로 부호화될 수도 있지 않는가?

달라스의 텍사스 건강 센터에 있는 신경과학자들과 하버드대학의 신경과학자들에 의해 수행된 최근의 연구에서, 우반구에 장애가 생기면 일상대화에서 중요한 뉘앙스를 인식하지 못하게 됨이 밝혀졌다. 예를 들어 정상인은 평범한 대화에서, 'green house(초록색 집)'와 'greenhouse(온실)'를 쉽게 구별할 수 있다. 'dark room(어두운 방)'과 'darkroom(암실)' 또한 혼동하지 않는다. 그러나 우반구에 손상을 입은 사람들은 그러한 구별을 쉽게 하지 못한다.

전형적인 한 실험에서, 우반구에 손상이 있는 사람들에게 4개의 그림을 보여 주면서 말로 단어나 관용구를 불러 주고 그것에 해당되는 그림 하나를 고르도록 하였다. 예를 들어 red라는 단어에 강세를 주어 red coat라는 단어를 불러 주면 그것에 해당되는 그림은 18세기 영국 군인의 그림이다. 한편 억양을 변화시키면 이는 붉은 천으로 만들어진 코트에 해당할 것이다. 이와 마찬가지로 'red cap'은 짐꾼을 의미할 수도 있고 또는 녹색이나 푸른색이 아닌 단지 빨간색의 모자를 의미할 수도 있다. 우반구의 손상을 입게 되면 이러한 미묘하면서도 중요한 차이를 구별하지 못하게 된다.

이러한 실험으로부터, 신경과학자들은 인간의 의사소통, 특히 언어에 대한 많은 전통적인 생각을 바꾸게 되었다. 분명 언어의 목적은 단순한 문법적 정보의 전달 그 이상이다. 부가적인 내용들이 목소리, 억양, 음조의 변화, 운율의 변화 등에 담겨 있다. 'He is absolutely unbelievable!'라는 글을 단독으로 적어놓으면, 이는 여러 개의 의미를 지닐 수 있다. 그러나 말로서 표현된다면, 이것이 감탄해서 하는 말인지 비꼬는 말인지 금방 확실하게 알 수 있다.

무슨 뜻인지 설명해 주지 않으면 농담의 뜻을 전혀 모르는 사람들이 있다. 어떤 사람들은 미묘한 형태의 아이러니를 사용할 줄 몰라 웃음거리가 되기도 한다. 이러한 사람들도 언어가 지닌 운율적 요소를 다루는데 있어 유사한 어려움을 겪고 있는 것일까?

추측할 수밖에 없지만, 정상인들 간에도 언어가 지닌 미묘한 점들을 다루는데 있어 커다란 차이가 있음이 틀림없다. 예를 들어 익살을 떨려면 억양의 차이에 따라 의미를 재미있게 바꿀 수 있어야 한다.

시인 엘리어트(T.S.Elit)의 유명한 말인 '세상은 쾅(bang)하고 끝나는 것이 아니라 잦아들면서 서서히(whimper) 끝나는 법이다'를 빌려, 고인이 된 재즈섹스폰 주자인 데스몬드(Paul Desmond)는 여자친구가 어렵게 살아가는 자신를 포기하고 부유한 은행가와 결혼하기로 변심하였을 때 '세상은 변심(whim)으로 끝나는 것이 아니라 은행가(banker)가 끝내는 법이다'라고 빈정거렸다. 우반구에 손상을 입은 사람이라면 이러한 신소리를 알아차리지 못할 것이다.

우반구는 평범한 말에다 색깔과 정열, 그리고 힘을 부여해 주는 것 같다. 재담과 신소리에 더해서 우반구는 열의, 기쁨, 슬픔, 그리고 실망 등표현 가능하게 해준다. 인생의 절정기에 있고 인간관계와 직업관계를 성공적으로 맺어가며 행복해 하는 어떤 사람이, 자신의 인생에 있어 가장 생산적이고 풍요한 날들을 기다리며 살아가는 모습을 잠시 머릿속에 그려 보라. 자 이제 이 47세의 회계사에게 심각한 뇌일혈이 일어나서 신체의 왼쪽 부분이 완전히 마비가 되었고, 항상 술에 취한 듯한 소리로 말을 분명하게 하지 못하게 되었다고 상상해 보자. 분명 당신은 그런 사람은 우울해 있고, 자신을 비참하게 여길 것이며, 아마 분개하기까지 할 것이라고 생각할 것이다. 그런데 사실은 내가 말한 그 남자는 거의 감정이 없다. 그를 담당한 신경학자 로스(Elliott Ross) 박사는 '질병으로 인한 괴로움을 이야기할 때도, 오랫동안 가족들과 떨어져 있다는 사실을 이야기할 때도, 곧 다가올 주말에 대한 흥분과 기대에 대해 이야기할 때도 그의 목소리에서 전혀 차이를 발견할 수 없었다'라고 말하였다.

로스 박사는 환자의 그런 반응에 호기심을 가지고 여러 가지 검사를 해 보았다.

　말을 분명하게 하지 못한다는 점을 제외하고는 그 환자의 이해력과 표현력은 완전히 정상이었다. 그러나 그에게 화난 목소리로 평범한 문장을 말해보라고 하면, 그는 그렇게 하지 못하였다. 또한 분노를 표현하지도 못하였다(전화 좀 받아요! 15분 동안이나 울렸단 말이요!). 매번 그의 목소리는 무미건조하였고 전혀 정서가 담겨 있지 않았다. 하지만 말 속에 담긴 정서상태를 이해하는 데는 완전히 정상이었다. 그는 다른 사람의 목소리에 담겨 있는 놀람, 무관심, 슬픔, 우쭐댐, 분노 등을 정확히 알아 차릴 수 있었다. 그 환자는 정서를 이해할 수 있었지만 표현할 수 없었기에 로스 박사는 그 질환을 운동무안증(運動無顔症 motor aprosodia)이라고 명명하였다. 단조로운 말만 가능하며 운율과 정서적 변화가 있는 문장은 되뇌이지 못하지만 말과 몸짓에 담긴 정서적 요소들은 잘 이해할 수 있는 것이 그 질환의 특징이다.

　한편으로 생각해 보면 로스 박사의 관찰은 흥미로운 것이긴 하지만 그렇게 많은 것을 알려 주지는 못하였다. 어째서 그 환자는 다양한 기분을 이해하고 구별할 수 있음에도 불구하고, 정서를 표현할 수는 없는 것인가? 신경과학에서는 비싼 대가를 치르고 나서야 해답을 얻는 경우가 종종 있는데, 그 환자로 말할 것 같으면 폐에 커다란 혈전이 생겨 앓던 중 뜻하지 않게 1980년 9월 23일 사망하였다. 시체를 부검하여 뇌를 조사해 보니 대뇌피질 아래 오른쪽 뇌부위에서 경색이 발견되었다.

　이러한 발견과 다른 환자들을 통한 연구를 근거로, 로스 박사와 여타학자들은 언어와 정서의 조화가 뇌량을 통한 정보교환에 의해

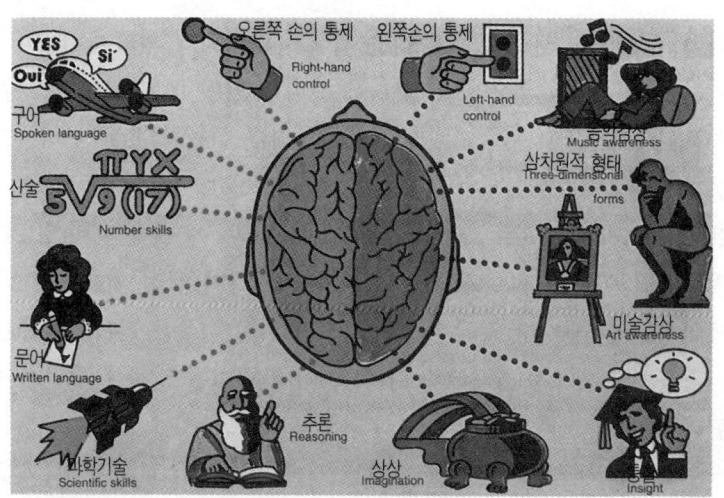

두반구내에서 일어난다고 제안하였다. 그런데 정서의 표현은 더 아래쪽에 위치한 뇌간에서 일어난다. 다시 말하면, 우반구에 장애가 있으면 말 속에 담긴 정서적 맥락을 이해하기 어렵게 된다. 이러한 환자들을 '썩 꺼져 지옥에나 가라'와 같은 모욕적인 말에도 아무렇지 않게 반응할 것이다. 그러나 만약 이러한 장애가 우반구에서 아래쪽으로 투사하는 섬유의 종착지에 있다면, 로스 박사의 환자처럼 그말을 이해하는 것보다는 정서를 표현하는데 어려움이 있을 것이다. 정확한 부위에 관한 문제는 차치하고, 이러한 연구들로부터 얻을 수 있는 중요한 섬은 말에 담겨 있는 정서적인 면들을 표현히고 경험하는 데에는 우반구의 역할이 지배적이라는 것이다.

우반구에 손상을 입으면 또 다른 이상한 상태가 나타난다. 영국의 이름난 신경과 의사이자 신경과학자인 크리칠리(McDonald Critchley)에게 39살이 된 환자가 있었는데, 그 환자는 신체 왼쪽이 마비되었고 왼쪽편에 놓인 물체를 감지할 수도 없었고 볼 수도 없었다. 그럼에도 불구하고, 그녀는 그녀가 마비되어 있다는 것을 부인하였고 자신의 왼쪽 팔과 다리를 그녀의 딸인 앤의 것이라고 주장하였다. 앤은 지난주 동안 그녀와 침대를 함께 사용해 왔다. 그 환자의 왼손에 끼고 있는 결혼 반지에 대해 물어 보았더니, 그녀는 앤에게 끼라고 빌려준 것이라고 말하였다. 앤에게 팔을 움직이라고 말해보면 어떻겠냐고 하자 그녀는 당황해 하며 앤이 자고 있으니 깨워서는 안 된다고 얼버무렸다. 자신의 왼쪽 수족을 가리켜보라고 시켰을 때, 그녀는 고개를 돌려 왼쪽 어깨 너머를 멍하게 두리번거렸다.

크리칠리 박사의 또 다른 환자는 시야의 반쪽이 보이지 않는 것에 대해서 계속 혼란스러워하였다. 그 환자가 글을 쓸 때에는, 왼손이 제대로 움직이며 오른손을 치는 가하면, 오른손 위에 얹히곤 하였다. 이것을 알지 못하고서, 그 환자는 '내 손을 놔둬요!'라고 소리치기도 하고, '야 더러운 개자식아! 이 잔인한 놈은 제 정신이 아니야. 나를 이리저리 따라다니며, 내가 글을 읽으려고 하면 방해를 해'라고 화를 내며 욕찌거리를 하곤 하였다.

이렇게 괴상한 일이 일어나는 데도 불구하고 우반구에 손상이 있는 환자들은 신체의 왼쪽마비를 부인하는 경우가 드물지 않다. 신체의 왼쪽에 문제가 있는 것을 부인하거나 무시하는 환자들을 병원 신경과 병동에서 흔히 마주칠 수 있다. 실제로 그러한 사람 발견되지 않는다면, 이는 의사가 질병부인(疾病否認 anosognosa)상태를 몰라서 이를 검사해 볼 생각조차 하지 않거나, 심한 뇌일혈로 말미암아 환자가 아무런 징후도 나타내지 못하는 것을 그냥 넘겨 버리기 때문일 것이다.

신경과학자들은 환자가 신체의 왼쪽 마비를 부인하는 정확한 이유에 대해서는 의견이 분분하지만, 그것이 거의 항상 우반구, 특히 두정엽 부위에서 일어난 질환으로 인한 것이라는 데는 모두 동의한다. 두정엽 부위는 우리의 신체 도식(body schema)을 형성하는 곳으로 생각된다.

우반구에 손상을 입으면 각성시에 여러 가지 기이한 정신현상을 나타내는데 이는 우반구가 정서반응과 관련이 있음을 의미하는 것이다. 예를 들어 크리칠리 박사의 첫번째 환자에게 그녀가 손가락에 끼고 있는 결혼반지를 지적해 주었을 때 보인 반응을 상기해 보라. 그때 침대 위에 놓인 손이 어느 누구도 아닌 그녀 자신의 손이라는 것이 자명한 데도 그녀는 계속 이를 부인하며 반지는 그녀의 딸인 앤이 끼고 있다고 주장하였고 딸은 자고 있으며 깨워서는 안 된다고 말하였다. 그러한 상황에서는 단순한 부인 이상의 더 많은 것들이 일어나고 있다. 우반구에 손상이 있는 환자는 적절한 정서를 경험할 수 없고, 마치 그러한 문제는 다른 사람의 것이며 자기와는 관련이 없는 것처럼 느낀다. 종종 이러한 외형적 관심의 부족은 당면한 질병 또는 불구상태에 대해서만 나타나는 것이 아니라 재정적 어려움이나 개인적 갈등에 대해서도 무관심한 것으로 나타날 수 있다.

하버드의 정신과 의사인 베어(David M. Bear)의 말에 따르면

기본적인 결함은 정서적인 감지를 할 수 없는 것일 가능성이 있는데 그러므로 질환을 부인하는 것은 그중에서 특수한 경우가 될 것이다. 즉 그 환자는 중요한 징조를 모르므로 주의나 정서적 관심을 기울이거

나 또는 적응적 반응을 하지 않는다.

만약 베어 박사의 말이 옳다면, 정상인의 온전한 우반구로부터 고조된 정서반응들을 관찰할 수 있을 것이다.

1977년 다이몬드(Stewart Dimond)와 패링턴(Linda Farrington)은 '우반구 또는 좌반구에 제시되는 사진에 대해 일어나는 정서반응을 심박률(heart rate)로 측정하는' 한 연구를 수행하였다. 첫단계로서, 다이몬드와 패링턴은 피험자들에게 오른쪽 또는 왼쪽 시야만 보이도록 특수하게 제작된 콘텍트렌즈를 착용시켰다(왼쪽 시야는 우반구로 투사되고, 오른쪽 시야는 좌반구로 투사됨을 기억하라). 의학적으로 문외한인 피험자들에게 외과수술 장면을 담은 사진을 보여 주면 그 사진이 우반구에 투사될 때 피험자들이 더욱더 불쾌하게 여겼다. 그들의 심박률 또한 손발을 절단하는 외과수술 장면들이 우반구에 투사될 때에 좌반구에 투사될 때보다 더 크게 오르내렸다.

다이몬드와 패링턴의 연구는 다른 신경과학자들이 다음과 같은 가설을 검토하도록 만드는 자극제가 되었다.

가설 : 우반구는 슬픔 또는 걱정과 같은 부정적인 정서에 관련되고, 반면에 좌반구는 행복, 기쁨, 즐거움과 같은 보다 긍정적인 기분들과 이들의 표현에 관련된다.

만약 일련의 인물사진을 주의깊게 연구해 보면, 왼쪽 안면이 정서 표현에 있어 더 강렬함을 알 수 있을 것이다. 이는 특히 슬픔과 좌절에 있어서 더욱 그러하다. 안면 근육의 전기적 활동을 측정해 보면 유사한 형태를 보이는데, 슬픈 때에는 왼쪽 안면이 더욱더 뚜렷이 관여하고 기분이 좋을 때에는 오른쪽 안면의 전기적 활동이 더 크게 나타난다.

　예일대학의 심리학자 슈왈츠(Gary Schwartz)는 사람들에게 부정적 느낌에 대한 질문을 하는 것조차 왼쪽 안면의 전기적 활동을 상승시킨다는 사실을 발견하였다. 만약 질문이 긍정적 느낌에 대한 것으로 전환되면(당신이 예일대에 합격한 그날 어떤 느낌이었는지 말해 보시오), 상황은 바뀌어 오른쪽 안면 근육이 더 활발해 진다.

　크리치리 박사의 환자들이 보인 반응과 로스 박사의 발견은 이제 이치에 들어맞는다. 만약 우반구가 우리의 경험에 대해 부적인 정서를 부과하는 것에 관여한다면, 우반구에 손상을 입은 경우 불행한 일이 일어났다는 것을 부인하게 될 것이다. 반면에 만약 우반구가 간질발작과 같은 것으로 인해 과도하게 흥분된다면 강한 부적 정서가 일어날 것이라고 예상할 수 있다. 실제로 이러한 일이 일어나는데, 겉으로 보기에 아무런 이유없이 통곡하는 것을 좌반구가 아닌 우반구의 간질발작으로 인한 것이다.

　이것을 다음과 같이 생각해 보자 : 정서에 대해 말하자면 좌반구와 우반구는 균형을 이루고 있는 천칭의 양쪽과 같다. 좌반구는 긍정적인 정서에, 우반구는 부적 정서에 관계한다. 자 이제 천칭의 한쪽편, 즉 오른쪽에서 무게를 제거한다고 생각해 보라. 곧장 천칭의 바늘은 왼쪽으로 기울 것이나. 무게를 제거한다는 긴 뇌조직이 상실되는 뇌손상에 해당한다. 우반구는 통상 적절한 슬픔과 염려를 하게 하는 쪽이기 때문에 신경세포의 손상은 염려의 결여, 나아가 염려하고 있다는 것을 부인하게조차 만든다.

　활동 증가를 야기하는 간질발작은 가상의 천칭 한쪽편에 더 많은 무게를 올려 놓는 것과 유사하다. 이러한 경우, 우반구에서 발작이 일어나는 간질환자는 아무런 이유없이 울기 시작한다. 발작이 좌반구에서 일어난다면 가설적인 저울은 왼쪽으로 기울게 되고, 아무런 이유없이 터져나오는 웃음과 같은 통제할 수 없는 정서의 분출을 경험하게 된다. 환자 자신조차 왜 웃음이 갑자기 터져 나오는지 설명할 수 없다.

저울이 우반구와 좌반구가 담당하는 정서의 요소들에 대한 효과적인 비유가 되긴 하지만, 정서가 그와 같이 두 반구에 엄격하게 국소화되어 있다고 가정하는 것은 오류이다. 로스 박사의 환자의 경우처럼 손상이 뇌 깊숙한 곳에 자리잡고 있을 수도 있다. 부채를 펼쳐 잠시 그 형상을 살펴보면 부채살이 밑으로 내려가면서 모이듯이 뇌섬유들이 안으로 깊이 들어가면서 어떻게 수렴되는지를 알 수 있게 된다. 대뇌반구들은 부채의 넓은 가장자리에 해당한다. 부채는 손잡이 쪽으로 가면서 좁아지는데, 부채의 손잡이는 대체로 피질 아래의 부위와 뇌간에 해당한다고 하겠다. 이 부위에서 일어나는 작은 영역의 경미한 뇌일혈은 피질에 있는 매우 넓은 부위의 세포들을 파괴할 수 있다. 비슷한 크기의 뇌일혈이 부채꼴의 가장자리에서 일어난다면, 아래로 수렴하는 섬유에서는 작은 부분만이 영향을 받을 것이다.

신체의 감각정보를 대뇌반구로 전달하는 뇌세포에서도 마찬가지이다. 섬유들은 부채꼴의 좁은 끝부위로 들어가서, 피질로 올라가면서 넓게 퍼져나간다. 이러한 부채를 모델로 삼는 것은 매우 유용한데, 왜냐하면 대뇌반구가 별도로 고립되어 존재하는 것이 아니라 피질하부위와 뇌간 부위들과 서로 연결되어 있다는 것을 일깨워줄 수 있기 때문이다.

뇌 안에서 일어나는 사건들이 항상 상식적으로 진행되지는 않는다는 것을 기억하는 편이 유용하다. 예를 들어 신체의 오른쪽으로부터의 자극은 뇌의 왼쪽편에 등록되고, 왼쪽은 그 반대라는 것을 여러 차례 언급하였다. 이러한 현상은 감각정보가 자극의 기시점별로 몇몇 부위에서 정중선(midline)을 지나서 신체의 반대편으로 가로지르기 때문이다. 예를 들어 만약 어두운 데서 돌부리를 찼다면 발에서 일어난 통(pain)에 대한 신호는 손에서 일어난 통에 대한 신호가 교차되는 지점보다 훨씬 아래쪽에서 교차된다. 치통과 같은 얼굴에서 일어난 통은 뇌간의 상위 부위에서 교차된다. 신체의 한쪽편에서 반대편으로 가는 모든 교차로 말미암아 서로 얽힌 섬유의 복잡한 신경회로가 형성되며 이것이 척수길이를 길게 만든다. 물론 중요한 문제는 그러한 배열의 목적이 무엇이냐 하는 것이다. 이 점에 대하여 신경과학자들은 실로 믿을만한 대답을 내놓아야 한다. 다르게 표현하자면 인간의 뇌는 뇌자체의 기능에 대한 이러한 미스테리를 조만간에 밝혀내야 한다.

하지만 우리가 양쪽 뇌 모두를 필요로 한다는 사실에는 의심의 여지가 없다. 사실 우리는 우리의 오른쪽 뇌나 왼쪽 뇌가 아니라 우리는 우리의 뇌인 것이고 어느쪽 뇌도 내어 버리지는 않을 것이다.

일본인의 뇌

모든 언어를 좌반구가 전문적으로 담당하고 있는가라는 질문에 대해 '그렇다'라고 대답하기 전에, 여러 언어들간의 두드러진 표현의 차이를 살펴보자. 예를 들어 영어는 자음에 매우 의존적이다. 자음이 하나도 들어 있지 않은 짧은 영어 문장을 한번 지어 보라. 불가능할 것이다. 반면에 일본어는 단지 모음만을 사용한 문장으로도 매우 복잡한 개념을 표현할 수 있다.

うえを うい, おいを おおい, あいを おう, あいうえを.
(우에오 우이, 오이오 오오이, 아이오 오우, 아이우에오.)

'배고픔에 근심하며 사랑에 굶주린 사람이 늙은 나이를 숨기고 사랑을 좇는다'라는 의미이다.

동경의과대학의 말하기와 듣기에 대한 질병 전문가인 스노다(Tadanobu Tsunoda) 박사는, 말하기에 지배적인 반구로 간주되는 좌반구에 뇌일혈을 앓은 환자들을 연구하였다. 스노다 박사는 피험자들을 검사하는 동안 예상했던 대로, '아'와 같은 단일모음은 주로 우반구가 아니라 좌반구에서 처리됨을 관찰하였다. 나아가서 그는 일본에서 태어난 일본인과 동경에 사는 외국인을 비교하는 비교 문화적 연구를 실시하였다. 이들 외국인은 남미인과 북미인, 유럽인, 중동인, 폴리네시아인, 동인도인, 오스트레일리아인, 중국인, 필리핀인, 한국인들이었다.

그는 이들 모두가 단일모음을 우반구에서 처리한다는 것을 발견하였다. 단지 일본인만이 모음을 좌반구에서 다루었다. 하지만 가장 흥미로운 것은, 어릴 때부터 일본에서 자라나 일본말을 배운 미국인과 유럽인은 일본인과 같은 뇌반구의 전문화를 보였다. 스노다 박사는 이러한 점을 발견하고는 몹시 놀랐으며, 이로 말미암아 그의 발견에 대한 가장 그럴싸한 두 개의 설명 중 하나가 즉각 폐기되었다. 즉 폐기된 설명은 바로 유전이었다. 분명히 좌반구에서의 모음처리가 유전되는 것이라면, 일본에서 자란 미국인과 유럽인들은 단일모음에 대한 서양인이 지닌 우반구의 우위성을 지녀야 한다. 그런데 그들은 이점에 있어 반대로 일본인과 동일하였던 것이다.

여러 해 동안 인류학자들은 공간과 개체성에 대한 일본인들의 독특한 사고 방식과 직관을 중요하게 여기는 것 등에 대해 언급해 왔다. 뿐만 아니라 철학적으로도 큰 차이가 있다. 선(禪)에서 공(空)을 강조하는 것이라던지 명상 중에는 자기를 버려야 된다는 것 등은 서양적 현상이 아니라 동양적인 것인데 이는 우연히 생긴 것은 아닐 것이다. 깨달음의 순간에 저절로 나오는 '가'와 같은 참선 중의 외침은 번역할 수가 없다.

스노다 박사의 발견은 선(禪)이나 일본인의 마음의 여러 측면들이 서양인에게 몹시 난감하게 여겨지는 이유를 그럴 듯하게 설명해 준다. 단순하게 말하자면, 일본인의 뇌가 다르게 구성되어 있을지도 모른다는 것이다.

스노다 박사는 문제해결에 있어 일본인들의 간접적이고 직관적인 방법을 선호하는 현상은 동일반구내에 두 가지 능력이 내재되어 있다는 사실로부터 기인하리라고 생각한다.

만약 스노다 박사의 연구가 옳다면, 일본인의 좌반구는 서양인들에게 있어 논리만큼 중요한 것들, 즉 직관, 간접성, 그리고 공간과 소리에 대한 창조적인 사용 등에 관련된다. 의사소통에 있어서 이러한 복합적인 요소들에 대한 민감성은 사람과 사건에 대한 판단을 촉진시킬 것인데 이는 논리에만 의존하는 사람들에게는 불가능한 일이다.

뇌의 구성과 사고방식, 그리고 궁극적으로 문화를 결정 짓는 요인으로서 언어의 중요성이 스노다 박사의 논문의 중심내용이다. 서양인들은 그들의 언어와 논리적인 기능을 좌반구에, 그리고 의사소통에 있어 비언어적인 측면을 우반구에 할당하는 반면, 일본인의 뇌는 좌반구에서 정서와 관련된 소리 및 경험을 처리한다. 스노다 박사에 따르면 한쪽 반구 또는 다른 반구로 그러한 임무를 떠맡기는 자극은 바로 언어 그 자체라고 한다.

나는 그 사람의 언어가 그 사람이 외부환경에서 소리를 받아들이고, 처리하고, 느끼고, 그리고 이해하는 방식을 분화시킨다고 믿는다. 모국어는 뇌에서의 정서적 기전의 발달과 밀접히 관련되어 있다. 나는 어린 시절에 습득한 모국어가 각 종족의 고유한 문화와 심성형성에 밀접히 연관되어 있다고 생각한다.

스노다 박사는 말한다.

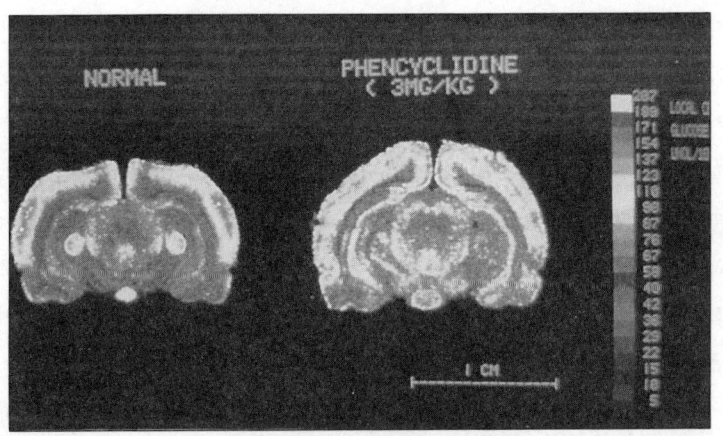

▲ 방사성 표지된 PCP를 주입한
원숭이의 뇌에서
해당 수용기들이 빛을 발하고 있다

여기에 제시한 그림은 방사성 PCP로 처치된 원숭이의 뇌를 보여주고 있다. 정서에 대한 신경기저인 중뇌변연계가 매우 활성화되어 있다.

만약 PCP를 인간에게 주입한다면, 이와 유사한 부위가 활성화될 것이다(실험실에서야 이런 일이 일어나지 않지만 미국의 경우 PCP는 남용되는 약물이다). 이러한 극단적인 예에서, 어느 누구도 행동과 신경화학이 밀접하게 연결되어 있음을 추호도 의심할 수 없을 것이다.

정신을 변화시키는 약물들의 주된 작용은 변연계에서 일어나는데, 변연계는 대뇌반구들과 연결되어 있어서, 이 약물들에 의한 대뇌반구상의 변화가 상징성을 띠면서 정교화되어 환시, 과대망상, 편집증, 우주와의 일체감 등을 일으키게 된다고 과학자들은 생각한다. PCP와 같은 약물이 그런 극적인 효과를 일으키는 것은 변연계와 대뇌반구에 있는 수용기들에 이 약물이 강하게 결합하는 데서 기인하는 것 같다.

PCP에 노출된 원숭이 뇌의 슬라이드를 보면 이 화학물질이 뇌기능에 광범위한 효과를 미침을 알 수 있다. 또한 이 슬라이드는 자아와 뇌가 둘이 아니라 하나라는 것을 생생하게 보여 준다. 이 화학물질이 뇌수용기들에 달라붙음에 따라 개인 성격의 가장 중요한 측면들이 영향을 받는다.

어떤 경우에는 영구적으로 영향을 받기도 한다. 성격상의 그러한 광범위하고 심각한 변화가 화학물질에 의해 야기될 수 있다는 것은 신경과학자들이 말하는 바를 확증시켜 준다 : 우리는 바로 우리의 뇌이다. 신경과학자들만이 이런 식으로 생각하는 것은 아니다. 키플링(Rudyard Kipling)은 킴(Kim)이라는 시에서 직관적으로 문제의 핵심을 짚었다.

나를 키워준 대지에게 빚진 것이 있네
나를 먹여준 생명에게는 더욱 그러하네
하지만 알라에게 가장 감사해야 할찌니
알라는 내머리에 양면을 주셨도다.

그러니 내 머리의 양면 중 한쪽을
잠깐이라도
잃느니보다는

차라리 옷도, 신발도, 친구도, 담배도,
빵도 없는 신세가 낫겠네.

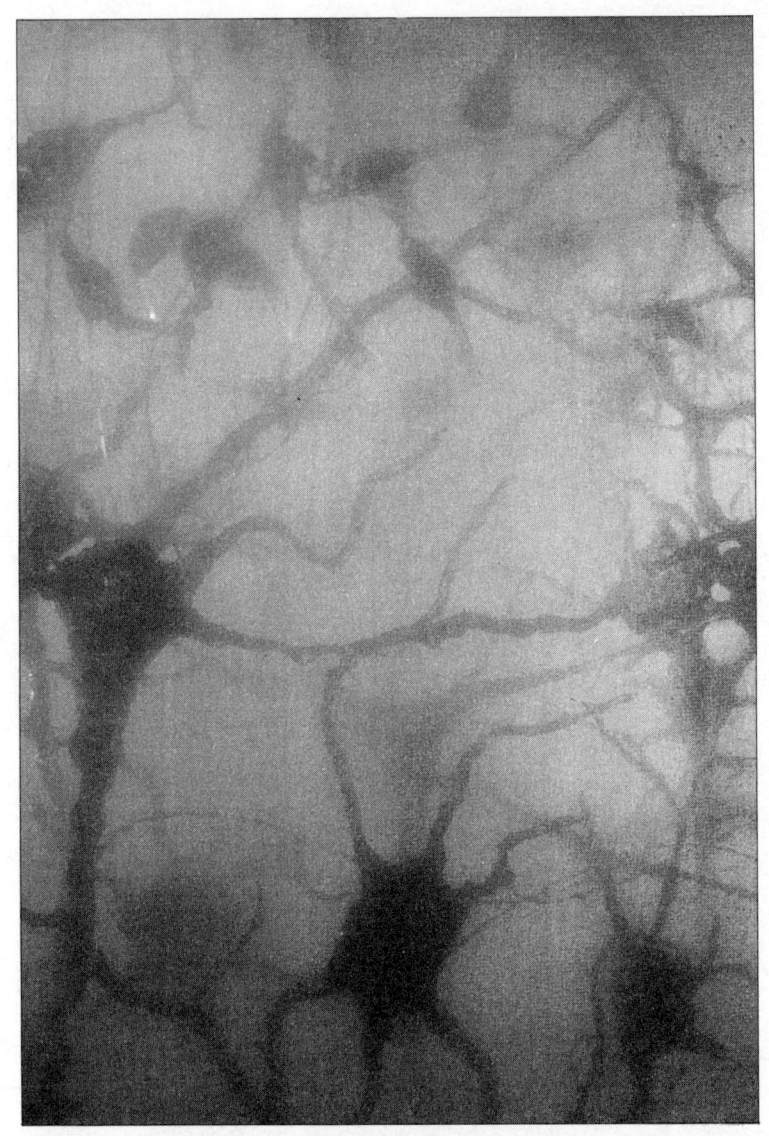
▲ 파킨슨씨병 환자의 흑질에서 활동하지 않는 세포들을 볼 수 있다

7
정신이상

　어느 깊은 가을날 아침, 워싱턴에 있는 성 엘리자베스 병원의 대회의실에는 환자들의 상태를 살피기 위해 의사, 간호사, 사회사업가들이 모여 있었다. 이 병원은 매우 유서깊은 정신병원으로 매년 각양각색의 인종, 종교, 직업을 가진 환자들로 붐볐다. 시인 에즈라 파운드도 한때 여기에 수용되었었다. 오늘 이 특별한 모임은 그처럼 유명하지는 않은 환자인 전직 경찰 제리(Jerry)를 위한 자리이다. 그는 정신분열증으로 진단을 받았다.
　문이 열리자 방안에는 고요한 정적이 감돌았다. 몇몇 의사들은 제리와 비젤로우(Llewellyn Bigelow) 박사 사이의 대화를 한 마디도 놓치지 않기 위하여 의자를 앞으로 바짝 당겨 앉았다. 제리는 검은 머리에 건장한 청년으로 비젤로우 박사를 뚫어지게 바라보며 맞아들였다. 얼마가 지나자 그는 허공으로 눈을 돌렸으며, 다른 사람들을 쳐다보기도 했다. 면담 동안 내내 제리는 오른쪽 손가락으로 머리카락을 집어 꼬아 올렸다가 다시 풀었다가를 반복했다.
"오늘은 기분이 어떻습니까?"
비젤로우 박사가 물었다.
"사람들이 날 여기로 끌고와서 전기고문을 할 것 같습니다. 나를 심판하고 감옥에 처 넣을 거예요. 이건 모두 이제까지 내가 저지른 죄값입니다."
"그런 생각이 오늘 처음 들었나요?"
"아닙니다. 처음이 아닙니다. 난 사람들이 두렵습니다. 난 사람들이 너무나 두려워서 저기 벽에 걸린 저 그림이 두통을 앓고 있다는 것을 알 수 있습니다."
"그림이 두통을 앓고 있다니 무슨 얘기입니까?"
"정자와 난자가 만나 수정을 할 때 정자 한 개가 재빨리 다가가 난자와 마주치자마자 그들은 하나로 녹아버리지요. 그건 마치 핵융합과 같습니다. 그건 인간 융합입니다. 수많은 양자(proton)가 손실되고 그것은 열로 바뀌게 됩니다. 열이 높아지게 되면 전자(electron)가 주위를 빙빙 돌게 되고 그것이 양자 주위로 내려와서 마음을 형성하게 됩니다. 그러니까 마음은 하나의 원자(atom)로 표현될 수 있습니다."

며칠 후에 제리는 비젤로우 박사의 방에서 다시 면담을 했는데 이번에는 제리와 비젤로우 박사 외에 정신과 의사 컬취(Darrel Kirch) 박사와 제리의 어머니가 함께 참석하였다. 이번 모임은 제리에게 병원 생활과 치료가 더 필요하다는 것을 확신시켜 주기 위한 것이었다. 제리는 자발적으로 병원에 들어왔기 때문에 자발적으로 병원을 떠날 수 있다. 그리고 지금 그는 퇴원하기를 간절히 원하고 있다. 그러나 그는 어디로 가야할지 무엇을 해야 할지 몰랐다.

제리는 비젤로우 박사와 논쟁을 벌인 후 자기 어머니가 고향에 돌아가지 않고 워싱턴에 머무른다면 치료를 받기 위해 병원에 계속 머물겠다고 말하였다. 그러자 그의 어머니가 끼여 들었다.

"잠깐 내 말을 들어 봐라 제리, 우리가 한달에 한 번 너를 방문하는 것으로 충분하지가 않다는 거냐?"

"초록색 이빨을 가진 멋쟁이가 오고 있습니다. 난 어찌할바 몰라서 가까이 다가가서 늙은 초록 이빨의 무릎을 차버렸어요……. 난 너무 무서워서 당신을 죽여 버릴 거예요."

라고 제리가 말했다.

"제리 잠깐 내 말을 들어봐."

그의 어머니가 말했다.

"왜요? 어머니는 스누피가 죽었다고 말하려는 겁니까?"

"내가 말할 때에는 다른 말 좀 하지 말아라."

그의 어머니가 애원했다.

"난 지금 어머니한테 아무런 얘기도 하고 있지 않아요."

잠시 후 비젤로우 박사가 제리에게 병원에 남아 있어야 한다고 말했다.

"당신은 지금 굉장히 혼란스럽고 낭황해 있습니다. 나는 당신이 자해를 할까 걱정됩니다."

"달리 얘기해 봅시다."

제리는 비젤로우 박사를 빤히 바라보며 말했다.

"내가 Hillbilly Heaven에 있은지 얼마나 됐지요? Town without Pity 이래 얼마나 됐지요? The Man who shot Liberty Valence 이래

얼마나 됐지요?"
 보통 사람들에게는 제리의 말은 완전히 의미없는 '미친 소리'였으며, 상대방의 질문에 대한 동문서답이다. 그러나 컬춰 박사와 같은 노련한 정신과 의사에게 제리의 반응은 특정 질환의 전형적인 예였다. 바로 정신분열증인 것이다.
 "제리를 보면 완전한 혼돈상태를 보는 것 같을 것이다."
 컬춰 박사는 말한다.

 그러나 약간 주의해서 보면 정신분열증의 주요 증상을 볼 수 있다. 그는 분열적이고, 망상적 사고를 가졌다. 그의 사고는 한편으로는 과대망상적이고, 또 한편으로는 편집병적이다. 그의 감정은 혼란스러워서 때로는 거의 감정이 없기도 하고 때로는 완전히 엉뚱한 감정을 나타내기도 한다. 그의 행동은 무질서하며, 비정상적이다. 그의 특이한 버릇, 예를 들어 머리카락을 당기고 꼬고 하는 것은 설명할 길이 없다. 완전히 무의미한 행동이다. 그는 정신분열증의 전형적인 경우에 해당한다.

 다른 시대, 다른 장소였다면 제리는 아마 정신병원에 있지 않아도 될 것이다. 그는 이상한 행동 때문에 주술사나 무당으로 여겨졌을지도 모른다. 중세시대였거나 17세기 메사추세스에서라면 그는 '어둠의 힘'을 가진 사람으로 보였을 터이고 그렇게 취급되었을 것이다.
 수세기에 걸쳐서 정신분열증 환자들은 화형을 당하거나, 지하감옥에 쇠사슬로 매이고, 굶주리고, 물에 빠져 죽어갔다. 이 모든 과도한 형벌은 사람들을 놀라고 당황하게 만든 그들의 비정상적 행위에 대한 응징이었다. 참 다행스럽게도 이 병을 앓고 있는 제리와 2백만 미국인들의 사정은 나아지고 있다.

지난 20년간 신경과학자들은 제리와 같은 정신분열증 환자들의 뇌 속에서 어떠한 일이 일어나고 있는지에 대해 아주 미약한 정도이나마 밝혀 왔다. 그 성과에 대해 자세히 살펴보기 전에 먼저 전 인구의 2%를 괴롭히고 있는 이 병에 대해 우리가 아는 몇 가지를 개략해 보자.

정신분열증은 인간에 한정된 질병이다. 이 병에 대한 '동물 모델'들을 꾸준히 연구해 왔지만 인간 이외의 어떠한 생물체에서도 정신분열증의 적절한 예를 찾을 수 없었다. 이것은 그리 놀라운 일이 아니다. 정신분열증은 망상, 환각, 비정상적 사고 등이 특징인데 이것은 의지나 사고의 명료함, 감정 등을 망가뜨린다. 즉 우리를 다른 생물체와 구분시켜 주는 바로 그 정신작용을 침해하는 것이다.

정신분열증이라는 용어는 비록 20세기에 처음 사용되었으나 (1911년 스위스의 정신과 의사 블루러(Eugen Bleuler)가 그의 유명한 저서인 《Dementia Praecox or the Group of Schizophrenias》에서 처음 사용하였다) 유사 이래 이병은 계속 존재해 왔던 것 같다.

18세기 중반에 이르러서야 '미친 것'은 종교적이나 정치적인 문제가 아니라 의학적인 문제로 인식되기 시작했다. 이러한 시각의 전환에 힘입어 정신분열증 환자들은 화형에 처해지거나 감옥에 수감되는 대신 인간적인 치료를 받게 되었다.

19세기 중반이후 정신이상자—대부분 현재는 정신분열증으로 진단받는 사람—들이 감옥에서 풀려났고 의학적 치료를 받게 되었다.

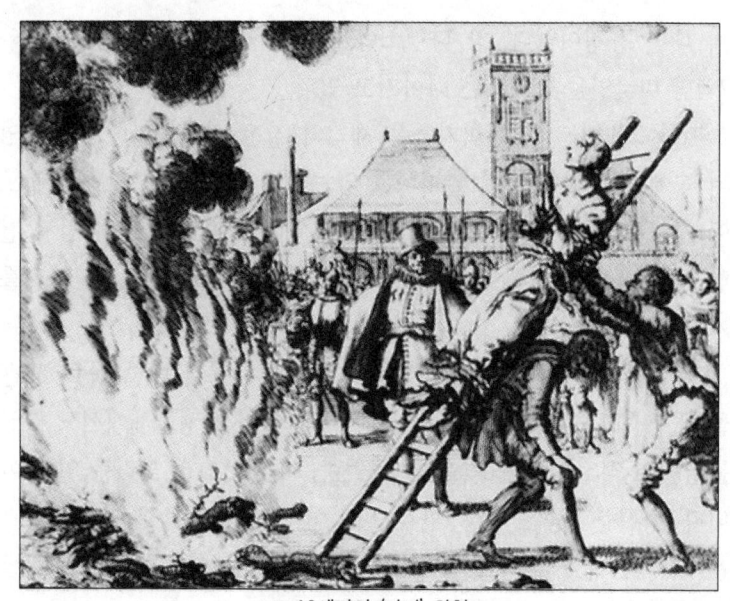
▲ 16세기의 '마녀' 화형
간질 등의
여러 뇌기능 장애, 정신장애 등은 악마에게 홀린 결과로 나타나는 것이라 생각되었고
그렇게 취급되었다

 이러한 전반적인 개선에도 불구하고 정신분열증 환자들은 여전히 직업을 얻기가 힘들고 사람들은 그들을 마치 전염병자처럼 피하려 한다. 전체적으로 볼 때 정신분열증은 현재 미국에서 가장 이해가 안 되고 인식이 덜 된 질병으로 남아 있다. 투병 비용이 오히려 덜드는 암에 비해 정신분열증 연구에 훨씬 적은 보조금이 책정된다는 사실은 이를 뒷받침해 준다.
 어쩌면 일반인들이 정신분열증 환자들을 믿지 못하는 것은 당연한 것 같다. 암이나 심장병을 앓는 사람들은 우리와 다르게 말하거나 행동하지 않지만 정신분열증 환자들은 그렇지 않다. 그들의 언행은 종종 상식에 어긋난다. 그림이 '두통'을 앓고 있다는 식의 제리의 말은 전형적인 예이다. 게다가 그들은 남을 놀라게 하거나 위협하는 식으로도 행동한다. 정신분열증 환자는 우리와는 다른 세계에 살고 있는 것처럼 보인다.

한때 정신과 의사들은 정신분열증 환자들을 네 가지 A로써 진단할 수 있다고 보았다.

▲ 1883년 프랑스의 수용소에서 결박당해 있는 정신 착란증 환자

ambivalence 양가감정, autism 자폐증, loose association 연상이완, altered affect 부적절한 감정표현(이 용어는 apathy(무표정)로 더 자주 쓰인다)

● 양가감정 : 정신분열증 환자들은 종종 다른 사람이나 사건에 대해 좋은 감정과 나쁜 감정을 동시에 표현하곤 한다. 자신의 마음을 정하지 못하는 듯하다. 제리가 병원에 계속 머무르길 원하는 바램은 병원을 나가고픈 강렬한 욕망과 똑같이 공존하고 있다. 그는 선택할 수가 없다. 그래서 그가 바른 선택을 하도록 도와 주려는 어머니와 의사에게 마구 화를 내는 것이다.

● 자폐성 : 정신분열증 환자들은 다른 사람들을 피하려 한다. 그들 대부분은 내성적이며, 수줍어하는 생활태도를 보인다. 그후 병이 진전되어 갈수록 이러한 움츠림은 더욱 심해지고 모든 정신적 에너지가 극도로 혼란스러운 내적 경험에만 집중된다.

● 연상이완 : 정신분열증 환자들의 말은 종종 상식에 어긋난다. 전혀 관련이 없는 것들을 한데 뒤섞어 놓은 것 같다. 제리가 스누피의 죽음이나 Liberty Valence나 Town Without Pity 같은 영화를 언급한 것이 이러한 연상 이완의 예에 속한다. 그의 정신상태에서 보면 자신이 Liberty Valence에서 처럼 총에 맞아 죽고 싶다고 느끼거나 그의 어머니나 비젤로우 박사가 자신에 대해 어떠한 감정(또는 연민)도 갖고 있지 않다고 느낄지도 모른다.

그러나 이렇게 허술하게 연합된 생각들은 여러 다른 의미를 가질 수도 있다. 그러므로 이런 대화의 모호함은 분석의 여지가 없는 것이다. 어느 정신분열증 환자의 사고과정에 대한 자신의 진술을 들어보자.

대부분 나는 한 가지 일에 대해 얘기하면서 동시에 약 여섯 가지 정도의 다른 일들을 생각한다. 사람들은 내가 지금 얘기하는 것과 무관한 것을 생각하면서 웃을 때 이상하게 생각할 것이다. 그러나 그들은 내 안에서 무슨 일이 일어나고 있는지, 내 머리 속에서 얼마나 많은 생각들이 떠다니는지 알지 못한다. 지금도 나는 아시다시피 꽤 심각한 얘기를 하고 있는 중이다. 그런데 내 머리 속에는 아주 재미있는 생각이 동시에 떠오르고, 그것 때문에 웃게 된다. 내가 한번에 한 가지 일에만 집중할 수 있다면 그렇게 바보같아 보이지 않을 것이다.

● 부적절한 감정표현 : 자신의 혼란된 지각에 대한 정신분열증 환자들의 반응은 감정의 격앙된 분출로부터 단조로운 의기소침에 이르기까지 다양하게 나타난다. 어느 순간 정신분열증 환자는 그의 상상 속의 두려움 때문에 친구나 가족들을 위협하다가 그 다음 순간 친척이 죽었다던지 아기가 병이 났다던지 하는 침울한 이야기를 전혀 아무런 감정이 없는 말투로 이야기한다.

정신분열증 환자들은 종종 주위 세계를 두려워한다. 주위의 사물과 사람들이 위협적으로 보이며, 세상은 혼란스럽고 예측이 불가능하게 느껴진다. 결과적으로 정신분열증 환자들은 자신의 사고과정을 잘 이끌어 나가지 못하고 통제하지 못하는 것과 더불어 이러한 공포 때문에 사회로부터 자신을 완전히 고립시킨다. 이런 고립은 일시적으로 주위에 대한 불안을 덜어줄지 모르지만 오히려 소외와 고독감을 깊게 한다. 그들의 사고는 점차 갈피를 잃고 혼란스러워진다. '나의 생각들은 온통 뒤죽박죽이다', '내 말을 듣고 있는 사람들은 나보다 더 혼란스러워진다' 이는 어느 정신병자가 자신의 경험을 기록한 것이다.

이상에 서술한 정신분열증의 전형적인 사례들은 악화될 수 있는 여러 가지 증상 중 일부에 불과하다. 한 정신분열증 환자가 보이는 특정 장애들은 그의 지문 만큼이나 각인각색이다. 어떤 단일 형태가 있는 것이 아니다. 이러한 이질성 때문에 정신분열증은 단일질병이 아니라 여러 장애들의 총체로서, 1911년 정신과의사 블루러가 처음 명명한 바와 같이 '정신분열증들의 모임(group of schizophrenias)'인 것이다. 수백명의 환자들을 연구한 후에 블루러는 이 고질적인 병에서 반복하여 나타나는 특정 증상들(네 가지 A)을 규명하였다. 블루러의 선배인 크레펠린(Emil Kraepelin)은 이 병이 전적으로 치료가 불가능하며, 항상 악화되기만 한다고 주장하였다.

블루러는 그보다는 약간 낙관적으로 보았다. 그는 병이 저절로 낫는 일례를 본 적이 있었다. 그는 취리히의 큰 정신병원에서 많은 환자들을 접한 후 애매하고 기본적으로는 적절하지 못한 용어인 조발성 치매(dementia praecox)를 버리고 분열된 마음이라는 뜻을 가진 정신분열증이란 용어를 채택하였다(여기에서의 분열(split)은 마지막 장에 나오는 split personality와는 무관). 분열은 환자가 자신의 감정과 사고를 조화시켜 나가지 못하는 것을 말한다.

이것은 사회화능력과 타인과 깊은 유대관계를 맺는 능력에 영향을 미친다. 이전 장에서 암시했던 바와 같이 우리의 인간성이 복잡한 상징체계를 사용하여 사고하고 의사소통하는 능력에 달렸다면, 정신분열증은 우리의 인간다움에 가장 파괴적인 뇌장애인 것이다. 정신분열증 환자들은 자신의 감정과 그들 주위 사람들의 감정들로부터 '분열되어' 있다. 이러한 부조화로 말미암아 사람들은 이들을 경계하게 되고, 이들의 부적절한 반응에 다시 한번 놀라게 된다.

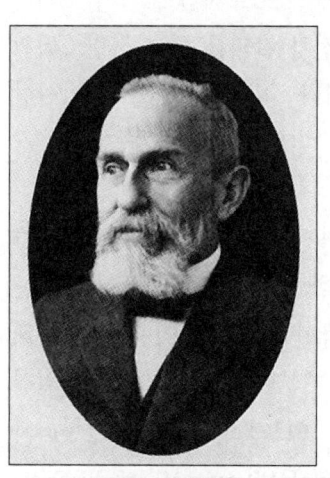

▲ 유겐 블루러
정신분열증의 증상을 최초로 기술한
스위스의 정신과의사

어느날 제리가 집을 방문하여 68세 된 그의 아버지와 거실에 함께 앉아 있었다. '아버지는 나를 죽일지도 모르겠습니다. 하지만 난 상관없어요……. 됐어요' 제리가 말했다.
"왜 내가 널 죽이려 한다고 생각하니?"
"우린 매일밤 스무발의 총 소리를 듣잖아요. 난 총알이 어디에서 날아오는지 알 수가 없어요. 그래서 밖으로 나가 찾아봅니다. 사람들은 서로에게 총을 쏘고 있고 거리에는 긴장감이 꽉 차 있습니다……. 아버지, 기분이 어떻습니까? 나는 그보다 훨씬 기분이 안 좋습니다. 저 사람은(아버지를 손가락으로 가리키며) 아버지 컴플렉스야. 그는 시시한 아버지 컴플렉스가 아니야. 그는 예순여덟인데 아직까지 내 엉덩이를 걷어 차……. 나는 어디에서도 즐거움을 찾을 수가 없어(고통스런 음성으로). 경찰서는 즐거운 곳이었어."

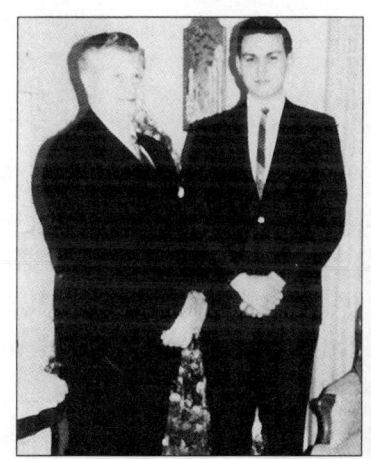 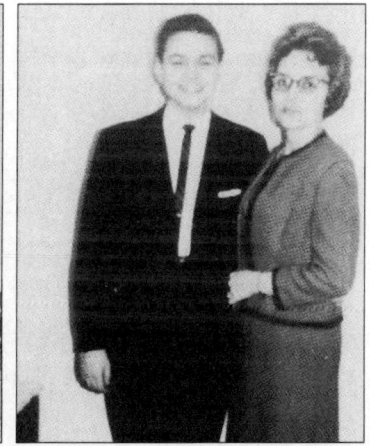

▲ 정신분열증의 교과서적인 예인 제리가 그의 부모와 함께 서 있다

이 짧은 대화 안에는 여러 가지 요소들이 한데 뒤섞여 있다. 즉 자기 아버지가 자신을 죽이려한다는 두려움. 경찰업무의 긴장에 대한 기억, 총기사건에 대한 약간의 언급 등. 그가 고통스런 음성으로 아버지한테 '어느 곳에서도 즐거움이 없다'는 얘기를 했을 때 제리의 고독과 고통이 표출되었다. 정신분열증 환자로부터 이런 말을 들으면 보통 사람들은 극단적으로 당황하게 된다. 실제 어떤 상황에서는 그 환자를 돌보는 정신과의사들조차 너무나 흥분하여서 두려움과 분노를 갖고 반응하게 될 수도 있다. 정신분열증 환자가 친구나 가족들에게서 소외되는 것이나 정신병원 내에서조차 소외되는 것은 사람들이 '마음이 분열된' 사람과 의사소통하는데 어려움을 갖는 것에 부분적으로 원인이 있다.

제리의 어머니는 제리에 대해 다음과 같이 말한다.

내가 보기에 그의 마음은 마치 자동차처럼 달려가고 있는 것 같아요. 끊임없이 달립니다. 그가 잠들어 있을 때조차도 계속해서……. 그가 악몽에 시달리는 것을 보면 그의 마음이 깨어 있거나 잠들어 있거나 똑같이 시달린다는 것을 알 수 있어요. 제리는 잠들어 있거나 깨어 있거나 자신은 지옥에 있는 것 같다고 합니다. 사람들은 그의 상황을 지옥에 비교하기를 주저할지도 모릅니다. 왜냐하면 아무도 지옥이 어떤지를 모르니까요. 그러나 나는 종종 제리가 이렇게 말하는 것을 듣습니다. '나는 지옥에 가기 위해 구태여 죽을 필요가 없어'

정신분열증 환자들의 부모나 가족들 또한 일종의 지옥에서 생활한다.

남들과 이토록 다른 자식을 돌보는 것은 가족들에게 엄청난 고행의 길이다. 또한 이런 엄청난 차이가 아이가 양육된 방법에서 비롯된 것일 수 있다는 말을 정신과 의사에게서 듣게 되면 엄청난 죄의식을 불러 일으키게 된다. 아이를 기르는 것은 매우 어려운 일이다. 정신분열증 아이를 기르는 것은 더욱 어렵다. 게다가 '저 아이는 가정 내에서 일어난 일들 때문에 정신분열증에 걸렸어'

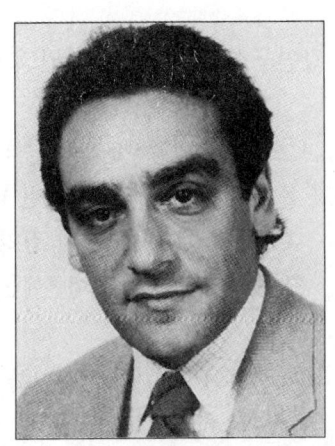
▲ 다니엘 와인버그 박사

라는 생각이 들게 되면 그것은 참을 수 없는 고통이 된다. 나의 동료들은 과거에 가정을 진단 준거의 기본으로 삼도록 훈련받았기 때문에 이런 식으로 생각했던 것이 상당히 걱정스럽다.

라고 UCLA 뇌연구소의 정신과 의사 쉐이벨(Arnold Scheibel)은 말한다.

다행스럽게도 정신과 의사들은 정신분열증에 대한 희생양을 찾고자 하는 성과없고 고통스럽고 잔인한 노력을 그만두었다. 이 장애의 분자적, 화학적 요인들을 찾으려는 새로운 시도 결과, 이제는 아무도 정신분열증을 '나쁜 어머니'나 '나쁜 부모들'에 의해 생긴 병으로 보지 않는다. 그러나 매우 오랫동안 사람들은 그렇게 생각해왔다.

'20세기에 들어서 비로소 정신분열증에 관심이 있는 모든 신경과학자들은 이것이 뇌기능 장애라고 확신하게 되었다'고 국립정신건강연구소의 정신과 의사인 와인버거(Daniel Weinberger)는 말한다.

그들은 여러 증상들을 설명할 길이 없게 되자 그것을 심인성 원인으로 돌려 버렸다. 그래서 그들은 나쁜 양육 또는 나쁜 주변환경, 약물복용, 혹독한 학교 경험, 어떤 심리적 외상 등이 정신분열증을 일으킨다고 믿기 시작했다. 이런 이론에는 과학적인 근거가 전혀 없는 것이다.

정신분열증에 대해 '심리학적' 설명을 찾으려 하는 것은 프로이트의 견해로 볼 때 아이러니컬 한 것이다. '프로이트는 정신분열증이 정신분석으로 치료될 성질의 병이 아니라고 생각했다' 국립정신건강연구소의 정신과의사 토레이(E.Fuller Torrey)는 말한다.

그러나 그의 몇몇 추종자들은 다른 식으로 생각하려 했다. 그들은 전적으로 틀렸다. 그들은 정신분열증이 유년기 경험에서 기인한다고 본다. 그러나 이에 대한 증거는 전혀 없으며, 사실 이제까지는 모든 증거들은 이런 견해에 완전히 상반된다.

그렇다면 정신분열증의 원인은 과연 무엇인가? 뇌 속의 무엇이 잘못되어서 그런 심한 비정상적 인격을 갖게 되는 것인가?

정신분열증의 생화학적 원인에 대한 연구는 100년 전으로 거슬러 올라간다. 생화학자인 투디쿰(Johan Ludwig Wilhelm Thudicum)이 1884년 처음으로 정신분열증(그때는 '정신이상'으로 언급되었다)은 '독소' 때문이라고 제안하였다. 그러나 최초의 여러 그럴 듯한 발견에도 불구하고, 정신분열증 환자들의 뇌 속에서 어떤 단일한 물질을 찾아내지 못하였다. 그러나 생화학적 근거에 대한 연구로 몇몇 흥미로운 단서들이 발견되었다. 곡물의 한 성분인 글루텐(gluten)의 투여가 오랫동안 정신분열증을 앓아온 환자들에게 갑작스런 격렬한 증상을 일으킨다고 보고되었다. 그런데 이런 효과는 모든 정신분열증 환자에게 다 일어나는 것이 아니라 일부에서만 일어났다. 이것은 정신분열증 환자들 중 글루텐 제거 식이요법으로 호전될 수 있는 특정 집단이 존재한다는 것을 시사한다.

또한 면역체계의 변성과 관련된 정신분열증 환자집단도 존재한다(정신분열증 환자에게는 정상인보다 천식이나 알레르기가 훨씬 덜 발생한다). 어떤 정신분열증 환자들은 뇌실(뇌척수액의 저장소)이 더 크며, 증상이 약간 다른 어떤 이들은 정상인과 뇌실 크기에 차이가 없다. 전적으로 상황은 스칸디나비아식 전채요리와 다를바 없는데 이 요리는 다양한 기호와 입맛을 충족시키기 위한 수많은 종류가 있다. 각각의 연구자들은 자신들이 훈련받은 것, 경험한 것, 이론적 방향에 알맞는 특정한 항목을 골라내면 되는 것이다. 그 질환에 대해 그럴 듯한 설명이 되는 합일점은 전혀 존재하지 않는다.

유전학자에게 있어서 정신분열증은 '유전되는 질병'으로, 그들은 유전형질의 형태를 밝히는데 노력을 경주하여 왔다. 생화학적으로 설명하려는 경향을 지닌 정신과의사들은 이 병을 아식까지 밝혀시지 않은 뇌 속의 화학물질에 기인한 것으로 생각할 것이다. 정신분석 훈련을 주로 받은 정신과 의사에게는 정신분열증이란 장애를 일으키도록 유도한 배역(어머니, 아버지 등)이 있는 한편의 드라마일 것이다.

정신분열증은 유전되는가? 매우 오랫동안 이런 주장은 터무니 없어 보였다. 철학자와 심리학자들은 전통적으로 행동이 정신의 작용에서 비롯된다고 믿었다. 그리고 수세기 동안 정신은 '영혼'과 같은 것으로써 과학이 영원히 침범할 수 없는 천상의 것이었다. 그러나 오늘날 대부분의 신경과학자들은 정신이란 뇌에서 수행되는 일련의 기능을 언급하는 것이라 믿는다. 예를 들어 우리가 행하는 언어와 의사소통은 정신의 활동인 것이다. 우리가 어떤 것에 대해 생각하거나 기억할 때, 혹은 감정을 느낄 때 이런 뇌에 근거한 활동들 역시 '정신'인 것이다. 본질적으로 정신은 뇌가 행하는 모든 것이다. 뇌외부의 어떤 곳에서 정신을 찾으려는 것은 수영선수에게 그의 건장한 신체 어느 부위에 수영이 존재하는지 묻는 것과 같다. 수영은 팔과 다리의 움직임을 조화시켜 물 속에서 전진하는 활동을 일컫는 것이다. 정신이란 뇌의 활동들의 결과로 일어나는 어떤 사고, 행동, 감정 등을 일컫는 것이다. 정신과 행동을 뇌의 작용으로 받아들이면 행동 또한 여느 신체기관과 마찬가지로 유전적 요인에 의해 영향받을 수 있다는 것을 이해하기가 쉬워질 것이다.

1938년 정신과 의사 칼만(Franz Kallmann)은 〈정신분열증의 유전학〉이란 연구를 발표하였다. 그는 정신분열증환자의 가족들은 이 병의 발병률이 극적으로 높다는 것을 관찰하였다. 칼만은 이 병이 유전적 소인에 의한 것이라고 생각했지만 이를 증명하지는 못하였다. 분명 '가족 내에서 일어나는' 모든 일들이 유전에 의한 것은 아니다. 부유함, 같은 직업을 선택하려는 경향, 가난으로 인한 영양실조, 이런 것들은 유전적으로 물려받은 것이 아니다.

정신분열증에 대한 유전적 영향의 가장 강력한 증거를 쌍둥이 연구에서 찾아볼 수 있다. 한 명이 정신분열증일 때 다른 한 명이 발병할 가능성은 일란성 쌍생아의 경우에는 50%이고 이란성 쌍생아의 경우에는 형제나 부자지간과 비슷하게 10%이다. 가족 중 정신분열증 환자가 없는 일반적인 경우 발병율은 약 1%이다. 어떤 습성이나 행동이 유전되었다고 이야기하기 위해서는 환경적 변인들이 통제되어야 한다. 난폭한 기질을 가진 아버지 밑에서 자란 아들은 비슷한 성질을 가지기 쉬운데 이것은 난폭한 유전적 소인 때문이라기보다는 아버지를 보고 배우기 때문이다. 그러면 어떻게 환경적 변인들을 통제할 수 있는가? 선천성—후천성 문제를 해결하기 위해 어린이들을 부모와 떨어져 자라도록 할 수는 없는 법이다. 그것이 가능할 수도 있을까?

1960년대 후반에 케티(Seymour Kety) 박사, 벤더(Paul Wender) 박사, 그리고 로젠탈(David Rosenthal) 박사는 정신분열증에 과연 유전적 요인이 유의미하게 작용하는지에 대한 연구를 수행하기 위해 덴마크로 이주하였다. 그들이 덴마크를 선택한 것은 그 나라가 세계에서 가장 기록 보존이 잘 되어 있는 나라이기 때문이다. 모든 시민들의 출생시부터 사망시까지의 기록이 남아 있다. 기록 중에는 정신병원 입원 여부나 진단받은 병명 등이 들어 있다. 케티 박사와 그의 동료들은 덴마크 등록부에서 출생직후에 입양되어 후에 정신분열증에 걸린 경우를 찾아 보았다. 입양된 사람들은 유전적 성향은 생물학적 가족과 공유하며, 환경적 요인은 입양가족과 공유하기 때문에 정신분열증에 대한 유전과 환경의 영향을 분리해 낼 수 있고, 각각의 독립적인 평가가 가능하다. 그들이 수집한 자료에 의하면 입양된 정신분열증 환자의 생물학적 가족들이 정신분열증일 확률은 10%였다. 입양가족들의 경우에는 일반인들과 발병률이 다르지 않았다. 지난 10년간 발표되어온 이러한 발견으로 환경보다는 유전의 중요성이 강력히 입증되었으며, 이 병에 대한 우리의 생각이 혁신되었다.

그러나 정신분열증에 대한 유전적 요인을 강조하는 어떠한 연구도 환경적 요인이 작용할 가능성을 완전히 배제한 것은 아니었다. 예를 들어 출산시 생긴 문제 때문에 생애 후반 정신분열증에 걸릴 확률이 높아질 수 있다. 바이러스 감염에 의해서도 어떤 형태의 정신분열증에 걸릴 수도 있다. 유전인자가 병의 원인, 진전, 경과들을 모두 설명해 주지는 못 한다. 일란성 쌍생아의 50%는 왜 그들의 형제와 달리 병에 걸리지 않는가? 어떻게 질병을 피해 갔는가?

일란성 쌍생아의 유전자는 똑같기 때문에 그 중 한명만이 정신분열증에 걸리는 것은 환경적 요인이 중요하게 작용하였을 것이다. 많은 경우에 쌍생아 중 정상인 쪽도 매우 수줍어하고, 움추려 들며, 백일몽을 꾸며, 다른 사람들을 의심하는 경향이 있다. 정신분열증 환자의 생물학적 가족들 중에서 어떤 사람은 정신분열증 환자와 비슷한 습성을 보이기도 한다. 이전에는 '잠재적' 정신분열증 환자라고 칭했던 이런 사람들을 이제 '정신분열형' 성격이라 일컫는다.

우리는 또한 어떤 병이 갑자기 나타나는 것은 거의 언제나 환경적 요인에 의한다는 것을 기억해야 한다. 예를 들어 스트레스를 받거나 영양실조가 되면 폐렴이나 감기에 걸리기 쉽다. 가족 중 누군가가 궤양에 걸린 사람은 과하게 술을 마시거나 담배를 피면 궤양에 걸리기 쉽다. 비슷한 식으로 정신분열형 증상은 정신분열증의 미약한 형태이며, 과도한 스트레스를 받으면 완전한 정신병으로 발달할 수 있는 것이다. 이와 반대로 좋은 환경에서는 이러한 성격을 가진 사람은 약간 이상한 괴짜 정도로 남에게 보일 뿐이다.

'환경적 스트레스는 어떤 환자들의 병이 얼마나 심하게 나타나는지를 가늠하는 척도가 된다' 국립정신건강연구소의 와인버거 박사의 말이다.

외부의 스트레스 정도에 따라 환자들이 병원을 나가도 되는지 또는 병원으로 돌아와야 하는지가 결정된다. 정신병원에 가기 전에 얼마나 견딜 수 있는지도 스트레스 정도에 달려 있다. 만일 가족들이 도와 준다면 그들은 정신분열증 진단을 받기까지 좀더 오랜기간을 버틸 수 있을 것이다.

정신분열증 환자가 스트레스를 덜 받도록 도와 주어야 하는 가족들의 역할은 매우 중요한 것이다. 전반적으로 정신분열증 환자의 가족들은 의사가 환자의 상태를 설명하거나 이해시켜 주려할 때 잘 응하지 않는다. 정신과 의사는 이런 반응을 보고 저처럼 차갑고 무정하게 자식을 양육하여 정신분열증을 유발시켰다고 판단하기도 하고(전술한 대로 희생양을 만듦) 바람직하지 못한 상호작용 결과라고 가정하기도 하는데 이는 진퇴양난의 상황으로, 정신분열증 환자들은 다음과 같은 모순되는 말을 듣게 된다.

우리는 더할나위 없이 너와 잘 지내고 싶다. 그러나 솔직히 말해서 지금 네 행동들을 보니 너는 또다시 심해지는 것 같구나.

그러나 최근 들어 정신과 의사들은 정신분열증 환자의 가족들에게 새로운 기회를 주고 있다. 팔룬(Ian Falloon) 박사와 USC와 UCLA의 그의 동료들에 의하면 가족 치료적 접근으로 가족들 내에 있는 환경 스트레스를 줄여 주면 정신분열증 환자들이 병원에 있지 않아도 상태를 좋게 유지할 수 있음이 밝혀졌다.

팔룬 박사의 치료에서는 먼저 치료사들이 가족들과 집에서 비공식적인 만남을 갖는다. 그들은 첫번째 모임에서 가족 구성원들에게 그들 때문에 정신분열증이 일어난 것이 아니라는 것과 가족이 병을 개선시키는데 중요한 역할을 할 수 있다는 것을 알려 준다. 그 다음 모임에서는 가족들의 긴장을 줄여 정신분열증 환자의 가족들이 흔히 보이는 혼란스러움 없이 느낌과 감정을 표현하도록 고무한다. 가족들 자체도 정신분열증 환자를 가족의 일원으로 가진데 따르는 '혼란'이나 '혼돈'을 대처해 나가기가 힘이 든다. 그들은 주의깊게 듣는 법과 감정을 위협하거나 철수함 없이 행동을 변화시키도록 유도하는 방법과 같은 기술을 배운다.

팔룬 박사의 연구 결과는 꽤 극적이었다. 가족 지향적 치료는 스트레스로 인한 재발율을 6%로 감소시켰다. 이와 반대로 전통적인 일대일 심리치료만을 받은 환자의 경우에는 44%가 재발하였다. 가족 중심적 치료에도 불구하고 재발한 6%의 정신분열증 환자들의 경우에도 증세는 훨씬 가벼웠으며 빨리 호전되었다.

팔룬 박사의 치료에서 특히 중요한 것은 환자에게 혹독하고 비난조의 얘기를 하는 '높은 스트레스를 주는' 가족들과의 접촉을 없애 준 것이다. 이를 위해 환자로 하여금 직업을 갖게 하는 등 낮에는 집 밖으로 나가도록 권유한다. 이 모든 조처는 스트레스를 줄이기 위한 것이다. 정신분열증 환자의 뇌는 대인관계를 이끌어 가는데 매우 어려움을 느끼며, 종종 사회적 접촉에서 유발된 스트레스로 인해 쇠약해지기도 한다.

이것은 아마 정신분열증 환자의 신경계는 모르는 사람을 대하거나 이들의 생각을 읽어야 할 때, 사람들 사이에 오가는 미묘한 조정에 잘 적응하지 못하기 때문일 것이다

라고 뉴욕주립 정신연구소의 빌즈(C.Christian Beels) 박사는 말한다.
가족 치료요법과 케티, 벤더, 로젠탈 박사들의 유전 연구를 함께 생각해 보면 정신분열증을 유발하는 유전적 소인은 개선될 수 있으며, 아마 스트레스를 줄임으로써 특히 가족 내에서 발생하는 스트레스를 줄임으로써 거의 제거될 수도 있을 것이다. 그러므로 선천성은 후천성과 밀접히 관련되어 있는 것이다. 정신분열증 경향이 매우 심하게 유전된 경우에는 환경에 무관하게 언젠가는 인생을 망가뜨리는 그 질병에 걸리게 된다. 그보다는 유전적 소인을 덜 가진 이들의 경우에는 매우 심한 스트레스 상황에서만 병으로 발전하게 된다. 팔룬 박사의 가족 치료가 성공함으로써 정신분열증에 대한 운명론적인 태도에서 벗어날 수 있게 된 것은 매우 고무적인 일이다. 우리는 환경에 수동적으로 대응하는 것이 아니라 환경과 역동적인 상호작용을 해나간다. 이러한 상호작용의 산물은 부분적으로 우리의 유전적 소인의 영향을 받는다. 그러나 이것은 단지 절반정도에 불과하다. 나머지 반은 타인으로부터의 지지와 도움에 달려 있는 것이다. 우리는 모두 정신건강에 있어서 특히 정신분열 경향이 있는 사람에 대해서는 서로를 지켜 주는 형제라 할 수 있다.

팔룬 박사의 고무적인 연구 이외에도 정신분열증의 결정적 치료에 가장 큰 희망을 던져준 것은 약 30년 전부터 연구되어온 정신분열증의 심리생물학이다.

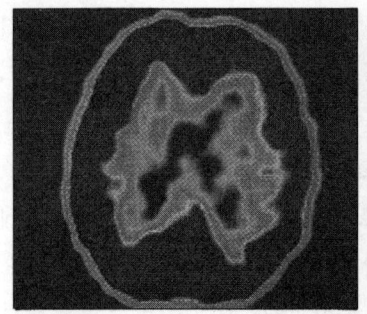 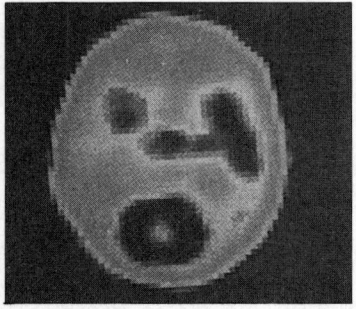

▲ 왼쪽은 정상인 뇌의 PET 상
오른쪽은 정신분열증 환자 뇌의 PET 상

1950년 파리의 외과의사인 라보리(Henri Laborit)는 수술도중의 쇼크를 없애는 방법에 대해 관심을 가졌다. 그는 다른 외과의들처럼 환자들이 쇼크 때문에 죽거나 병이 심하게 재발하는 경우를 많이 보아 왔다. 그는 이런 효과를 약화시키거나 아예 없애기 위한 방법을 찾기 시작하였다. 라보리 박사의 말대로 '두개골을 해머로 강타하는 것'과 같은 강력한 마취제가 필요하였다. 라보리 박사는 이전의 여러 보고들을 통해 화학적 매개자가 방출되어 쇼크가 일어난다는 것을 알게 되었다. 그 물질은 현재 우리가 신경전달물질이라고 부르는 것이다. 그는 이런 신경매개자의 효과를 상쇄시키는 물질을 찾으려 하였고 알레르기와 천식의 해독제로 사용되는 항히스타민제에 주의를 집중하였다.

몇몇 시판되고 있는 항히스타민제를 사용하여 연구를 하면서 라보리 박사는 다음과 같은 사실을 발견하게 되었다. 그 물질은 '환자들을 어떤 특별한 정신상태로 몰고 간다. 그들은 주위에 무관심해진다. 그들은 더이상 놀라지도 않고 불안해 하지도 않는다' 이러한 정신상태의 변화와 함께 환자들은 마취제를 훨씬 덜 사용해도 되었고 심지어 마취를 전혀 안 해도 되었다. '환자들은 마취제 없이 마취 상태였다' 라보리 박사는 회상하기를

나는 주변에 대한 그들의 무관심에 주의를 기울여 동료들에게 이렇게 말했다. 이것은 분명히 정신치료에 적용될 수 있다. 환자들을 그들의 사회환경에 대해 무관심하게 만드는 것이다.

그러나 라보리 박사는 항히스타민제, 특히 클로르프로마진 이란 약물이 정신치료에 도움이 될 것이라는 그의 예감을 시험해 보는데 어려움을 겪었다. '정신과 의사들은 화학적 분자 알갱이들이 인간 뇌에 영향을 미친다는 것을 믿으려 하지 않았다. 특히 정신 병리학에 있어서 더욱 그러하였다' 정신치료에 공헌할 수 있다는 그의 신념을 증명하기 위해 라보리 박사는 정신과 의사들을 초청하여 그의 환자들이 거의 불안을 느끼지 않음을 보여 주었다. 정신과 의사들은 매우 감명을 받았으나 여전히 그 약물을 정신과 환자들에게 사용할 것인지에 대해서는 확신을 갖지 못하였다. 용기를 얻은 라보리 박사는 듣고자하는 사람이면 누구에게나 가르쳐 주고 토론하며 열변을 토했다. 드디어 한 외과 의사에 의해 전환점이 마련되었다. 그는 라보리 박사의 한 수술사례 발표에 참석하였다가 집으로 돌아

가 그의 처남인 정신과 의사에게 라보리의 결과를 얘기해 주었다. 그 정신과 의사의 이름은 데니커(Pierre Deniker)인데 그는 매우 호기심을 가지게 되었고 클로르프로마진을 주문하여 심하게 흥분되어 있고 통제가 불가능한 환자 열 명에게 투여하였다. '매우 빠른 속도로 그들의 흥분이 가라 앉는 것을 느낄 수 있었다' 그 '실험'이 처음으로 실행된 성 안네 정신병원에서 데니커 박사는 말하였다.

'그들은 다시 잠들 수 있게 되었고 훨씬 덜 흥분하게 되었다' 곧 다른 정신과 의사들도 '화학적 구속복'이라 불리는 이 새로운 약물을 사용하게 되었다. 그들의 결과는 모두 고무적이었다. 이전에는 독방에 감금되거나 구속복을 착용해야 했던 환자들이 이제는 보호받지 않은 채로 있을 수 있게 되었다.

사반 세기 동안 클로르프로마진을 필두로 한 항정신분열 약물로 말미암아 세계적으로 정신병원에 수용된 인원수는 극적으로 줄어들었다. 이 약에 의해 어떤 종류의 정신병은 완전히 없어지기도 하였는데 예를 들어 극단적인 흥분과 고립이 너무 심해서 어떤 때는 몇 주일 동안이나 움직이지 못하는 증상 같은 것은 거의 사라지게 되었다. 다음은 이전에는 어느 정신병원에서나 쉽게 찾아볼 수 있었지만 지금은 거의 사라진 환자들에 대한 데니커 박사의 말이다.

며칠, 몇 주, 몇 달 동안이나 동일한 자세로 있는 환자들이 있었다. 전열기 앞에서 뜨거운 열을 느끼지 못한 채 꼿꼿이 선채로 화상을 당하는 환자들도 있었다. 그러나 그런 일은 이제 상상할 수도 없다. 그들 중 가장 정상적인 사람이란 자기를 나폴레옹이나 잔 다르크로 생각하는 사람들이다.

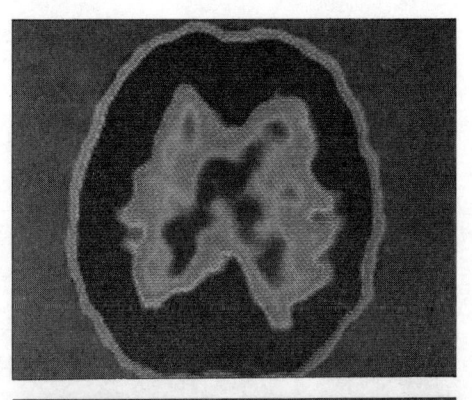
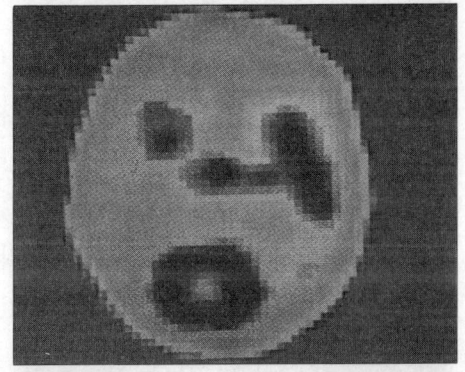
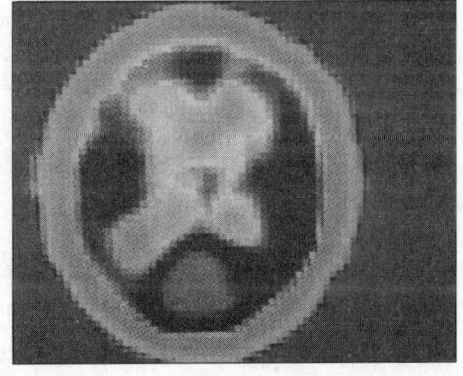

위는 정상인의 뇌에서 ▶
가운데는 정신분열증
환자의 뇌에서
아래는 약물치료를 받은
정신분열증 환자의 뇌에서
PET 상을 얻은 것

UCLA의 쉐이벨(Arnold Scheibel) 박사도 비슷한 상황을 회상한다.

나는 환자들을 구속 욕실에 집어 넣던 것을 분명히 기억한다. 환자들을 찬물이 가득찬 욕조에 넣고 그 속에 가둬 놓기 위해 욕조 위에 뚜껑을 덮는다. 이것은 그런 목욕이 진정효과를 일으킨다고 알았기 때문이었다. 그러나 항정신분열 약물이 도입됨에 따라 이런 일은 더이상 불필요하게 되었다. 처음으로 우리는 환자들을 위해 실질적으로 무엇인가를 해줄 수 있게 되었다. 처음으로 우리는 그들이 우리와 대화를 나눌 수 있는 병든 사람들임을 알게 되었다.

급성 흥분, 환각, 지속적인 부동자세, 갑작스런 공격—이런 모든 것들이 항정신분열 약물에 의해 극적으로 개선되었다. 이에 따라 사려깊은 정신과 의사들은 다음과 같은 몇몇 중요한 질문을 스스로에게 던지게 되었다. 그 약물은 어떻게 작용하는가? 증상이 그렇게 극적으로 개선되는 것을 설명해 줄 수 있는 생화학적 기제는 과연 무엇인가?

항정신분열 약물의 세포적 작용에 대한 첫번째 실마리는 약물이 운동에 미치는 효과를 관찰함으로써 풀려졌다. 약물치료를 받은 환자들은 천천히 움직였다. 그들은 눈을 거의 깜박이지 않으며 걸을 때 손을 앞뒤로 흔들지도 않는다.

약이 지나치게 투여되면—약간의 정량 초과에도—환자들은 늙은 노인처럼 행동한다. 정확히 말해서 그들은 파킨슨씨병 환자처럼 보인다. 1817년 영국의 의사 파킨슨(Jarres Parkinson)이 자신의 이름을 딴 그병을 처음으로 기술하였다. 그가 관찰한 환자들은 일반적인 전신강직, 매우 느린 운동 개시와 수행, 평상시의 율동적인 경련을 나타낸다.

　이런 특성은 바로 정신병치료제로 치료받은 정신분열증 환자에게서 나타나는 증상이다.

　자연적인 파킨슨씨병 발병과 약으로 인해서 생긴 증세 사이에는 본질적으로 어떤 관련이 있는 것일까?

　이 질문은 신경과학의 역사에 있어 매우 핵심적인 것이었다. 항정신분열 약물이 파킨슨씨병과 유사한 증상을 보인다면 정신분열증과 파킨슨씨병에는 같은 물질이 개입되어 있다고 볼 수 있다. 즉 파킨슨씨 병에 관련되어 있음이 밝혀진 신경전달물질인 도파민이 그것이다.

　1950년대 후반 세 명의 스웨덴 약리학자에 의해 뇌의 도파민 80%가 전체 뇌무게의 0.5%에 불과한 기저핵에 들어 있음이 밝혀졌다.

　또 다른 연구자는 뇌를 해부하여 연구한 결과 어떤 뇌의 기저핵에는 도파민이 적게 포함되어 있음을 밝혔는데 이런 경우는 모두 파킨슨씨 병에 걸려 있었다.

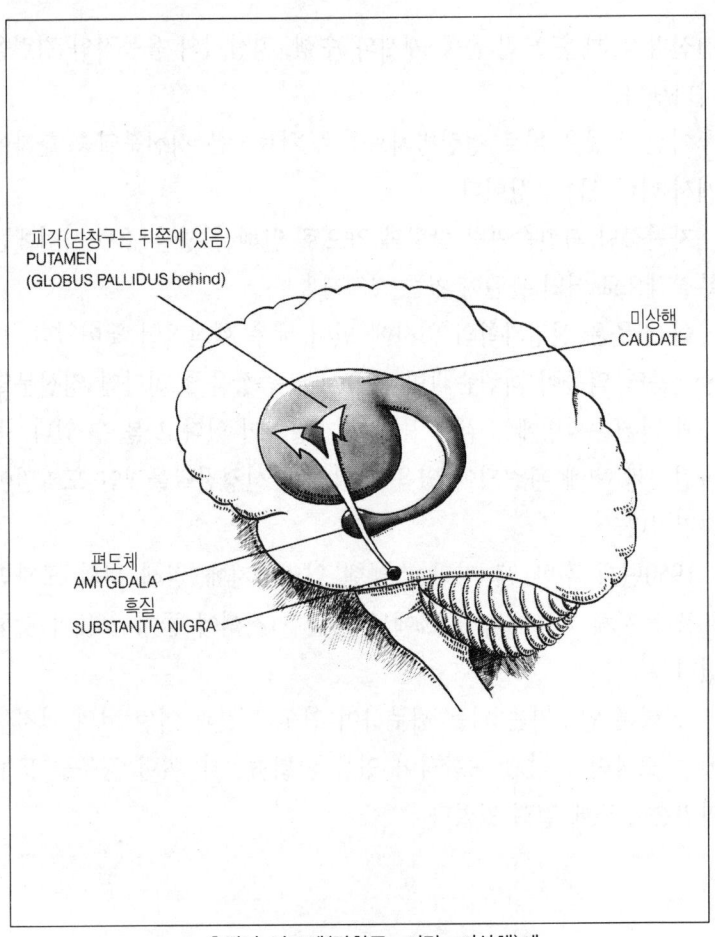

▲ 흑질이 선조체(담창구, 피각, 미상핵)에
영향력을 발휘하므로
흑질은 파킨슨씨병과
같은 질환과 관련이 있다

더구나 정상적인 경우에는 검게 보이는 흑질이 도파민이 빠져 나간 것처럼 탈색되어 있었다. 정상적인 뇌에는 흑질에 도파민 생성세포가 다량 함유되어 있으므로, 흑질 내의 도파민 생성세포가 변성되어 결과적으로 기저핵의 도파민이 감소된 것으로 생각된다. 그러면 평소 도파민의 기능은 무엇인가? 그것은 억제성 신경전달물질인가, 아니면 흥분성 신경전달물질인가?

기저핵의 신경세포를 박리하여 도파민 용액에 담그면 그 활동이 저하되는데 이것은 도파민이 억제성 신경전달물질로 작용함을 의미한다. 그러므로 도파민 수준이 감소되면 억제가 줄어들게 되고(탈억제) 흑질에서 입력을 받는 부위에 있는 기저핵 세포들이 비정상적으로 발화하게 된다. 도파민의 중요성과 억제적 작용을 발견함으로써 정신분열증의 신경생물학적 고찰의 첫발을 내딛게 되었다.

1959년 처음으로 도파민이 기저핵에 자리잡고 있음을 밝힌 스웨덴의 학자 카를손(Avid Carlsson)은 10년 후에 항정신분열 약물이 도파민 수용기를 봉쇄함으로써 도파민성 전달을 방해한다고 주장하였다.

파킨슨씨 병에 걸린 환자에서는 도파민이 줄어들게 되는데 이는 도파민성 세포(도파민 생성세포)의 손실로 인한 것이다. 이러한 발견들을 종합해 볼 때 정신분열증은 과다한 도파민 전달의 결과로 볼 수 있다. 이 가설을 지지하는 여러 증거가 있다.

먼저 위에서 언급한대로 항정신분열 약물은 도파민 수용기와 결합한다. 게다가 항정신분열 약물의 효과는 도파민 수용기에서 여타의 약한 약물을 대치하는 능력에 달려 있다.

둘째, 도파민의 활동을 증진시키는 약물(코카인. 암페타민. L-Dopa)

은 정신분열증을 악화시킨다. 정상인들에게도 이런 약물로 정신분열적 증상을 유발시킬 수 있다. 이렇게 해서 유발된 증상은 정신과 의사도 진짜 정신분열증과 구별하기 힘든 정도이다.

셋째, 뇌에는 3종류의 주된 도파민 생성계가 존재하는데, 그중 하나가 중뇌피질계로, 해부학적 연결을 보면 이것이 감정적 혼란을 야기시킬 수 있는 가능성이 가장 큰 것으로 보인다. 흑질 바로 위에 있는 도파민성 세포체들은 변연계로 투사하는데, 이곳은 정서적 경험과 표현에 중요한 역할을 함이 이미 밝혀진 곳이다. 특히 그중 측핵은 변연계에서 가장 두드러진 부위로, 해마와 편도체, 중격, 시상하부, 대뇌피질 전두엽등 정서와 밀접하게 연관된 부위로부터 입력을 받고 있으며, 기능의 부조화가 일어나면 분명히 정신분열증을 일으킬 수 있는 부위이다.

위의 가설에 대한 또 다른 증거는 중뇌피질 영역의 발작적 방전으로 인한 간질에 대한 연구에서 비롯된다. 이러한 정신 운동성 간질의 증상은 때때로 급성 정신분열 증세와 세세한 면까지 거의 유사하다. 정신분열증 환자의 EEG를 만성적으로 기록해 보니 이들 부위의 비정상적 방전이 간질환자의 전형적인 EEG 형태임을 알 수 있었다.

이제까지 살펴본 것들을 고려해 볼 때 정신분열증은 도파민 전달 과다가 행동적으로 표출된 것 같다. 여기에서 내가 정신분열증이 도파민 세포의 과다한 활동에서 기인한 것이라고 말하지 않았음에 주의하라. 그 차이는 미묘하지만 중요한 것이다. 이 점에 있어서 보자면 신경과학자들은 뇌의 도파민의 과다 활동을 일으키는 요인들을 연구 중에 있다 하겠다. 이런 것들이 사고과정이나 대화, 환상

등에 영향을 미칠 수 있다. 정신적 과정과 신경화학작용 사이에 이러한 연관성이 만들어진다면 이제까지 인간의 뇌를 이해하려는 사람들을 괴롭혀온 인위적인 구분은 사라지게 된다. 즉 이제 '정신'은 더이상 뇌와 별개의 것이 아닐 수 있는 것이다. 아직은 이러한 연관성이 밝혀지지 않았지만, 연구자들은 계속해서 정신분열증 환자의 뇌에서 이 병의 증상을 설명해 주는 비정상성을 찾고 있다.

현재 도파민 전달 과다에 대한 4가지 가능성이 가장 유력하게 대두되고 있다. 첫째, 도파민 생성 뉴런이 너무 많은 도파민을 방출하는 것이 아닌가 하는 것이고. 둘째, 도파민의 양은 정상적인데 도파민 수용기가 과민화되어 있을 수 있다는 것이다. 셋째, 도파민은 후보가 되는 여러 신경전달물질들 중의 하나에 불과하므로 진짜 원인은 도파민에 대한 길항적 신경전달물질의 활동저하일 수 있다는 것이다. 마지막으로 되먹임 기제의 장애를 들 수 있는데, 정상적인 경우는 도파민과 도파민 수용기가 충분히 결합하였을 때 그 수용기가 도파민 생성세포로 하여금 도파민 합성을 중지하도록 신호를 보내주는 되먹임 기제가 있는데 그것이 제 구실을 다 못하여 도파민 과잉이 일어날 수 있다는 것이다.

아직까지 신경과학자들은 이들 여러 가능성 중에서 한 가지를 채택하지 못하고 있다. 게다가 상황은 더욱 복잡하게 전개되어서 또 다른 가능성이 도출될 수도 있다. 다양한 세포수준의 기제가 신경기능을 변화시킬 수 있으며, 섣불리 하나의 '지론'에 안착하는 것은 위험한 일이다. 더욱이 최소 4가지 가능한 분자적 기전이 엄연히 존재하는데 정신분열증에 대한 특정한 신경화학적 이상을 언급하는 것은 쉬운 일이 아니다.

"지난 10년 동안 우리는 주로 해마에 촛점을 맞추어 왔다."
UCLA 뇌연구소의 쉐이벨 박사는 말한다.
"해마는 진화적으로 매우 오래되고 또 깊숙히 있는 뇌부위로 우리의 감정이나 주위 환경에 대한 지각과 밀접히 연관되어 있다."
쉐이벨 박사는 정신분열증 환자의 해마에서 비정상적인 신경세포를 발견하였다.

정상인의 해마에서는 작은 병정들이 질서정연하게 나열해 있는 것과 같은 신경세포군을 볼 수 있다. 그러나 정신분열증 환자의 신경세포들은 훈련받지 않은 무질서한 병정들과 같다. 여러 방향으로 제멋대로 흩어져 있다. 신경세포와 그 돌기들은 마구 일그러져 있으므로 그 연결들도 정상인과 매우 다를 것이다. 그러므로 우리는 정신분열증 환자들이 정상인과는 매우 다른 방식으로 세상을 경험할 것이라고 가정할 수 있다.

이와 같은, 논쟁의 여지가 있기는 하지만, 그럴 듯한 주장에도 불구하고 정신분열증을 이해하기까지는 해결해야 할 여러 주요한 개념적 장애들이 도사리고 있다. 정신분열증 환자의 뇌에 도파민이 증가한다면 가장 큰 손상을 받는 부위는 어디인가? 우리가 거의 발견하지 못할 만큼 아주 작은 부위의 변성으로도 병이 발생하는가? 항정신분열 약물 자체도 정신분열 환자의 뇌에 영구적인 변화를 일으킨다는 증거가 있다. 약물은 신경세포막에 대한 도파민 수용기의 결합 능력을 향상시킨다. 그러므로 '정신분열증적 뇌'—이런 실체가 존재한다면—는 아무런 항정신분열 약물을 처치받지 않았던 환자에게서만 찾아질 수 있다. 이것은 심각한 윤리적 문제를 야기시킨다. 정신분열증 환자에게 항정신분열 약물을 처치하지 않는 것은 감염으로 고생하는 환자에게서 항생제를 뺏는 것이거나 심장병 환자에게서 강심제를 뺏는 것과 마찬가지이다.

  도파민 가설이나 그와 관련된 연구들이 정신분열증을 충분히 설명해 주는 것처럼 보인다면 그것은 오산이다. 항정신분열 약물은 정신분열증의 급성 발작에는 효과적이지만 사회적 철회, 의욕부진, 부적절한 감정 분출 등 이 병의 대표적인 특징들에 대해서는 거의 속수무책이다. 앞에서 언급했듯이 가벼운 정도의 정신분열증 환자들은 별다른 발작없이 전 생애를 살아간다. 분명 정신분열증은 단순한 이상행동의 표출, 그 이상인 것이다. 그것은 인간 성격의 본질인 개성, 활기, 의욕, 따뜻한 인간성 등을 앗아가 버린다. 도파민 가설도, 현재의 어떠한 이론도 이런 변화를 설명해 주지는 못한다.

  논리적 문제를 하나 상정해 보자. 예를 들어 정상시에는 억제적 신경전달물질과 흥분적 신경전달물질들이 적절히 조합하여 신경적 균형을 이루고 있는데 이 균형이 깨어지면서 정신분열증이 유발된다고 가정해 보자. 또한 도파민이 다른 서너 개의 신경전달물질들과 함께(논리를 단순화 시키기 위해 수를 제한하였다) 특정 뇌영역으로 억제적 입력 신호를 보낸다고 가정하자. 그러면 도파민 이외의 다른 억제적 신경전달물질 중 하나가 과잉반응을 하여 억제가 증가된 경우에도 균형이 깨어져 정신분열증이 초래될 것이다. 이때에도 실제 장애를 일으킨 원인은 아마 아직 밝혀지지 않은 다른 신경전달물질임에도 불구하고 도파민을 억제하는 처치는 효과적일 것이다 (전체 억제의 크기를 줄이기 때문에).

이러한 상황은 마치 축구팀의 포지션 이동을 점칠 때 단지 그 팀의 승패 기록만을 근거로 하는 것과 마찬가지이다. 어떤 팀이 경기를 여러 번 이겼다면 그것이 공격수를 강화시킨 때문이라고 보아야 하는가 아니면 수비수를 보강한 때문으로 보아야 하는가? 팀의 경기 성적은 공격과 수비의 조합에 달린 것이다. 뇌의 수행 또한 마찬가지로 촉진적 효과와 조절적 효과에 대한 정적 영향과 부적 영향의 조합에 의해 이루어진다.

신경전달물질은 그 자체가 정적이거나 부적인 것이 아니라 흥분적 뉴런 또는 억제적 뉴런의 활동을 촉진시킴으로써 그 영향력을 행사한다. 축구에서도 코치, 팀전문 의사, 하물며 물 나르는 소년조차도 경기의 수행을 좌우하는 것이다. 또한 이상 행동은 때때로 그 밑에 내재한 병을 이해하고 치료하는 데 별로 도움이 되지 못한다. 예를 들어 비타민 B6의 부족으로 인한 정신이상과 매독 또는 뇌의 감염으로 일어나는 정신 이상은 행동적 상태만으로 구분할 수가 없다. 양자는 서로 매우 비슷하게 보인다. 구체적인 진단은 임상처치(감염치료를 위한 항생제 투여 또는 비타민 B6 투여)에 대한 환자의 반응이나 특정 검사(매독에 대한 양성 혈액검사)에 대한 반응을 살펴봄으로써 가능해진다. 이러한 예에서 알 수 있듯이 생리적 측정은 행동적 관찰보다 병의 본질에 대해 더 예리한 통찰을 제공해 준다.

정신분열증을 이해하고 처치하고 치료하는데 있어 가장 큰 장애는 진단의 부정확성이다. 정신의학에 있어 정확한 진단은 다른 의학 영역에 비해 일반적으로 더 어려운데 그것은 정신병의 증상이 주로 행동, 감정, 사고, 지각으로 나타나기 때문이다. 분명히 이것들은 맥박이나 혈압, 체온을 측정하는 것 만큼 쉽지 않다. 정신분열증에 대한 현재의 상황은 정신지체에 대한 금세기 초의 상황과 매우 유사하다. 수행 척도를 확립하는 것에 가장 큰 관심이 몰려 있었다. 그 결과 매우 다양한 뇌질병을 앓고 있는 환자들이 저능아(어린이 지능 정도의 어른), 치우(IQ25-50), 백치(IQ20-25) 등 인위적인 범주에 배속되었다. 한참 후에야 신경과학자들은 정신지체의 원인이 되는 뇌의 장애를 밝히는 것이 표준화된 검사에 의해 점수를 매기는 것보다 훨씬 중요함을 깨닫게 되었다. 비슷한 상황이 정신분열증에서도 벌어지고 있다. 어떤 환자들은 원인이 밝혀져 있으며(대뇌 위축과 뇌실 팽대가 나타나는 유전적 소인 등으로 인한 정신분열증) 반면 다른 환자들은 신경화학적 미묘한 불균형을 지니고 있는데 이것이 명쾌히 밝혀지기까지는 수십년 더 걸릴 것이다.

여러 수준의 신경과학적 설명은 여러 껍질을 가진 요술 상자에 비유될 수 있다. 하나의 상자를 열면 그 안에 조금 더 작은 또 다른 상자가 발견된다. 궁극적인 문제는 그 안에 최종적인 제일 작은 상자가 존재하는지, 아니면 상자들이 계속 있어서 우리가 식별할 수 없는 수준까지 작아져가는 것인지이다. 19세기 후반에 어떠한 일이 벌어졌는지 기억해 보라. 현미경이나 특수한 염색으로 정상적인 뇌와 그렇지 않은 뇌를 결정적으로 구별할 수 없었으며, 그 결과 정신질환에 대한 신경생물학적 연구가 중단되는 불행한 일이 있었다. 이제 상황은 훨씬 호전되어 우리는 PET 촬영(양성자 사출 단층 촬영법)이나 BEAM 연구를 할 수 있게 되었다. 그러나 이런 연구들도 분자적 수준의 해결에는 훨씬 못 미치고 있다. '정신분열증 환자의 뇌에서 차이점을 발견하기 위해서는 이제까지 발명된 적이 없는 매우 강력한 특수 현미경이 있어야 한다'고 국립정신건강연구소 정신과 의사인 와인버거 박사는 말한다.

신경과학자들은 충분한 시간과 노력이 뇌연구에 주어진다면 분명히 정신분열증의 생물학에 대해 새로운 중요한 점을 발견하게 될 것이라고 확신한다. 그러한 연구가 정신분열증의 특정 원인을 말해줄 것인가는 신경과학의 범주를 넘는 질문이다. 전쟁이 일어난 유일한 원인이 존재하는가? 인플레의 원인이 무엇인가? 인종간의 갈등과 적개심의 원인은 무엇인가? 분명 어느 정도 이상 복잡한 문제에 대해서는 단일한 최선의 '설명'이란 존재하지 않는다. 그러나 대부분 경우 뇌연구자들은 이러한 철학적 난제는 제쳐두고 그 분야에 대한 흥미를 가지고 뇌를 연구하고 있다.

전통적으로 정신과 의사들은 정신질환을 사고의 장애와 감정의 장애로 구분해 왔다. 이제 우리는 이러한 구분이 매우 인위적인 것이며, 뇌가 그렇게 확실하게 구획화 되어 있지 않다는 것을 알고 있다. 사고가 와해되면 감정도 제기능을 발휘하지 못하며 그 역도 마찬가지이다. 그러나 우리의 논의를 간단하게 하기 위해 양자를 구분하여, 제리와 같이 환상이나 특징들을 제멋대로 연합하는 것 등은 사고 장애로 간주하겠다.

이제부터는 감정 장애를 살펴 보자.

어느 시대에도 전 인구의 4%는 자신의 기분을 조화롭게 유지하지 못하였다. 이런 장애의 증상은 매우 다양하다. 우울증의 경우에는 절망감, 무기력, 단조로움 등의 감정으로 고생한다. 수면 역시 방해를 받아 주로 아침 일찍 깨게 된다. 의욕이 상실되며, 성적 욕구나 일반적인 활력수준도 감소한다.

신경망

이 그림들은 대뇌 피질에 있는 신경망을 화가가 그린 것이다. 억제적 뉴런은 검정색으로, 흥분적 발화를 하고 있는 뉴런은 회색으로 그려져 있다. 현재 기술로는 실제 개개 뉴런을 나타낼 수는 없기 때문에 이 그림이 극적인 효과를 나타낼 수 있을 것이다.

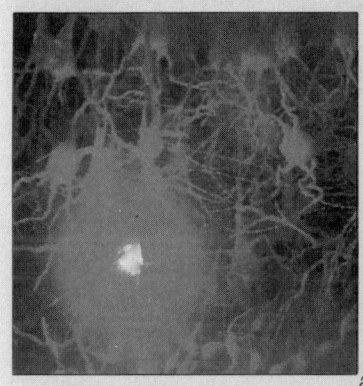
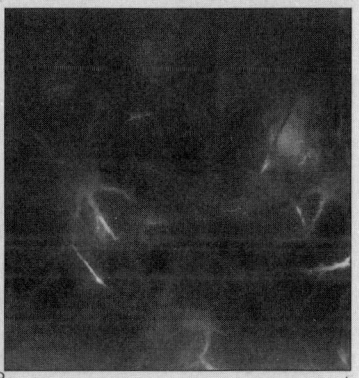

a) 억제성 뉴런이 발화하고 있는 신경망. 피질의 통상적 상태는 억제성이며, 뇌의 여타 부분도 거의 그렇다
b) 비활성화되어 있는 신경망. 뉴런이 발화하지 않고 있음
c) 한 뉴런만이 발화함. 검정색(억제성)으로 표시된 뉴런이 보인다
d) 신경망이 진회색으로 보이는데, 발리움의 활동을 나타내고 있다

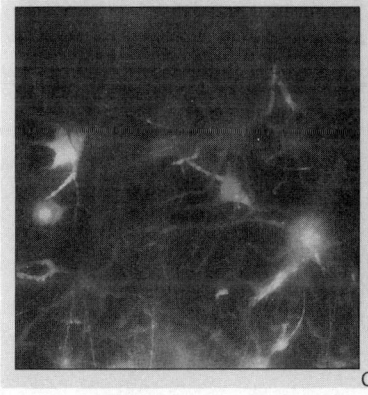
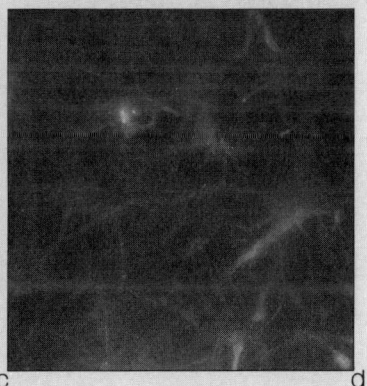

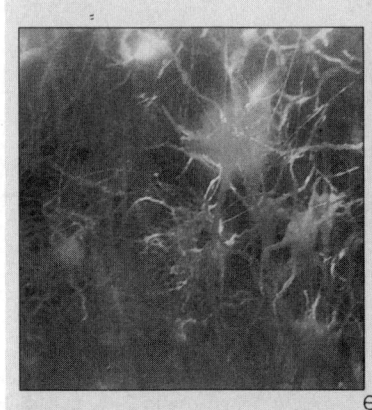 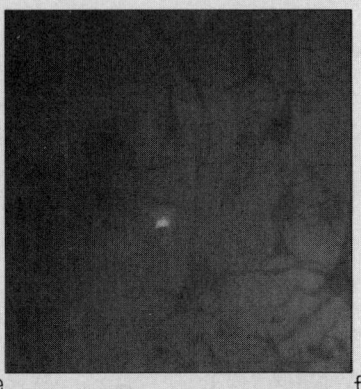

e) 흥분적 발화와 억제적 발화의 균형
f) 뇌전체에 걸친 낮은 흥분적 활동. 피킨스씨병 환자의 상태를 그린 것
g) 신경망 내에 있는 뉴런들의 활동이 꺼졌다. 파킨슨씨병 환자의 흑질을 나타낸 것
h) 대뇌피질에서 휴지기 상태에 있는 추체세포를 확대시킨 것

 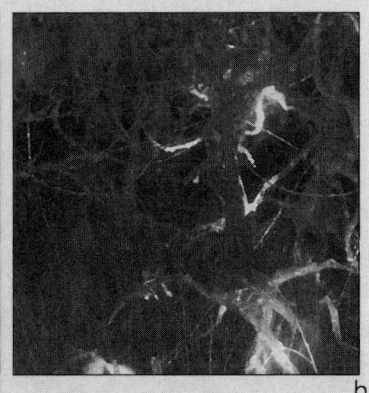

우울증에 빠진 사람은 죄의식을 느끼게 되고 기력이 없으며, 잘 자고 난 아침에도 새로운 활력을 느끼지 못한다. 사고방식 또한 느슨해져서 일상적인 물음에도 제대로 대답을 못 하고 당황하게 되어서 친척이나 친구들로 하여금 그 사람의 정신이 이상해졌다는 생각이 들게 한다.

우울증 환자는 무엇에 집중할 수가 없다. 우울증이 심해지면 자살 충동이 일게 되며, 최악의 경우 그것을 실행에 옮긴다. 또한 우울증이 심해짐에 따라, 물론 제리와 같은 정신분열증 환자의 정도는 아니지만, 사고가 혼란스러워진다.

우울증에 걸리는 평균 나이는 40세 전후로 여자가 남자보다 두세 배 더 많이 걸리는 경향이 있다. 일반적인 생각과는 달리 우울증이 빈곤이나 불행한 생활 경험에서 비롯되는 것은 아니다. 심한 우울증으로 정신병원을 찾은 환자의 반수 이상에서 이 같은 원인을 찾아볼 수가 없었다.

정신분열증과 우울증은 서로 다른 것이지만, 그 둘은 유사점을 지닌다. 유전적 요인은 양 질환에서 모두 중요한 역할을 한다. 어떤 가계에는 우울증의 성향이 몇 대를 거슬러 올라가며 추적될 수 있다. 일란성 쌍생아의 경우 어느 한명이 우울증에 걸리면 다른 하나가 우울증에 걸릴 확률이 70%나 된다. 이란성 쌍생아일 경우에는 확률이 13%로 떨어지며, 이것은 형제, 자매의 경우와 마찬가지이다.

자살의 위험말고도 우울증은 일반적인 건강상태를 매우 악화시킨다. 우울증 환자는 알코올중독이나 약물복용에 빠질 위험이 아주 높다. 또한 정신과 의사의 관찰에 의하면 우울증의 증상을 피하거나 극복하기 위하여 충동적인 무모한 행동(행글라이딩 같은 것)이 자행될 수 있다.

더욱 심한 우울증 경우에는 우울한 기분이 한차례 있고 난 후에는 수다라든지 과잉활력, 사고의 추궁, 충동적인 행동, 어수선함, 휴식이나 수면욕구의 감소 등이 나타날 수 있다. 한때에는 조울증이 우울증이나 억울병과 별개의 질병으로 생각된 적도 있었다. 더욱 최근의 연구들은 우울증을 일련의 연속선 상에서 보고 있는데 한쪽 끝은 우울증의 미약한 형태이고 다른 끝은 조울증이다.

또한 이러한 감정 장애에 있어서는 유전적 성향이 강하게 작용함이 밝혀졌다.

조울증에 걸린 사람들의 친부모들은 양부모보다 더 높은 발병률을 보이고 있다. 조울증 환자의 친척들의 자살 경향성은 일반인들에 비해 6-10배가 더 높다.

정신분열증에 대한 인류의 초기의 잘못된 생각들과는 달리 우울증에 대해 초기에 설정된 개념들은 오늘날 보아도 적절하다. 그리스의 철학자 히포크라테스는 정상적인 기분이 체내 4가지 액체의 균형에 의해 이루어진다고 제안하였다.

혈액, 점액, 노란 담즙, 검은 담즙. 비록 오늘날 히포크라테스의 추상적인 용어가 그 과학적 유용성은 잃어버렸지만 우리의 언어생활에 그 개념이 분명히 남아 있다. 예를 들어 선천적인 열성이 부족한 사람을 우리는 점액질의 냉담한 형이라 부르고 성마른 기질을 가진 사람은 담즙질의 까다로운 성향을 가졌다고 한다. 이런 경우들은 한 체액이 다른 체액보다 우세하여 균형을 잃었다는 것이다.

물론 과학자들은 사랑의 열정이나 성질의 날카로움 등이 체액을 근거로 설명될 수 있다고 믿지는 않지만 그들은 히포크라테스의 견해—체액보다는 더욱 현대적인 신경화학적 용어로 적절히 설명될 수 있는—를 지지하는데, 기분이란 뇌 속의 여러 신경전달물질들 사이의 균형 정도가 행동적으로 표현된 것이다.

  인도에서는 자연적인 물질인 라월피아(rauwolfia)를 수세기 동안 진정제로 사용해 왔다. 최근 라월피아로부터 만들어진 약품인 레절핀(reserpine)이 고혈압 환자들의 혈압을 낮추어줌이 밝혀졌다. 그러나 이것을 사용하면 한 가지 설명이 안 되는 곤란한 부작용이 발생한다. 레절핀으로 치료받은 환자의 15%가 심한 우울증에 빠졌다. 많은 경우에 우울증의 정도는 매우 심각해서 사전의 어떤 징후 없이 자살이 감행되기도 하였다. 레절핀과 관련된 우울증은 동물실험에서도 관찰되었다. 약물을 투여받은 동물은 진정되었고 둔해졌으며, 의욕이 없어 보였다. 마치 우울증 환자처럼 주변에 대한 '관심'이 없어진 것 같았다.

  국립정신건강연구소에서 수행된 신경화학적 연구에 의해 처음으로 레절핀으로 인해 생긴 우울증에 대하여 실마리를 찾게 되었다. 브로디(Bernard Brodie) 박사와 그의 동료들은 레절핀이 뇌의 세로토닌과 누어에피네프린을 고갈시킴을 발견했다. 그것은 신경전달물질들을 그들의 저장소낭에서 방출시킴으로써 일어나는데, 평상시 신경전달물질들은 신경자극을 받아 방출될 때까지 소낭에 저장되어 있다. 레절핀에 의해서 방출된 이 두 가지 신경전달물질들은 모노아민 옥시다제(monoamine oxidase)란 효소에 의해 파괴되어서 정상적인 신경 자극시에 사용될 수가 없게 된다. 그러므로 우울증은 이들 신경전달물질중 한 가지나 또는 두 가지 모두의 부족으로 일어난다고 볼 수 있다.

두번째 단서 또한 노어에피네프린과 세로토닌의 중요성을 지적하고 있는데 이것은 항결핵 약물의 효과에서 비롯되었다. 이프로니아지드(Iproniazid)는 원래 결핵의 치료를 돕고 항결핵약물 처치시의 몇몇 부작용을 제거하기 위해 개발되었다. 그러나 이러한 용도와는 완전 별개로 이 약은 기분을 상승시켜 주었다. 중증 결핵을 앓고 있는 환자 등 많은 환자들이 기분이 호전되는 것을 느낀다고 보고 하였다. 그들은 다시 정상적으로 먹고 잠잘 수 있게 되었다. 이프로니아지드를 화학적으로 분석해본 결과 이 약물이 모노아민 옥시다제의 길항제로 작용함이 밝혀졌다.

평상시에는 모노아민 옥시다제가 노어에피네프린이나 세로토닌을 파괴하는 것이므로 이 효소의 억제는 위의 두 신경전달물질의 증가를 야기한다.

이상의 사실들을 종합해 보면 다음과 같은 가설을 수립해 볼 수 있다. 즉 우울증은 노어에피네프린과 세로토닌 신경전달물질의 감소의 의해 발생한다. 그러므로 이 두 신경전달물질의 농도를 증가시키는 약물의 투여는 기분을 좋게 해줄 것이다. 이 가설은 이프로니아지드를 결핵 환자가 아닌 우울증 환자에게 투여함으로써 시험되었다.

아주 극적인 효과가 있었다. 몇 주 동안이나 우울증에서 벗어날 수 있었던 것이다.

곧이어 노어아드레날린성 뉴런과 세로토닌성 뉴런이 우울증에 중요하다는 또다른 증거들이 밝혀졌다. 레절핀을 투여한 동물들에게 이프로니아지드를 투여하면 진정상태와 무감각 상태에서 벗어나게 된다.

인간에게도 마찬가지이다. 레절핀으로 유발된 우울증은 이프로니아지드로 완화된다.

노어에피네프린과 세로토닌은 현재 우울증과 연관된 주요 신경전달물질로 여겨진다. 이들은 특정 신경세포에서 아미노산 전구 물질(티로신tyrosine과 트립토판tryptophane)로부터 합성되며, 저장 소낭에 싸여서 저장된다. 자극을 받았을 때 신경전달물질들은 시냅스 간격 사이로 방출되어 다음 뉴런의 세포막에 있는 수용기와 상호작용을 한다. 그 연후에 모노아민 옥시다제가 신경전달물질을 파괴하기 전에 뉴런은 그 물질을 재흡수한다. 모노아민 옥시다제를 방해하는 것은 세로토닌과 노어에피네프린의 가용성을 증가시키는 한 가지 방법이다.

신경전달물질의 재흡수를 차단하는 것 또한 그들의 활동기간을 연장시켜 주어, 모노아민 옥시다제 효소를 방해하는 것과 마찬가지 효과를 보인다.

혈뇌장벽

뇌는 여타 신체 기관과는 다른데, 그 이유는 혈뇌장벽이 있기 때문이다. 말하자면 간이나 췌장과는 달리 혈장 내에 있는 여러 물질 중에서 소수의 물질만을 뇌가 받아들인다는 것이다. 그 외의 다른 물질들은 뇌에 들어갈 수 없다. 예를 들면 순환계를 돌아다니는 거대 단백질은 뇌로 들어갈 수 없지만, 니코틴 같은 물질은 자유로이 통과한다(이것이 담배에 중독되는 이유 중의 하나이다).

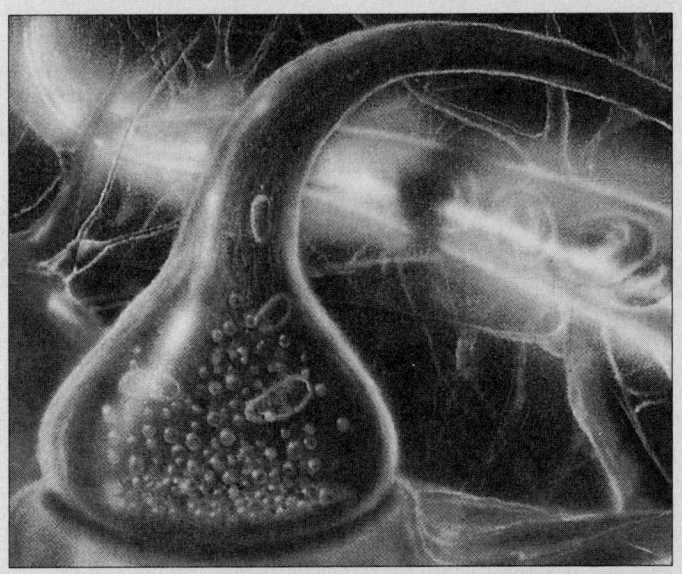

▲ 특수 구조로 되어 있는 뇌 모세혈관의 외막을 통해서
약물이 신경망으로 들어 간다
그 약물은 근처에 있는 시냅스에서
전달 중에 있는 화학적 메시지를 변화시킨다

뇌가 이처럼 놀라운 분리 상태로 있을 수 있는 것은 뇌세포를 둘러싸고 있는 모세혈관의 특수한 구조적 성질 때문이다. 뇌의 모세혈관들은 물질들이 뇌로 들어갈 수 있도록 특수하게 구성되어 있어서, 여러 물질들은 세포막을 막바로 통과해서 들어가며, 신체의 다른 부분처럼 모세혈관 벽에 있는 작은 틈을 통해 들어가지는 않는다.

일반적으로 물질들은 모세혈관의 외벽을 이루고 있는 지질에 대한 용해도의 정도에 따라 뇌로 들어가는 정도가 달라지며, 또한 그 물질들의 생화학적, 생물리학적 특성(이온가, 분자의 크기 등등)도 중요하게 작용한다. 혈뇌장벽 덕분에 뇌는 혈장 내 성분이 예측불허하게 변하더라도 그 영향을 받지 않는다.

이 분야의 연구자들은 또 다른 항우울제를 발견하였는데 삼환계 항우울제(tricyclics)가 그것으로 이것은 신경전달물질이 시냅스 간격 사이에서 더 오랜시간 동안 활동할 수 있게 해준다. 세로토닌이나 노어에피네프린은 혈류에서 직접 뇌로 공급될 수 없으므로(혈뇌장벽으로 막혀 있기 때문) 이들 물질을 환자에게 직접 투여할 수는 없다. 대신 L—트립토판(세로토닌의 전구물질)을 모노아민 옥시다제 억제제와 함께 투여하여 항우울증 효과를 검사해 본 결과 우울증을 많이 개선시켜 주었다.

다른 약물 또한 신경전달물질의 가용성을 증가시키거나 감소시키는 경향에 따라 우울증에 영향을 미친다. 암페타민(필로폰)은 특정 신경전달물질의 방출을 증진시키고 재흡수를 차단하여 정상인과 우울증 환자 모두에게 기분을 일시적으로 상승시키는 기능이 있다. 일시적인 흥분제로 널리 알려진 코카인 또한 재흡수 기제를 차단시킨다. 같은 논리로 세로토닌 합성을 방해하는 약물은 기분을 상하게 만들고 좋은 반응을 보이던 항우울제의 효과를 와해시켜 버린다.

어째서 신경전달물질의 수준을 변화시키면 사람의 기분이 달라지게 되는가? 이 중요한 물음에 대한 해답은 아직까지 구해지지 못하고 있다. 한 가지 가설은 소위 뇌 속 쾌락 중추에서의 신경전달물질의 역할에 대한 것이다. 이전에 언급하였듯이 뇌 속에는 즐거움을 지각하는데 관여하는 회로가 존재하는데 그것은 주로 시상하부와 변연계에 위치한다. 실험동물의 이 부위에 자극용 전극을 심어놓으면 동물들은 계속해서 스스로를 자극한다. 이 쾌락 중추 또는 보상 중추는 신경전달물질를 생성하는 신경세포들이 밀집되어 있는 곳이다. 그러므로 우울증 환자는 노어에피네프린이나 세로토닌 등 신경전달물질의 수준이 정상적이지 못하여 즐거움을 경험하지 못한다고 볼 수 있다.

신경전달물질의 형성은 퇴화 과정, 즉 신경전달물질 분자들이 보다 간단한 물질로 분해되어 최종 대사물로 되는 과정의 일부이다. 예를 들어 노어에피네프린은 MHPG라는 화합물로 분해되어 오줌으로 배설된다. 세로토닌의 분해산물은 5HIAA이다. 뇌안의 노어에피네프린이나 세로토닌의 양이 감소할 경우 분해 대사물의 농도도 따라서 감소하게 된다. 이런 간단한 측정치를 통해 '자살 검사'가 이루어질 수 있다.

심한 우울증을 보이는 환자들은 종종 척수액의 5HIAA수준의 저하를 나타낸다. 자살을 시도한 환자에 있어서 그 저하는 특히 심하다. 이 측정치는 꽤 신뢰로와서 심한 우울증 환자 척수액의 5HIAA 수준을 주기적으로 검사해서 현저히 저하된 경우에는 자살 등의 자해를 방지하기 위해 환자를 세심히 보호한다.

종합하건대 소위 생체내 합성아민(노어에피네프린과 세로토닌) 가설은 유용한 것이다. 이것은 감정상의 미묘한 장애를 뇌 안의 특정 신경전달물질의 와해와 결부시켜 준다. 그러나 이 가설을 문자 그대로 적용시키기에는 많은 위험이 따른다. 하나의 신경전달물질 수준의 감소에는 많은 원인이 있을 수 있다. 합성된 물질이 충분하지 않을 수도 있고 너무 많이 분해되었을 수도 있고 또는 저장소낭으로부터 방출되지 않았을 수도 있다. 또는 재흡수가 너무 많이 되었을 수도 있다. 이들 여러 경우들 각각은 적절한 설명 영역을 가지고 있다. 신경전달물질 분해산물에 대한 측정치는 뇌 속의 신경전달물질의 이상 여부를 알려 준다. 그러나 이것은 전체 뇌 속의 상황 또는 최소한 뇌의 넓은 영역의 상황인데 반해 신경전달자의 활동은 뇌의 매우 작은 영역에 한정되어 있다. 그러므로 뇌 속의 작은 부위에서 신경화학적으로 어떤 일이 일어나는지에 대한 설명만이 유용한 정보를 제공해 줄 수 있다. 뇌척수액에서 얻어낸 정보로는 이를 설명해 줄 수가 없다.

생체내 합성아민 가설에 대한 또 하나의 문제점은 향정신성 약물의 장기 복용시 그것이 뇌 수용기에 미치는 영향에 관한 것이다. 앞에서 정신분열증에 대한 약물 처치에서도 언급했듯이 의학적 약물 처치는 수용기를 변화시킨다. 예를 들어 수용기의 수가 증가하거나 의학적 처치에 과민화 된다. 이와 같이 약물의 효과는 훨씬 복잡한 것이어서 특정 약물이 단순히 특정 신경전달물질의 수준을 감소시키거나 증가시키는 것으로만 볼 수는 없다. 우울증 치료에 있어서 최근의 발전이 이를 입증해 주고 있다. 우울증에 확실한 효과를 보이는 몇몇 새로 합성된 화합물들은 세로토닌과 노어에피네프린에 대해 영향을 주지 않는 것들이다.

이 두 쪽에 그려진 그림을 보면 행동과 신경화학을 연결시키려는 신경과학자들이 직면한 어려움에 대해 약간은 알 수 있을 것이다. 각각의 그림들은 각 신경전달물질의 통로를 나타낸 것이다. 각각은 각기 다른 뇌영역을 나타내며, 신경활성 화합물의 농도 또한 각기 다르다. 물론 실제 뇌에서의 상황이 이런 고정된 그림과 완전히 일치하는 것은 아니다. 단지 우리는 신경 과학자들이 이제 막 이해하기 시작한 방식으로 서로 미묘하게 영향을 미치며, 작동하고 있는 역동적인 활동 패턴만을 다루고 있다.

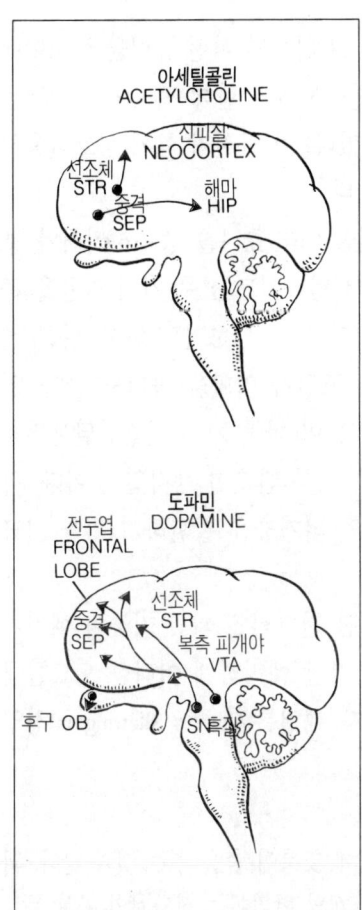
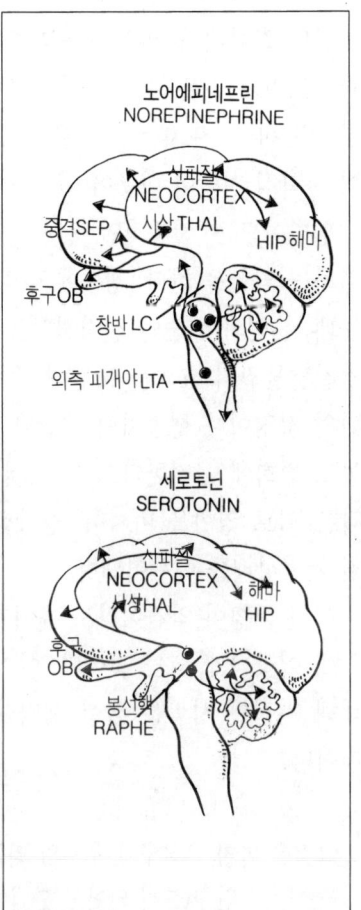

▲ 이 그림들에서 특정 신경전달물질을 함유하고 있는 뉴런들의 주된 위치를 볼 수 있다 처음 두 개의 그림은 아세틸콜린과 도파민에 대한 것이고 나중 두 개의 그림은 노어에피네프린과 세로토닌에 대한 것이다

면역 화학에서 얻은 최근의 증거에 의하면 어떤 뉴런들은 노어에 피네프린과 같은 '전통적인' 신경전달물질와 함께 펩타이드 전달물질(작은 아미노산 사슬)을 함유하고 있다. 이 양자가 함께 상호작용하여 화학적 전달이 이루어지는 것이다.

펩타이드는 '전통적인' 신경전달물질의 효과를 증폭시키거나 조절하는 역할을 한다. 경우에 따라서 펩타이드는 두 가지 작용을 하는데, 본연의 기능인 신경전달물질의 역할을 하기도 하고, 다른 신경전달물질의 효과를 조절해 주는 조절자 역할을 하기도 한다. 인간의 감정이나 행동처럼 복잡한 것들이 한두 가지 신경전달물질의 농도 변화에 근거한다고 보는 것은 너무 단순한 생각일 것이다. 각각은 서로 영향을 미치며, 정상적인 뇌기능을 발휘하기 위한 절묘한 균형상태를 이루어낸다.

이런 균형이 약간이라도 깨어지면 전반적인 뇌의 기능이 예기치 않게 어긋나게 되는 것이다. 아마 가장 예리하게 이러한 오묘함에 대해 지적한 사람은 실험 생리학자 쉐링튼(Charles Sherrington)경일 것이다.

그것은 마치 은하수가 우주의 리듬에 맞추어 춤을 추는 것과 같다. 뇌는 매혹적인 베틀이 되어서 수백만 개의 번쩍이는 직조기의 왕복 북들이 하나의 융화된 형태로 베를 짜고 있다. 그것은 항상 의미있는 형태로서, 하부 형태들의 조화로운 변화에 의해 이루어진다.

신경전달물질들의 균형이 깨어지는 것은 마치 은하수가 거대한 소용돌이에 휘말리는 것과 같다. 질서와 규칙성은 무서운 혼란으로 뒤바뀐다. 결론적으로 우리의 마음이나 정신적 균형은 뇌의 화학기제와 매우 밀접하고 절대적으로 연관되어 있음을 알 수 있다.

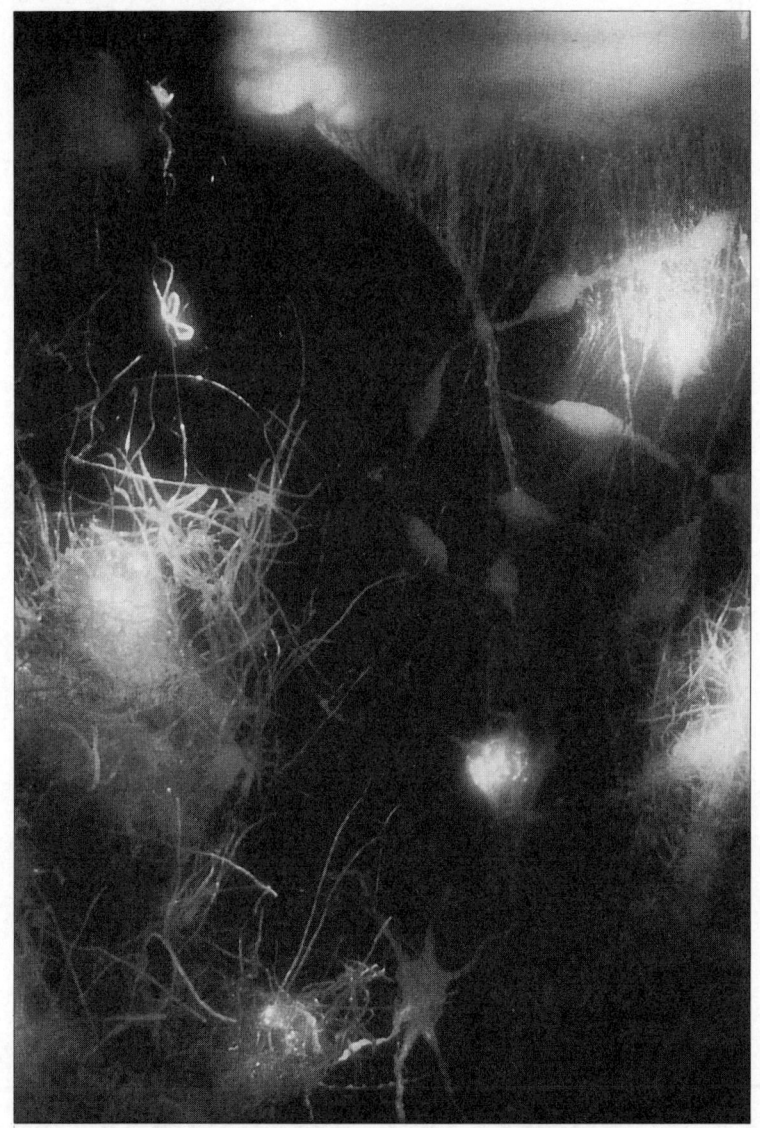
▲ 비정상적인 수상돌기가 이처럼 엉켜 있는 것은 알쯔하이머병의 특징이다

8
정신의 상태

　인간의 뇌에 관한 연구를 둘러싼 모든 의식(儀式)과 전통 중에서 해부(dissection)만큼 호기심을 자아내는 것은 없다. 신경병리학자는 몇몇의 선택된 의대생들, 간호사들, 신경학자들 및 신경외과의들을 통상 병원이나 의과대학 깊숙한 곳에 있는 조그마한 해부실로 불러 모은다. 해부용 테이블에는 포르말린 용액에 잠겨 있는 인간의 뇌가 외과의사의 메스를 기다리고 있다.
　의식이 시작되면 의대생이나 레지던트 중 한 사람이 테이블 위에 있는 뇌의 장본인인 이 불행한 사람에 대한 과거사를 낭독하기 시작한다. 이 낭독자가 고인의 질환, 진찰결과 및 검사결과를 읊조릴 때 그 신경병리학자는 '신경해부적 관련성(neuroanatomical correlation)'을 찾아 뇌를 절개하면서 이 문제의 뇌에 무엇이 잘못되었는가를 설명하기 시작한다.
　한때 신경병리학자들은 해부에 의해서 복잡한 인간의 뇌를 완벽하게 이해할 수 있다고 생각하였지만 지금은 어느 누구도 그렇게 생각하지 않는다. 비정상성을 찾으려고 뇌를 절개하여 얻을 수 있는 것은 단지 특수한 경우에 대략적인 윤곽뿐이다. 예를 들어 통상적인 언어능력상실과 함께 신체의 우측이 갑자기 불구가 된 환자의 경우에는 나중에 신경병리학자가 신경해부학적인 관련성—좌반구의 운동과 언어를 촉진시키는 영역에서 뇌일혈이 발생하였다—을 찾을 수 있다.

그러나 병으로 뇌의 한 부위가 비정상적이 되는 것과 같은 어떤 손상을 알아냈다고 해서 그로부터 정상적인 뇌의 기능에 대해 많은 것을 알아낼 수는 없을 것이다. 아시다피 운동 및 언어를 발생시키는 힘은 뇌의 여러 영역과 연관되어 있다. 더욱이 기능이 정지되어버린 뇌를 가지고서 정상적인 뇌의 기능을 이해하기는 어렵다. 척도(scale)의 한계도 존재한다. 뇌를 해부한다는 것은 그 구조를 살펴보는 것일 수밖에 없다. 즉 뇌구조물 속에서 무언가가 잘못되면 정상적인 뇌가 갖는 몇 가지의 활동성이 파괴된다는 식이다. 그러나 구조는 뇌활동의 한 단면에 불과하다. 더 중요한 것은 기능이다. 신경충동은 축색을 따라서 뉴런에서 뉴런으로 전도된다. 신경화학물질은 시냅스전 뉴런의 종말부에서 방출되어 시냅스 간격을 건너서 시냅스 후막에 도달하며 여기서 두번째 뉴런에 붙게 된다.

최근 대부분의 신경과학자들은 뇌를 해부함으로써 인간의 뇌를 이해할 수 있다는 오랫동안 소중히 간직해오던 신념을 버렸다. 대신에 신경과학자는 뇌의 화학적 부호화(chemical coding)에 관심을 모으고 있다. 뇌의 신경전달물질과 해당 수용기가 완벽하게 밝혀진다면 뉴런이 상호간에 의사전달을 하는 방식을 이해할 수 있을 것이다. 그러나 이와 관련된 실험을 하려면 뇌가 매우 많이 있어야 한다. 바로 이와 같이 하고 있는 신경과학자가 있다. 그는 국립 신경장애 및 의사전달 장애와 뇌졸중 연구소(National Institute of Neurological and Communicative Disorders and Stroke)의 도나휴(Tom O'donhue) 박사이다. 그와 그의 조교는 대략 2주에 한번씩 72km나 떨어져 있는 볼티모어의 도살장에 다녀온다.

우리는 돼지의 뇌를 얻으려고 거기에 간다. 우리가 돼지의 뇌를 사용하는 데는 여러 가지 이유가 있다. 우리는 뇌에 극히 소량으로 들어 있는 신경전달물질을 분리하려고 한다. 충분한 양의 전달물질을 분리시켜서 이의 화학구조를 알아보려면 뇌가 많이 필요하다. 우리는 돼지의

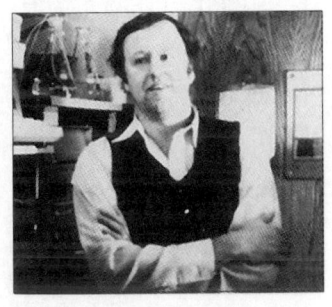

▲ 톰 도나휴 박사

뇌를 약 90kg을 얻어낸 다음에 약 230 l 의 액체로 이것을 균질화시킨다. 종국에는 이로부터 몇 마이크로그램(μg)의 펩타이드(peptide)를 얻어낼 수 있다.

도나휴 박사의 연구는 1979년에 있었던 한 가지 발견에 의해서 고무되었다. 그 해 뉴욕과 파리의 연구팀은 방사성 표지된 PCP(이 마약은 일명 '천사의 가루'라고도 한다)가 해마와 대뇌피질 내의 수용기와 결합한다고 보고하였다. 이것은 대뇌피질에 실제로 PCP와 유사한 내인성 펩타이드가 결합하는 수용기가 있으며, PCP는 그 수용

기에 결합하여 대뇌피질과 변연계를 화학적으로 분리시킴으로써 파괴적 행동 효과를 일으킨다는 것을 시사한다.

일반적으로, 뇌의 비교적 새로운 부위인 대뇌피질은 변연계에 억제적인 영향을 미친다. 피질의 통제가 없을 때에 변연계는 자기 고유의 활동을 개시할 수 있다.

라고 도나휴 박사는 말한다.
난폭한 살인, 자해행위, 기괴한 살인적 분노 및 자살적 분노 등이 PCP중독의 결과라고 보고되어 왔다. 'PCP에 취한 상태에서는 감정이 극도로 거칠어진다'라고 국립정신건강연구소의 퍼트(Candace Pert) 박사는 말한다.

다른 정신약물처럼 PCP도 특별한 수용기와 결합한다. 이 경우에 수용기는 거의 대부분 대뇌피질에 있는 것이다. 이 수용기를 정상적으로 활성화시키는 내인성(뇌 안에서 자연발생하는) 펩타이드가 존재할 것이다.

라고 퍼트 박사는 말한다. 인위적으로 투여한 PCP는 극도의 혼란을 유발하는데, 자연적으로 체내에서 생산된 PCP는 어떠한 기능을 하는가?
몇몇 신경과학자의 통념에서 본다면 체내에서 생기는 PCP는 의식의 상태를 변경시키는 것 같다. 이것은 정신병적인 정도는 아니며, 보다 경미하여 때로는 꽤 유쾌한 상태를 말한다. 퍼트 박사는 보다 일상적 견지에서 이러한 견해를 숙고해 보았다.

아마도 체내에서 생기는 PCP는 의식수준(conscious awareness)을 보다 미묘하게 전환시키는 것 같다. 이런 상태에서 우리는 다른 사람들에게 보다 더 민감해지며, 보다 쉽게 새로운 아이디어를 얻거나 환상으로 쉽게 들어가는 것 같다. 하지만 아직 확실한 것은 아니다.

기괴한 환상과 사고장애를 나타내는 정신분열증은 과연 뇌 안에 PCP가 넘쳐 흘러서 생긴 결과인가? 신경과학자는 이 점에 대해서 확신하지 못한다.

PCP에 대해서 더 자세하게 알아 보는 한 가지의 방법은 이것을 분리 시켜 화학적인 특성을 알아보고 정 상적인 뇌에서는 어떠한 기능을 하 는가를 기술하는 것이다. 일단 이 목표가 달성된다면 정신분열증의 본질을 밝히는 일이 가능해지고 따 라서 이에 대한 치료와 예방을 할 수 있게 될 것이다.

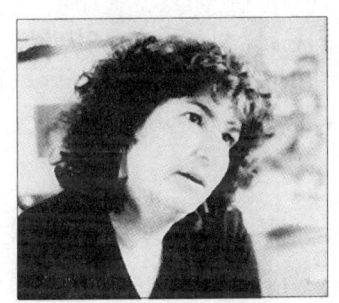

▲ 캔디스 퍼트 박사

돼지의 뇌를 가지고 하는 우리의 작업이 끝날 쯤에는 약 10마이크로그 램(μg)—이것은 사람의 머리털 한 개의 무게에 해당한다—의 PCP 표 본을 얻게 된다. 우리가 알고 싶은 것은 이 화합물의 특성이 무엇이며, 이것이 어떻게 작용하며, 그리고 궁극적으로는 왜 이것이 뇌 속에 있는가를 밝히는 것이다.

라고 도나휴 박사는 말한다.

언뜻 보기에는 여타 신경 펩타이드 및 신경전달물질과 마찬가지로 PCP수용기는 잠시전에 언급하였던 뇌해부와는 아무런 관련성이 없는 것 같이 보인다. 그러나 두 가지의 연구에는 공통되는 점이 있다. 이들은 실험의 기법만 다를 뿐이지 마음이 어떻게 해서 인간 뇌의 기질(基質) 속에 끼워 맞춰지는가에 대한 일반적인 기전을 밝히고자 하는 것이다. 또한 이들은 인간의 의식과 의식의 전환에 대해서 연구한다. 자아란 무엇인가? 의식이 있다는 것은 무엇을 의미하는가? 마음이란 무엇인가? 잠시 동안, 아직까지 답을 얻지 못한, 그리고 아마 앞으로도 답을 얻을 수 없을 이러한 의문이 생기는 배경을 생각해 보자.

해부용 테이블에 있는 뇌는 원형질 덩어리에 불과하다. 어떻게 해서 이 젤리 같은 구조물이 사망자의 생애 동안에 의식을 만들어 낼 수가 있었는가? 창조성은 뇌의 어느 부위로부터 생겼을까? 사랑은? 가족이나 공동체에 대한 소속감은? 이 사망자의 가족에게는 이 뇌가 단순히 '뇌'로 여겨지기보다는 남편, 아버지 또는 한 인간으로서 간주되었던 것이 확실하다. 이 마지막 장에서 우리는 신경과학자들이 우리가 말하는 바 정신이라는 것과, 뇌의 구조와 기능을 보고 얻은 통찰을 조화시켜 나가는 방식을 논하게 될 것이다. 이에 관한 한 가지의 방법은 뇌기능이 변함에 따라 의식상태가 어떻게 변화되는가에 초점을 맞추는 것이다. 글자 그대로, 우리가 주변에 대해 지각하는 것, 이에 대한 반응양식, 우리 안의 '내부세계', 이 모두는 순간순간 우리 뇌의 상태에 달려 있다.

　어떤 주어진 순간에 뇌의 주의를 끄는 것은 단지 소수의 사물임이 명백하다. 당신이 이 글을 읽고 있는 동안(당신이 있는 장소에 따라서) 당신의 뇌는 주위 환경에 있는 많은 광경, 소리 및 활동을 무시하고 있다. 사실 주의(attention)는 지향성이 높은 과정이다. 주의의 초점을 이동시키면, 즉 관심분야를 옮기면 전적으로 새로운 감각자료가 몰려 들어온다. 이런 변경은 각성, 집중도, 그리고 관심분야에 따라 다르게 나타난다. 그러나 이들 고려사항 이외에 뇌가 주의의 방향을 결정하는 데에는 우리가 의식하지 못하는 일련의 규칙이 적용된다. 뇌의 어떤 영역이 손상되면 정상적인 주의 과정이 붕괴된다는 것은 잘 알려진 사실이다.

　예를 들면 뇌의 한쪽 반구에 손상이 있는 환자는 반대쪽 신체에 대해서는 무시해 버린다. 이런 질환을 앓는 어떤 부인은 얼굴의 오른쪽만을 화장하고 왼쪽은 하지 않는다. 또 다른 환자는 '두 손을 드시오'라고 하면 오른손만 들어 올린다. 이와 같은 주의력 결함이 있는 환자는 접시의 한쪽 음식만을 먹거나 한쪽 얼굴만을 면도하기도 한다. 글을 쓸 때 이들은 지정 페이지의 한쪽에만 모든 문장을 채워넣고 다른쪽에는 불필요한 여백을 남겨두기도 한다. 이 많은 기괴한 예에서 환자의 반쪽이 마비된 것은 아니라는 점이 중요하다. 만일 검사자가 환자로 하여금 움직이기 시작할 수 있도록 도와준다면 방금전에는 활동이 불가능한 것처럼 보이던 환자의 그 팔이 움직인다.

　어떤 경우에는 이러한 무시현상(neglect)이 매우 미묘해서 이를 발견하기 위해서는 정교한 방법이 필요하다. 예를 들어 환자로 하여금 두 눈을 감게 한 후 검사자의 손이 자신의 신체에 닿는 위치를 보고하게 할 때, 만일 손을 한번에 한쪽 신체에만 접촉시키면 환자는 그 위치를 올바르게 보고한다. 그러나 신체의 양쪽에 동시에 손을 대면(환자의 양볼에 검사자가 손가락을 갖다댄다면) 두 개의 자극 중 하나만을 알아차린다.

뇌의 한쪽 반구가 손상된 예술가는 캔버스의 한쪽에는 대상을 그리지 못할 것이다. 초상화를 그릴 때 얼굴의 한쪽을 흐리게 그리거나 한쪽 대상물을 아주 흐리게 묘사할 것이다. 뇌손상으로부터 회복되면 이 예술가의 능력도 회복된다. 그러나 훈련받은 관찰자나 예술비평가들이 찾아낼 수 있는 미묘한 결함이 여러 군데에 남아 있을 것이다.

뇌가 손상된 환자의 무시현상에 대한 연구들을 근거로 신경과학자들은 그것들을 끼워 맞추어 주의에 있어서 정상적인 뇌의 역할에 관한 이론을 만들기 시작하였다. 초창기에 그들은 주의를 조절하는 어떤 기전이 틀림없이 존재할 것이라고 생각하였다. 그러나 이 가설적인 기전에 대한 세부사항은 밝혀지지 않았다. 예를 들어 한 상황에서 어떤 사건은 무시하면서도 다른 사건은 인식하게 되는데, 뇌 안에서 무슨 일이 일어나기에 그렇게 되는 것인가?

주의의 뇌기전을 처음으로 이해하게 된 시기는 1950년대 후반이었다. 이때 두 집단의 실험자는 원숭이에게 실험적 손상을 가하여 무시현상을 유도해 내었다. 손상의 위치는 하두정엽(inferior parietal lobe) 주위였다. 동물의 몸 두 부위를 자극하였을 때 그들은 두 자극 중 하나에만 반응하였으며 나머지 하나는 무시하였다.

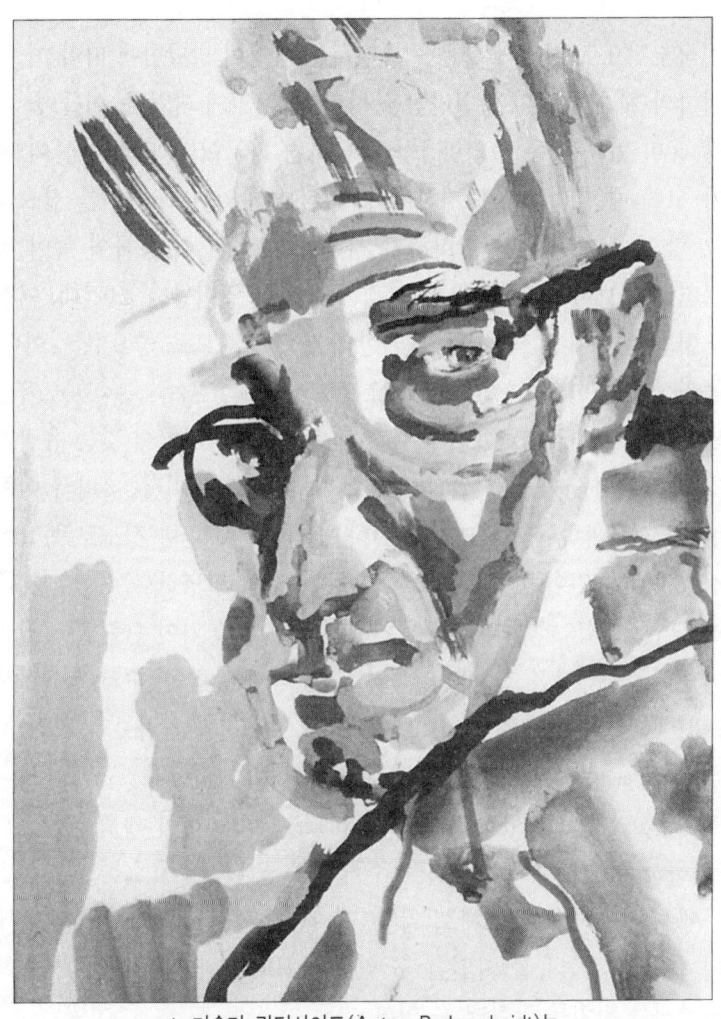

▲ 미술가 라더샤이트(Auton Raderscheidt)는
뇌졸중을 겪고는 한쪽 시야에 있는
실물을 지각하는 능력에 손상을 입었다
그의 자화상을 보면 자신의 얼굴 한 쪽을 무시하고 있음을 알 수 있다

정신의 상태

국소적으로 전기적 활동을 측정하는 방법이 발달함에 따라 이 두 정야의 개개 뉴런의 방전양상을 탐지할 수 있게 되었다. 이들 중 가장 흥미 있는 것은 주의반응을 유발하는 자극이다. 만약 동물이 배가 고플 때면 먹이를 탐지하거나, 먹이를 찾았거나, 먹이를 잡으려고 할 때마다, 뉴런은 발화하기 시작한다. 만일 이 동물이 목이 마르면 먹이보다도 물을 볼 때 신경적 폭풍이 일어난다. 요컨대, 어떤 주어진 순간에 이 동물의 '동기상태'가 결정적으로 중요한 것이다. 동기상태는 변할 수 있으므로(이 동물은 배가 고프거나 목이 마르거나, 둘다이던가 아니면 둘다가 아닐 수 있다), 각기 다른 자극이 갖는 유발가(evocative value) 또한 시간과 장소에 따라 변할 것이다. 따라서 이처럼 복잡한 내적 심리상태가 일어나는 데에는 그만한 정도로 복잡한 신경과정이 있어야 하리라고 가정하는 것이 합당하다. 주의기제에는 단일 뇌영역이 아니라 상호연결된 많은 뇌영역이 관련되어 있음이 틀림없다. 이런 가설을 검증하는 한 가지 방법은, 주의에 있어서 어떤 다른 뇌 영역의 결함이 연루되어 있는지를 알아보기 위해 두정엽(parietal lobe)과의 상호연결을 추적해 보는 것이다.

식물효소인 HRP(horseradish peroxidase)를 이용하여 세포들에 표시를 하고 이들간의 상호연결을 추적할 수 있다. 이 효소는 신경종말부에서 흡수되어 세포체로 역행수송된다. 이런 방법으로 두정엽내의 단일 신경섬유를 확인할 수 있으며 HRP에 의해 이 신경세포가 시작되는 위치를 알아낼 수 있다.

HRP를 두정엽에 주입하자 애초에 실험자가 예상했던 것보다 훨씬 더 광범위하게 투사하는 신경세포가 발견되었다. 운동야, 특히 안구운동(주의의 대상을 향해 보는 것)과 관련된 운동야의 연결이 발견되었고 변연계(정서적 추동을 적절하게 유발하는 데에 필요하다) 부위와도 광범위한 양방적 연결이 존재하였다. 또한 뇌간 아랫부위로, 특히 망상계까지 내려가 있는 세포도 있었다. 이들 구조물 모두가 각성에 필요한 것 같은데, 그 까닭은 잠을 자고 있거나 졸고 있는 사람에게는 주의가 불가능하기 때문이다.

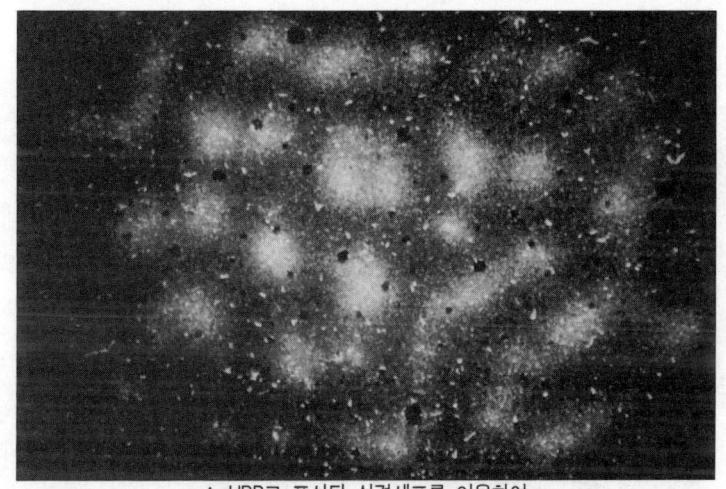

▲ HRP로 표시된 신경세포를 이용하여 연구자들은 뇌 안에 있는 신경적 연결을 추적할 수 있다

하버드의 신경학자 메즐램(Marsel Mesulam)은 HRP실험을 통해 우리가 어떤 것에 주의를 두기 위하여 뇌가 어떻게 작용하는가에 대한 한 가지 가설을 수립하였다. 먼저 망상구조물에서 각성효과를 발휘한다. 여기서부터 감각, 운동 및 정서에 밀접하게 관여하는 각각의 계(system) 내로 주의과정이 진행된다. 메즐램 박사에 따르면

이런 연결망 내의 어떤 부위의 뇌가 손상되더라도 무시현상이 발생할 수 있다. 그는 무시현상의 정도 또한 손상의 정도에 따라 달라질 수 있다고 생각한다. 만일 손상부위가 세 영역 모두에 미친다면 보다 심각한 형태의 무시현상이 발생할 수 있다(한쪽 얼굴에만 화장을 하는 것). 손상의 범위가 별로 크지 않으면 보다 미묘한 형태의 무시현상이 발생할 수 있다(동시에 제시된 두 개의 자극 중 하나를 알아차리지는 못하는 것).

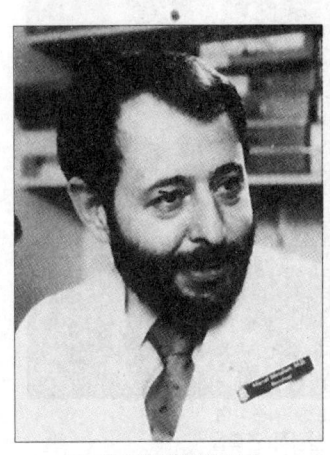

▲ 마르셀 메즐램 박사

메즐램 박사는 다른 신경과학자들이 수년 동안 의구심을 가져왔던 생각을 실험적으로 확인하였는데, 그것은 주의라고 하는 것이 광범위한 뇌영역이 관여하는 산포된 과정(distributed process)이라는 것이다. 더욱이 주의에 관여하는 각각의 뇌영역은 자기 고유의 임무를 수행한다. 개괄적으로 이들 결과는 동물실험 연구와도 일치하고 우리가 늘상 잘 아는 바와 같이 주의 수준이란 수시로 바뀌는 것이라는 점과도 일치한다. 우리의 내부상태(배고픔, 호기심 등)와 우리의 흥미에 따라, 환경에서 오는 어떤 자극에 주의를 줄 것인가의 여부가 대부분 결정된다. 이제 막 구운 빵의 냄새는 배가 고플 때에는 우리에게 매력적이지만 식사를 충분히 한 후에는 이 자극은 무시될 수 있으며 밥을 많이 먹고 난 후라면 심지어는 그 냄

새가 넌더리가 나기도 한다. 주의는 또한 단순한 계산 이상의 것이다. 우리는 정서적으로 우리에게 중요한 대상이나 사람에게로 주의를 돌리는 경향이 있다. 이들 모든 요인은 뇌의 넓은 영역에 걸쳐 있는 신경망 내에서 상호연관되어 있다. 뇌의 어떤 부분(주로 우반구)은 다른 부분보다 주의에 더 중요하다고 생각되지만 '주의중추'란 존재히지 않는다. 사실, 이 책을 통해서 여러 번 언급되었지만 행동이 뇌의 단일 영역으로부터는 나오는 일은 거의 없다는 것이 주의연구에서도 강조되어야 할 점이다. 이것은 놀랄만한 일이 전혀 아니다. 뇌의 각각의 영역은 대체로 그 이외의 영역에 영향력을 미치는데 심지어는 상호간 멀리 떨어져 있는 영역과도 영향력을 주고받는다. 뇌를 이해하려고 할 때, 우리는 어떤 한 장면의 필름을 조사하기 위해 돌아가고 있는 영사기를 끄는 것처럼 어떤 과정을 분리시키려는 경향이 있다. 그러나 이런 단순한 시도로는 얻는 것보다 잃는 것이 더 많다. 어떤 영화로부터 한 장면을 따로 떼어 내어 보면 원래 속도로 상영되는 영화가 갖는 역동성이 상실된다. 마찬가지로 한 순간의 뇌의 스틸만을 본다면 우리의 조망도 이와 유사한 결손을 초래하게 될 것이다. 극히 복잡한 과정 중에서 한 측면에만 주의를 국한시킨다면 우리는 똑같은 어리석음을 범하고 있는 것이 아니겠는가?

우리가 잠을 잘 때, 특히 꿈을 꿀 때 매일 우리의 의식상태는 현저하게 바뀌고 있다. 제5장에서 언급한 바와 같이 수면과 꿈은 우리가 애쓰더라도 거의 변경시킬 수 없을 만큼 규칙적이고 리드미컬한 과정으로 발생한다. 사실 자기의 숙명을 자기 마음대로 할 수 있다고 자신만만하게 믿고 있는 사람이 있다면, 다음과 같은 간단한 실험을 해보라. 48시간만 깨어 있어 보라. 대부분의 사람들은 비정상적인 스트레스나 흥분에 노출되어 있지만 않다면 그렇게 하기가 매우 힘들 것이다. 의식의 자유는 수면과 각성의 주기에 의해 제한을 받는다.

수면의 본질에 대해서는 의견이 분분하다. 기원전 8세기경 그리스의 시인 헤시오드(Hesiod)는 '수면'을 '죽음의 형제'라고 묘사하였다. 셰익스피어는 아마도 불면증 환자였던 것 같은데, 잘 자는 사람의 수면을 방해하는 유령에 대해 골몰하였다.

잠을 잔다는 것, 그리고 어쩌다가 꿈을 꾸는 것, 아 그것이 문제로다. 죽은 것 같이 잠들었을 때 어떤 꿈이 나타날 것인가.

프로이트(Sigmund Freud)는 꿈의 의미를 공표하였다. 오늘날 정신분석가와 상담할 여유가 없는 사람들도 꿈에 대한 책을 이용하거나 친구에게 자신의 꿈을 얘기함으로써 꿈에 관해 알 수 있다.

수면과 꿈에 대한 가장 재미있는 관찰의 예를 고대 이집트인이나 메소포타미아인에게서 찾을 수 있다. 그 시대에 어떤 사람이 처음으로 동물도 꿈을 꾼다는 사실을 알아내었다. 단잠에서 깨어난 개는 뛰어오르며 방금전에 꿈 속에서 자기를 괴롭혔던 유령을 향해 짖기도 한다. 동물은 우리와는 다른 리듬으로 잠을 잔다는 것도 밝혀졌다. 우리가 단지 몇 분간 꾸벅꾸벅 존다면 우리는 풋잠(catnap: 고양이잠, 노루잠)을 자고 있는 것이다.

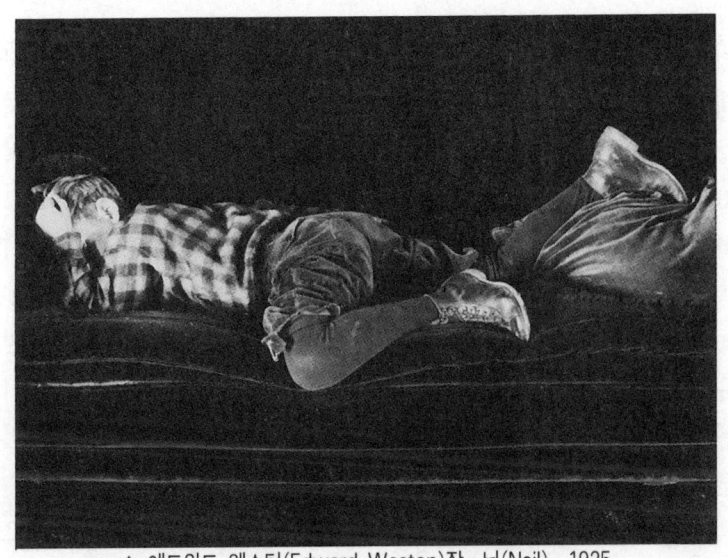
▲ 에드워드 웨스턴(Edward Weston)작, 닐(Neil), 1925

 1930년대 벨기에의 신경학자인 브레머(Frederick Bremer)는 풋잠에 관심을 갖고 있었다. 그는 탑의 어느 벽돌이 탑을 지지하고 있는가를 알아보려는 순진한 어린이의 마음으로 뇌간(brainstem)을 여러 수준에서 절단하였다. 연수나 교를 절단하면 수면과 각성의 주기가 거의 변하지 않았고 약간 위쪽인 중뇌를 절단하면 이 동물은 잠들지는 않고 항구적으로 졸기만 하였다.
 브레머 박사는 뇌간이 피질을 깨운다고 최초로 제안한 신경과학자이다. 즉 뇌의 아래쪽에서 전달되는 어떤 영향력이 없다면 수면이 일어난다고 하였다. 이것은 매우 흥미로운 제안이었다. 브레머에 따르면 피질과 뇌간 아랫부분 사이의 연결이 끊어지면 수면이 일어나야 한다. 그의 연구는 1940년대 후반에 수행된 또 다른 일련의 실험—수면은 각성이 없으면 발생하는 수동적 과정이라는—에 대한 토대를 마련해 주었다.

이탈리아의 모루찌(Giuseppi Moruzzi)와 로스엔젤레스의 머군(Hoarce W. Magoun)은 고양이의 뇌간 심부에 일련의 전기 쇼크를 가하였다. 그 결과 각성수준이 변화되었다. 고양이는 일어나 앉아서 놀려고 하였으며 우유를 먹었다. 쇼크의 위치는 망상체(reticular formation)였다. 이것은 연수로부터 시상까지 뻗쳐 있는 하나의 신경섬유계이다. 머군 박사와 모루찌 박사는 이 영역을 자극하면 각성이 유발되며, 이 영역을 손상시키거나 절단하거나 전기 응고시키면 깊은 수면이 유발됨을 알아내었다.

실험적으로 동물의 망상체를 손상하면 이름을 부르거나 핀으로 찌르거나 심지어는 전기 쇼크를 가하여도 각성이 유발되지 않았다. 이러한 연구는 브레머의 초기연구를 지지해 주었으며 그것을 보다 특정적으로, 과학적으로 발전시켰다. 간단히 말하면 각성은 아래쪽 뇌간으로부터 시상으로 가는 통로상의 망상체에서 전달되는 자극 때문에 일어나는 것으로 여겨졌다. 이 모든 것은 대단히 간단한 것처럼 보였다.

그러나 뇌연구에서 흔하게 볼 수 있는 바와 같이 매일 관찰되는 명백한 현상에도 극히 난해한 진행절차가 포진해 있다. 다른 사람과 함께 하룻밤을 지내본 사람이라면 누구나 다 알고 있듯이 사람이 깊은 잠에 빠지는 것은 쇳덩어리가 단숨에 바다의 밑바닥으로 가라앉는 것과 같이 그렇게 단순하지 않다. 사람은 엎치락뒤치락하며 굴러다니기도 하고 심지어 어떤 때는 소리를 지르기도 한다. 브레머 박사, 모루찌 박사와 머군 박사는 그들의 아내와 보내는 시간

보다 고양이를 관찰하는 데에 더 많은 시간을 보낸 것이 틀림없다.

1953년, 두 수면연구자는 수면이 단순히 각성이 없어지면 생긴다는 개념을 영원히 폐기해 버렸다. 아제린스키(Eugene Aserinsky)와 클라이트만(Nathaniel Kleitman)은 최초로 확고한 과학적 토대하에 어떤 관찰을 하였는데, 이런 관찰은 이전에 힌두교도들에게서 기원을 찾을 수 있는 것이다. 즉 각성의 수준이 다르듯이 수면수준도 다르다는 것이다.

이를 증명하기 위하여 이들은 유아의 안구운동을 기록하였다. 이와 같은 기존의 틀에서 벗어난 실험이 실시된 것은 뇌구조에 대한 확고한 이해와 직관에서 비롯된 것이다. 안구운동에는 안구의 크기에 걸맞지 않게 넓은 영역의 피질이 관련되어 있다. 게다가 안구를 움직이는 근육과 연결되어 있는 수많은 신경이 안구운동을 정밀하게 통제한다. 마지막으로, 안구운동을 맡은 뇌신경들은 시상으로 가는 도중에 가지를 내어 뇌신경에 영향을 미치는 망상체 섬유들에 둘러싸여 있다.

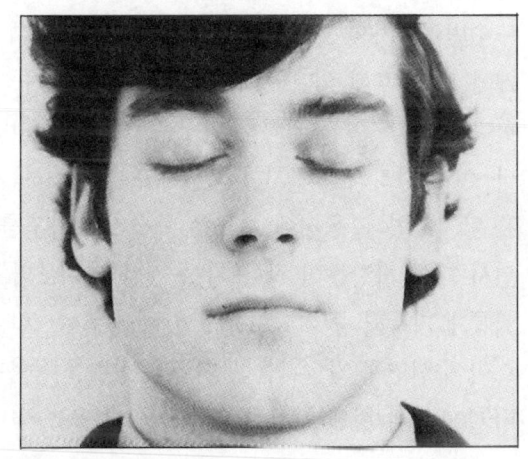

◀ 세계의 여러 수면 연구실에서는 정상적인 수면동안의 EEG 형태와 함께 불면증, 야경증(夜驚症 : night terrors) 몽유병과 같은 다양한 수면장애시의 EEG 형태를 연구하고 있다

'안외근과 눈꺼풀의 활동은 수면 및 각성 주기와 관련된 중추신경계 변화에 특히 민감한 지표라고 생각할 수가 있습니다'라고 아제린스키와 클라이트만은 '수면 동안 발생하는 두 종류의 안구운동성'에서 설명하였다.

그 논문은 혁신적인 것이었다.

그런데 아제린스키와 클라이트만의 관찰은 새로운 것은 아니었다. 아기를 기르는 엄마나 보모는 아기가 잘 때 눈알이 이리저리 회전한다는 것을 수백년 전부터 알고 있었다. 그러나 어느 누구도 이 움직임을 주의깊게 연구하지 않았으며 아무도 이런 안구 움직임과 수면의 깊이를 상관지어 보지 않았다. 이집트의 주부와 로마의 주부들이 낮잠자고 있는 아기의 눈움직임을 관찰한 바는 있었다 한다.

그러나 아제린스키와 클라이트만 시대에 와서야 실험이 수행된 것이다. 그들의 연구로 인류의 역사와 함께 시작된 뇌과정에 대한 전대미문의 탐구의 시대가 도래하였다.

수면연구자의 보고에 따르면, 사람은 첫번째 기간의 깊은 수면단계에 빠진 후에 얕은 수면과 깊은 수면을 주기적으로 반복한다고 한다. 얕은 수면동안 빠른 안구운동을 나타내며 이때 꿈을 꾸게 된다. 여러 나라의 연구자들은 밤새도록 작동하는 탐지기로 피험자들을 탐지하였다. 동시에 그들은 학술지에 광고를 내어, 꼬박 밤을 새면서 다른 사람들이 잠을 자는 것을 지켜보며 피험자의 뇌파를 신뢰롭게 기록해 줄 기술자를 모집하였다.

이 수면연구 기술자들은 기록용 장비를 운용해야 할 뿐만 아니라 EEG(뇌파)의 형태를 빠른 안구운동, 몸운동 및 꿈과 연관시켜야 하였다.
 여러 과정이 아직 관찰 중에 있으므로 수면에 관한 전문용어는 통일되어 있지 않다.
 본질적으로 수면은 다음과 같이 나누어져 있다. 깊은 수면은 서파(slow wave:徐波) EEG가 나타나므로 s를 따서 S-수면(S-sleep)이라 한다. 얕은 수면에서 EEG는 비동기화되어 있고(각성때 보이는 파형과 비슷하다) 꿈(dream)이 발생하므로 이것은 D-수면이라 한다. 빠른 안구운동 또한 얕은 수면동안에 발생하므로 이 얕은 수면을 REM (rapid eye movement)수면이라고도 한다.
 잠을 잔다는 것은 얕은 수면과 깊은 수면을 규칙적으로 반복하는 능동적인 과정이라는 것이 초기의 수면연구자들이 인식한 가장 중요한 변화이었다. 그러나 이런 양상에 대한 인식은 시작에 불과하였다. 더 중요한 질문이 대두되기 시작하였다. 이와 같은 규칙적인 주기는 무엇 때문에 있는 것인가? 왜 우리는 꿈을 꾸는가?
 이와 같은 질문에 직면하자 수면연구자들은 이러한 수면변화를 일으키는 뇌기전을 발견하기 위하여 노력하였다. 피험자가 동기화된 느린 EEG를 나타내는 깊은 수면으로부터, 일련의 생생한 꿈을 꾸고, 깨어 있을 때와 유사한 EEG 리듬을 나타내는 REM 상태로 전환할 때 뇌에서는 어떤 일이 진행되고 있는가?
 성인의 경우, 첫번째 REM 기간은 단지 약 10분간 지속된다. 밤이 깊어짐에 따라 REM수면 시간은 점점 깊어지다가 새벽녘에는 한 시간 정도 지속된다. 유아는 판이하게 다른 양상을 나타낸다. 유아는 현상, 꿈을 또는 적어도 REM을 자기 주변의 무엇보다도 훨씬 재미있어하는 것 같다.

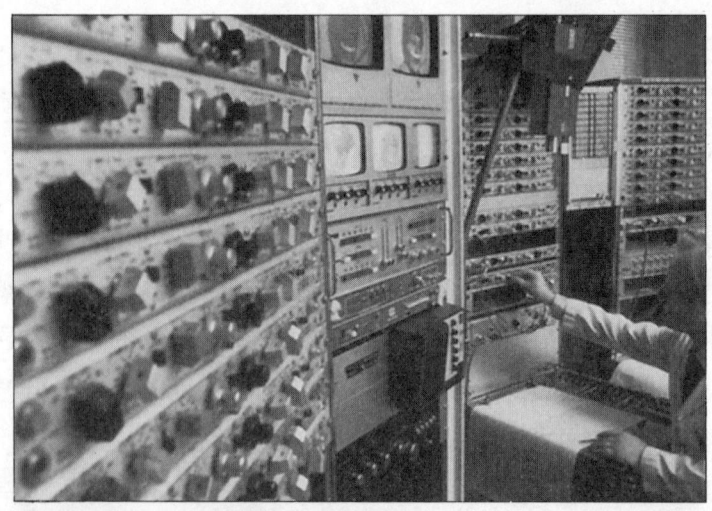

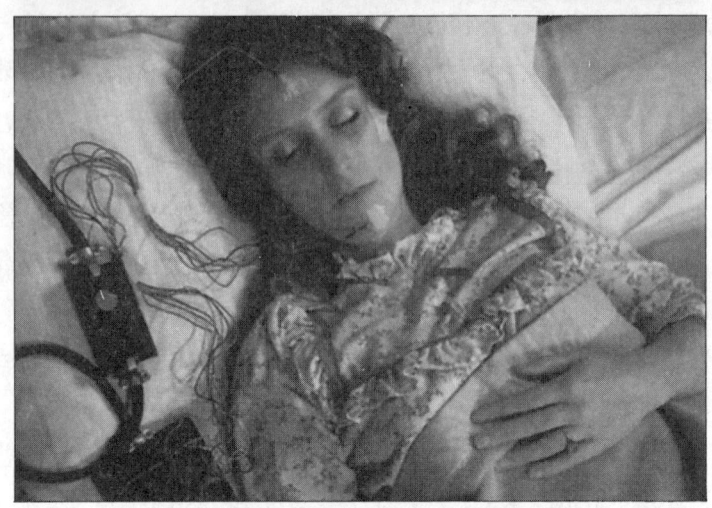

▲ 위의 그림은 전형적인 수면 연구실의 EEG설비들이다
아래의 그림은 밤새도록 실험에 참여하고 있는
피험자인데 일단 잠이 들면 EEG용 전극 때문에 잠자는데
방해받지 않도록 배려되어 있다

유아는 수면의 절반을 REM 상태로 보낸다. 유아가 말을 할 수 있다면 우리에게 어떤 내용의 꿈을 이야기해 줄까? 어떤 연구자들은 유아가 설사 말을 할 수 있다 하더라도 우리에게 거의 아무것도 얘기하지 못할 것이라고 생각하는데, 그 이유는 유아의 REM은 그 목적이 어른의 경우와는 다른 데 있다고 보기 때문이다(어른은 전체 수면시간의 20%만이 REM 수면이다). 유아에게 REM은 뇌에 대한 자극이 되는 것 같다.

즉 뇌의 성장과 발달을 전기생리학적으로 촉진시키는 것 같다. 성인과 유아는 REM에서도 차이가 나지만 수면에 대한 욕구에서도 크게 차이가 난다.

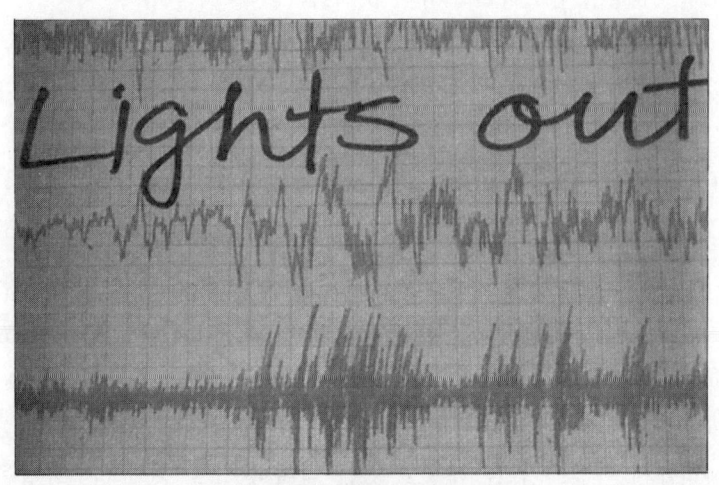

▲ EEG 기록 종이의 일부
연구자들은 이 종이 위에 불을 끈다거나 하는 중요한 변화를 직접 기록할 수 있다

아기는 수면이 매우 많이 필요한 것 같은데 평균 약 16시간 정도 잔다. 3살경에는 12시간으로까지 감소하며 5~6세경의 어린이는 낮에 잠이 오면 엄마에게 칭얼댄다. 10대가 시작되면 어른과 같은 수면양상이 나타나는데 대략 7~8시간 정도 자며 어떤 사람들은 5시간 내지 5시간 반 정도 자면 된다. 반면에 다른 사람들은 12시간 이하로 자면 최선의 컨디션을 유지하지 못하기도 한다.

이러한 차이가 수면과 관련된 문화의 차이를 설명해 줄 수 있을 것이다. 비록 우리는 공식적인 낮잠은 포기하였지만 낮잠을 자는 전통에는 지혜가 깃들어 있다. 아마도 이것이 바로 오후에 아이들이 까탈을 부리고 젊은 학생들의 눈동자가 흐려지고 또한 대기업의 오후생산성이 감소하는 이유일 것이다.

모든 영장류가 잠을 자지만 이들의 수면형태는 크게 차이가 난다. 설치류와 몸집이 작은 포유류 및 조류의 수면단계는 단지 두 개의 단계로 확연히 구분된다.

즉 서파수면(REM이 아닌 단계 4에 해당된다)과 REM수면이 그것이다. REM수면은 파충류와 양서류에서는 전혀 발생하지 않는데, 아마도 REM에는 대뇌피질이 중요한 역할을 하는 것 같다. 그러나 변온동물에게는 REM이 존재하지 않으므로 꿈이 그들의 삶에 꼭 필요한 것 같지는 않아 보인다고 프랑스의 수면연구가 쥬베(Michel Jouvet)는 또 다른 해석을 한다. 만일 그의 말이 옳다면 습지의 가장자리에서 햇볕에 몸을 데우고 있는 악어의 잠을 방해하는 공상은 무엇일까라고 생각할 필요는 없다. 간단하게 말하자면 그 악어는 전혀 꿈을 꾸고 있지 않다.

REM수면은 EEG에 의해 쉽게 탐지되므로 피험자를 깨워서

REM수면을 방해한 효과를 측정할 수 있다. REM 박탈 실험결과 피험자의 수면 양상이 변하였다. 며칠 밤을 계속 REM수면 동안에 깨워졌던 피험자는 나중에 실험이 끝난 후에 REM수면시간이 더 길어진다. REM의 박탈기간이 길면 길수록 REM 반동현상(rebound) 도 길어진다. 프로이트가 살아 있었다면 이러한 발견에 기뻐하였을 것이다. 여러 면에서 프로이트가 옳았다는 것이 증명되었다.
 프로이트는 불후의 걸작 '꿈의 해석'에서 꿈은 필수적인 것이라고 하였다.
 꿈속에서 우리는 세상사를 이해하기도 하고, 소망을 충족시키기도 하며 동기를 얻기도 한다. 만일 REM수면이 자기 자신을 속이는 것이라면(어떤 고약한 수면연구가는 그런 식으로 악담한다) 잠에 떨어지자마자 우리는 빠르게 공상의 세계로 돌아가는 셈이다.
 꿈은 능동적이다. 우리는 꿈으로부터 배우고 꿈꾸기를 기대하고 심지어는 꿈을 꾸고는 공포를 느끼기도 한다. 오랫동안 마술사가 왕의 꿈을 해석하였으며 해몽에 근거해서 원정을 하고 전쟁을 하였다. 때때로 꿈은 누가 살고 누가 죽을 지를 결정하였다. 꿈은 우리 자신의 심리적 과정에 창조적인 통찰력을 줄 수 있을 뿐만 아니라 때로는 우리에게 어떤 자연의 비밀을 알려줄 수 있다. 예를 들어 꿈이 인간의 뇌에 관한 비밀을 가르쳐 주었던 유명한 경우가 있다.
 1903년 독일의 생리학자인 뢰비(Otto Loewi)는 신경충동을 전달하는 역할을 담당하는 화학물질에 관한 이론을 구상하고 있었다. 자신의 이론이 옳다는 확신은 서 있었지만 뢰비는 이것을 검증하는 방법을 생각해내지 못하였다. 그는 이것을 1921년 부활절 전날 밤까지 밀쳐두었는데 그날 밤에 그는 꿈을 꾸었다.

나는 깨어나서 불을 켜고 조그맣고 얇은 종이조각에 약간의 메모를 해 두었다. 그런 다음 다시 잠을 잤다. 아침 6시에 간밤에 내가 가장 중요한 무언가를 적어두었다는 생각이 떠올랐다. 그러나 나는 이 휘갈겨쓴 것을 판독할 수가 없었다. 다음날 새벽 3시에 또 한번 그 생각이 났다. 그것은 17년 전 내가 언급하였던 화학적 전도에 대한 가설이 옳은가를 검증하기 위한 실험설계였다. 나는 즉각 일어나서 실험실로 가서 그날의 꿈에서와 똑같이 개구리의 심장에 관한 실험을 하였다.

그 실험은 완전히 성공이었다.

여러 문화에서 꿈이 의미가 있다는 사실을 받아들이지만 특정 꿈에 대한 해석에 있어서는 의견을 달리해 왔다. 프로이트는 꿈이 무의식적인 욕구가 검열을 거쳐 나타나는 것이라고 믿었다. 그에 따르면 깨어 있는 동안에는 의식이 고려하기를 꺼려하던 생각과 정서가 꿈속으로 숨는다고 한다.

그러나 잠이 들면 마음은 자신의 꿈에 대한 작업을 수행하여 금지된 충동을 변장시키는데 이 충동은 상징의 형태를 띠거나 불가사의한 줄거리의 형태로 다시 나타난다. 프로이트의 이론은 그럴싸하기는 하지만 왜 꿈이 망각되는가에 대해서는 적절하게 설명하지 못하고 있다. 그 설명이란 일단 깨어나면 억압의 커튼이 다시 내려진다는 것이다.

프로이트에 따르면, 꿈은 일종의 안전밸브의 역할을 한다. 무의식적인 힘이 축적되면 마음은 그것을 방출할 방법이 필요하다는 것이다. 꿈은 타협이다. 따라서 충동은 부분적으로는 표출되지만 인식의 범위 밖에 있다. 가정컨대 꿈은 보다 많은 에너지가 무의식 내에 축적되지 못하게 함으로써 꿈 덕분에 정신적인 붕괴를 방지할 수 있다는 것이다.

프로이트의 꿈에 대한 이론은 19세기 물리학의 영향을 많이 받은 것으로, 뇌가 그 내부에서 막대한 힘이 생기는 일종의 증기기관과 같은 기능을 한다고 보았다. 이런 힘이 어떻게든 제어되지 않는다면 무서운 '폭발'이 생길 수 있다. 이렇게 되면 미쳐버리거나 난폭해지는 등의 결과가 초래될 것이다. 프로이트의 꿈에 대한 이론에는 꿈의 형성에 신체적 근저가 있다는 견해는 전혀 없다. 모두 심리적인 것이다.

신경과학자는 이젠 더 이상 꿈이 단순히 매일의 갈등이 변형된 것이라든지, 원치 않으며 괴로움을 주는 것을 수용가능한 상징적 표상으로 만들어 주는 것과 같은, 어떤 가장 무도회라고는 생각지 않는다.

하버드의 합슨(Allan Hobson) 박사와 맥컬리(Robert McCarly) 박사는 뇌가 '꿈 발생기'라고 믿는다. 그들의 실험결과에 따르면 꿈은 변장을 한 공포나 소망으로부터 생겨나는 것이 아니라 뇌의 기본적 과정으로부터 발생한다. 사실 꿈은 뇌가 REM 기간 동안 하부의 뇌간으로부터 피질에 도착하는 전기적 신호를 정렬하여 이것에 의미를 부여함으로써 생겨난다.

합슨 박사와 맥컬리 박사는 깨어 있을 때보다 잠자는 동안에 더 활동적인 교(pons)에 있는 세포를 찾아내었다. 이 세포는 REM이 시작될 때 발화하기 시작하며 정보를 보다 고위의 대뇌피질 중추로 보내기 시작한다. 그러면 뇌는 이 자료를 이해하려고 노력하며 무엇이 진행되고 있는가를 그럴 듯하게 설명하기 위해 최선을 다한다. 뇌가 교로부터 신경충동을 수집하고 통합하는 방식은 꿈꾸는 사람마다의 독특한 삶의 경험과 성격에 따라 다르다. 교로부터 도착하는 신호와, 깨어 있었을 때 겪었던 뇌의 사전경험이 맞물려 떨어지지 못하면 흔히 기괴한 꿈을 꾸게 된다. 꿈은 이러한 상황하에서 뇌가 하는 해석 중 가장 그럴 듯한 것이다. 변장되거나 억압된 것은 아무것도 없다. 대신에 뇌는 지리멸렬한 자료로부터 한 토막의 이야기를 꾸미려 한다.

합슨 박사와 맥컬리 박사의 이론이 재미있다고는 하여도 꿈의 본질에 대한 최종적인 답은 아닌 것 같다. 누가 무어라 해도 어떤 꿈은 구조와 의미에 있어서 프로이트적이다. 누가 예시적 성격을 띤 꿈을 꾸어본 적이 없다고 감히 말할 수 있으며, 꿈에서 다른 사람에 대한 중요한 통찰 같은 것을 얻은 적이 없으며, 혼란스러운 일상사의 딜레마에 관한 해결책을 꿈에서 얻은 적이 없다고 말할 수 있겠는가? 꿈이 주는 이런 해결책들이 뇌가 무선적인 자료들을 엮어서 만들어낸 이야기에 불과할 뿐이라 생각하기는 어렵다.

REM 기간 동안에 100명의 사람을 깨우면 이들 중 84명 정도가 꿈을 기억한다. 이들 중 절반은 그 꿈과 함께 어떤 정서를 보고하게 된다. 또한 90%가 시각적인 장면에 대해 이야기한다. 그런데 이보다 더 중요한 것은 잠이 깬 이들 피험자의 절반은 최근의 경험과 관련시켜 자신의 꿈을 이해하려 한다는 것이다. 이러한 통계는 꿈이 중요하다는 프로이트의 주장을 지지해줄 뿐만 아니라 다소 부담스런 질문을 야기시킨다. 왜 우리는 꾸었던 꿈 중에서 극히 소수만을 기억하고 있는가? 우리의 꿈을 더 많이 이용할 수 있다면 좋지 않을까?

수면연구가인 디멘트(William C. Dement)는 창조적인 사람은 문제를 해결하고 수수께끼에 대한 참신한 해답을 얻는 데에 자신의 꿈을 활용할 수 있다고 믿는다. 한때 그는 스탠포드 학부생 500명에서 꿈꿀 대상의 문제를 하나 주었다. 그 문제는 다음과 같다.

o, t, t, f, f 등의 문자는 무한 문자열에서 첫문자열이다. 연속되는 모든 문자를 결정하는 데에 필요한 간단한 규칙을 찾으시오. 그 규칙에 따라 다음에 올 두 문자는 무엇이 될까요?

두 학생은 깨어 있는 상태에서 이 난문제를 풀 수 있었다. 7명은 꿈을 꾸는 도중에 그것을 해결하였다. 그중 한 가지 꿈을 보자.

나는 화랑에 서서 벽에 걸린 그림을 보고 있었다. 홀을 거닐면서 나는 그림을 세기 시작하였다. 하나, 둘, 셋, 넷, 다섯. 그러나 여섯번째와 일곱번째의 그림을 셀 때는 그림이 액자에서 떨어져 버리고 없었다. 나는 어떤 수수께끼가 막 해결될 것이라는 특별한 느낌을 가지고 그 빈 액자를 응시하였다. 갑자기 나는 그 여섯번째와 일곱번째의 공간이 이 문제에 대한 해결책이라고 깨달았다.

당신은 아직도 이 수수께끼 문제를 풀고 있는 중인가? 그렇다면 이것에 대한 꿈을 꾸도록 해보아라. 해결책은 의외로 간단하다. o, t, t, f, f 는 one, two, three, four, five 의 첫번째 문자이다. 다음의 두 문자는 s 와 s 인데, 이들은 six 와 seven 의 첫번째 문자이다. 이들 두 문자는 디멘트가 요구하였던 답이다. 꿈속에 나타난 화랑에서 그림을 세고 있던 이 꿈꾸는 사람은 이미 이 문제에 대한 해결의 범위 내로 들어가 있었다. 그는 단지 꿈에서 발생한 것을 해석만 하면 되었다. '세는 것'이 바로 이 수수께끼에 대한 핵심이다.

이와 같은 실험은 꿈해석에 본질적인 어려움이 있음을 증명해 주고 있다. 피험자가 이 문제에 대한 해결책을 알고 있다면 깨어 있을 때는 왜 이것을 분명하게 말하지 못하는가? 피험자가 모르고 있다면 무의식 상태에서 그는 어떻게 해서 이것을 배울 수 있는가? 누가 이것을 이해하였는가? 심지어는 아침에 꿈을 회상할 때에도 단서인 세는 것을 알고 있지만 여전히 답은 모르고 있으므로 깨어 있는 피험자가 그 문제를 확실히 이해한 것은 아닌 것 같다. 이처럼 꿈을 꾸었던 사람은 이 수수께끼에 대한 해결책을 알고 있기도 하고 모르고 있기도 하였다. 콜러리지(Samuel Taylor Coleridge)를 괴롭히던 문제를 생각해 보자.

만일 꿈속에서 꿈을 꾼다면 어떨까? 그리고 꿈속에서 천국에 가서 어떤 신기하고 아름다운 꽃을 꺾었는데 잠에서 깨어났을 때 그 꽃이 손 안에 있다면 어떻게 될까?

그런 일은 없다고 우리는 확신하지만 우리가 어떤 시점에서 깨어 있는가 혹은 자고 있는가 하는 문제는 보기보다 명확하게 구별되기 어렵다. 19세기의 철학자 마흐(Ernest Mach)는 몽상 중에 비정상적으로 움직이는 몇 개의 나뭇가지를 바라보다가 자신이 잠에 빠졌음을 깨달았다. 어떤 사람들은 잠을 자는 동안에 항상 '생생한 꿈'을 꾸는

데, 꿈꾸는 동안 그들은 자면서 꿈을 꾸고 있지만 완벽하게 깨어 있는 상태이다. 어느 정도는 그들이 꾸고 있는 꿈을 통제하기도 하는데 영화감독처럼 해설, 지문, 대사를 지시한다. 꿈연구자에 따르면 심지어는 사람들이 자신의 꿈을 통제하는 방법을 배워서 평상시 깨어 있는 상태에서는 불가능한 방법으로 자신의 내부 세계를 탐험하며 꿈이 도움이 되도록 할 수도 있다고 한다.

왜 우리는 잠을 자는가 또는 잠이 우리에게 주는 이점은 무엇인가에 대해서 아무도 확실하게 모르고 있다. 잠이 건강을 유지하는데 필수적인 것 같지도 않다. 어느 수면 센터에나 하루에 1~2시간만 잠잔다고 보고하는 사람을 만날 수 있는데, 이들은 그렇게 적은 시간만 잠을 자도 어떤 부작용이 있어 보이지는 않는다. 수면은 단순히 낮동안 손실된 에너지를 재충전시키는 것만은 아니다. 만일 우리가 밤샘을 한다면 약 새벽 3~4시경에는(정확한 시각은 사람에 따라 다르다) 2~3시간 전보다 덜 졸리다는 것을 알게 될 것이다.

새벽녘으로 다가갈수록 점점 덜 졸리게 되는 것을 볼 때 사람들이 단순히 부족한 수면을 보충하기 위해서 잠을 잔다고는 할 수 없다. 만일 수면을 보충하는 것이 목적이라면 오래 깨어 있을수록 점점 더 졸려야 할 것이다. 대신에 수면양상은 전형적으로 내부의 주기적 프로그램을 따른다.

라고 붸르(Thomas Wehr) 박사는 말한다. 붸르 박사는 국립정신건강 연구소의 임상 심리생물학 분야의 책임자이자 생물학적 리듬과 수면에 관한 연구자이다.

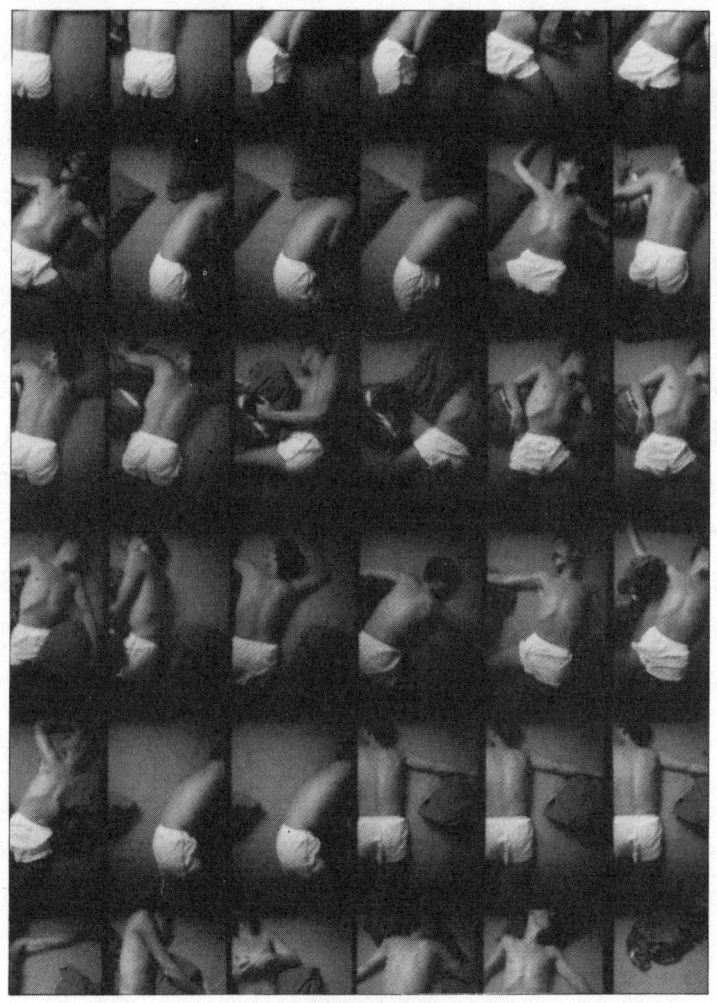

▲ EEG를 측정하는 것뿐만이 아니라
수면연구소에서는
일정한 시간마다 자는
사람의 사진을 찍어서 수면 중의
움직임 형태를 관찰한다

과거 20여 년의 연구결과, 수면 및 꿈에는 복잡한 내적 구조가 있음이 밝혀졌다. 앞에서도 언급하였듯이 이에는 준각성기간(REM 기간)이 포함되는데 이 기간은 깨어 있는 상태의 각성시와 동일한 속성을 몇 가지 지닌다.

이러한 각성 양상은 뇌간의 조절 중추에 의해서 유발됨이 거의 확실하다. 먼저 뇌활동 형태는 수면 1단계에서 보이는 평상적 활동 형태로 되돌아간다(1단계 REM 수면은 안구운동과 근긴장도를 측정함으로써 1단계 비REM수면과 구별될 수 있다). 이러한 활동적인 뇌의 양상은 심박증가, 혈압증가 및 호흡의 증가와 관련이 있다. 목과 어깨의 근육은 능동적으로 억제된다.

활동적인 근은 오직 중이근과 안구근육이다. 이런 정밀한 관현악의 연주가 '우연히' 일어나는 것이 아님은 분명하다. 뇌 안에 목근육을 이완시키고 혈압을 변화시킬 수 있는 어떤 조정기제가 있음이 틀림없다.

동물의 뇌간에서 기록을 하면 교, 안구운동을 담당하는 신경핵(동안신경핵), 그리고 시각로를 따라서 존재하는 양방적 정거장(시상의 외측슬상핵과 시각피질)으로부터 위상적 전기 방출활동이 나타난다.

이들 날카로운 파는 교—슬상체—후두극파(棘波, pontine geniculate occipital spikes:PGO)라고 불리우는데, 이것이 REM 수면때 나타나는 빠른 안구운동을 맡고 있는 주된 격발기전이다. '극파박탈(spike deprivation) 실험'으로부터 이 PGO가 중요하다는 사실이 증명되었다.

뇌에 대해서 흔히 하는 질문

질문 : 코카인 같은 약물은 뇌에 어떤 방식으로 작용하는가?
대답 : 일반적으로 말하면, 행동이나 기분에 영향을 주는 약물들은 뇌 안에 있는 신경전달물질에 변동을 줌으로써 약물효과를 일으킨다. 그런데 이렇게 변동이 일어날 때 그 결과로 어떤 약물효과가 발생할지 모르는 위험이 있다.

코카인은 일종의 국소마취제인데 신경세포막의 투과성을 변화시킨다. 이런 이유로 이 약물은 다년간 코 점막수술때 사용되었다. 이 약물은 또한 시냅스 간격 내에서 신경전달물질의 수명을 연장시킨다.

하지만 이런 것이 코카인을 사용했을 때 나타나는 도취감(euphoria)을 일으키는 것 같지는 않다. 도취감은 뇌내의 코카인 농도와 직접적으로 관련 있는 것 같다. 코카인을 먹거나 코로 흡입하는 것보다 피우거나 정맥주사를 맞으면 뇌내의 코카인 농도가 더 빨리 상승한다.

코카인은 소비량이 많고 그것을 구하기 위해서는 수단과 방법을 가리지 않게 된다. 코카인이 공식적으로는 습관성 약물로 분류되지는 않지만 장기간 사용하면, 특히 장기간 동안 코로 흡입하거나 먹으면, 심각한 중독을 보인다. 코카인으로 말미암아 일시적으로 혈압이 상승하게 되면 급사를 하거나 뇌출혈을 일으키는 사례가 많다.

질문 : 어떤 뇌졸중 환자는 회복되는데 다른 뇌졸중 환자는 회복되지 못하는 이유는 무엇인가?

대답 : 뇌는 기계와는 달리 똑같은 방식으로 망가지지는 않는다. 뇌졸중 뒤에 어떻게 되느냐는 뇌의 재생능력에 달려 있다. 뇌졸중이란 뇌혈관에서 일어난 사고로 말미암아 특정 뇌영역의 혈액 공급에 차질이 생겨서 뇌손상이 일어나는 것이다. 뇌혈관 중에는 운동, 시각, 언어를 담당하는 중요한 뇌부위에 혈액 공급을 맡고 있는 것이 있다.

이런 뇌영역이 손상을 입으면 종종 영구적이고도 심각한 장애를 일으킨다.

어느 정도 덜 중요한 뇌영역에 혈액을 공급하는 뇌혈관에서 뇌일혈이 일어나면 장애는 덜하게 된다. 이에 더하여, 남녀노소에 따라서, 오른손잡이냐 왼손잡이냐에 따라서 뇌의 조직화에 차이가 있다.

예를 들면 대뇌반구성 뇌졸중에서는 남자보다 여자가 회복이 빨리 되고 더 정상에 가깝게 회복된다. 몇 가지 이유로, 여자의 뇌와 왼손잡이의 뇌가 편재화(lateralization)를 덜 보이기 때문이다. 즉 한쪽 대뇌반구가 어떤 기능을 전적으로 담당하는 것이 아니라 양 대뇌반구가 언어 능력과 공간과제 능력을 함께 가지고 있다는 것이다.

만약에 고양이를 첫번째의 PGO 극파가 나타날 때 깨운다면, 그 고양이는 그 다음 며칠밤에 걸쳐서 더 많은 REM수면을 취하게 된다(REM 반동현상이 일어난다). 만일 고양이를 PGO 극파가 발생하고 얼마 후에, 즉 빠른 안구운동이 막 시작되려는 순간에 깬 경우에도 같은 현상이 일어나지만 그 정도는 다소 약화된다. PGO 극파는 신체의 근육활동을 억제하는 동시에 REM을 유발시키는 것 같다.

수면은 단순히 경계수준(vigilance)이 감소하기 때문에 수동적으로 발생한다기보다는 능동적인 과정이라는 통찰에 자극되어서 연구자들은 '수면' 중추뿐만 아니라 '각성' 중추도 찾기 시작하였다. 4반세기 전에 브레머에 의해 절단되었던 중뇌영역의 바로 몇 mm 밑에서 1958년 각성중추가 발견되었다. 그 부위가 절단된 고양이는 영구적으로 수면상태에 빠져 있는 것 대신에 전혀 잠을 잘 수가 없었다. 이에 따라 수면과 각성이 뇌간의 약간 아래쪽에 있는, 수면을 담당하는 뉴런들과 각성을 담당하는 뉴런들간의 상호작용으로 발생한다는 이론이 대두하게 되었다.

'수면유발 영역'에 관한 연구결과, 연수 정중선에 세로토닌(serotonin)을 생성하는 세포의 집합체가 있음이 밝혀졌다. 이들 세포들을 파괴하면 고양이는 일시적인 불면증에 걸리게 되며 이어서 REM수면이 거의 완전히 없어져 버린다. 또한 이들을 파괴하면 뇌에서 세로토닌 수준도 감소하는데 그 정도는 불면증 정도와 잘 맞아 떨어진다. 얼마 동안은, 뇌의 세로토닌 수준이 증가하면 수면이 유도되며, 반면에 세로토닌의 수준이 감소하면 각성이 일어나는 것처럼 보여졌다. 그러나 일이 그렇게 간단한 것은 아니다. 반복적으로 세로토닌의 형성을 화학적으로 억제하면 그 초기에는 불면증에 걸리지만 곧 정상적인 수면의 형태로 되돌아온다. 뇌의 세로토닌 수준이 정상 이하로 계속되어도 이런 회복현상이 나타나는 것이다.

세로토닌 수준이 변화되면 수면의 다른 요소들도 정상으로부터 벗어난다. 예를 들면 꿈과 빠른 안구운동이 특징인 REM은 비 REM수면기간으로 옮겨간다. 고양이는 껑충 뛰며 등을 구부리고 자신의 꿈에 나타난 유령 같은 방문객에게 '쉿'하는 위협적인 소리를 낸다. PGO 극파가 REM수면기간에만 나타나도록 하는 세로토닌이 감소하면 이 극파는 비 REM 기간으로 옮겨가 일련의 '깨어 있는 꿈(waking dreams)'을 유발하는 것 같다.

전반적으로 신경과학자는 이제 수면과 각성이 뇌속에 분포되어 있는 수면과 각성 중추가 상호작용하기 때문에 생긴다고 믿고 있다. 해부학적인 위치나 신경 화학적 분비에 따라 어떤 중추가 각성이나 수면을 담당하는지가 결정된다. 몇몇 연구자들은 제안하기를 각성은 노어아드레날린 분비와 연계되어 있으며 반면에 깊은 수면은 세로토닌의 영향 때문에 발생한다고 한다. 이들 다양한 각성 및 수면 유발 중추와 신경전달물질은 신체 내부의 생물학적 리듬에 따라 상호작용한다. 한 차례의 각성이 끝나면 수면과 관련되는 다른 영역들이 개입한다. 수면과 각성은 규칙적인 주기로 발생하는 경향이 있지만 이 주기가 절대 불변은 아니다. 흔히 보듯이 졸음이 쏟아지면 아무리 애를 써도 이것을 막을 수가 없을 정도이다.

약 25만명의 미국인이 수면발작(睡眠發作:narcolepsy)으로 고생하는데 이 병은 당황스럽고 수수께끼같고 때로는 위험하기까지 한 수면장애이다. 수면발작 환자는 간밤에 아무리 잠을 많이 잤어도 낮에 깨어 있는 상태로 있지 못한다. 아무리 노력을 해도 환자는 항상 '발작적 수면(sleep attack)'을 일으키게 되는데, 이것은 5분에서 20분 정도의 수면에 휘감기는 현상이다. 어떤 관찰자는 이런 환자가 수면중독자같다고 여긴다. 환자를 설득하거나 부추기거나 또는 위협해서 깨어 있게 하려고 해도 소용이 없다. 이 환자는 대화 도중에도, 직장상사와 면담중에도, 심지어는 성교를 하다가도 잠에 빠진다. 수면발작에 관한 어떤 연구에서 이런 환자의 40% 이상이 적어도 한번은 운전을 하다가 잠에 빠진 적이 있다고 고백하였다. 수면발작 환자는 수면혼란과 함께 갑자기 근긴장을 상실하기도 한다. 환자는 갑자기 바닥에 쓰러지는 수도 있는데 특히 정서적으로 흥분되어 있을 때 그렇다. 의학적으로는 이런 행동을 탈력발작(脫力發作: cataplexy)이라고 한다. 그렇기 때문에 수면발작 환자는 장난꾼의 표적이 되기도 하는데, 장난꾼은 환자의 뒤에서 몰래 다가가서 소리를 꽥 지른다. 이때 생기는 공포로 환자는 땅에 선 채로 쓰러져서 뼈가 부러지기도 한다. 수면발작에 대한 그 외의 두 가지의 징후로는 수면마비(각성과 수면의 경계선 기간에 잠깐동안 근긴장이 상실되는 현상)와 환각(각성과 수면 사이의 경계선 타나는 꿈과 유사한 이미지)이 있다.

수면발작의 원인에 대해서 알려져 있는 것은 많지 않다. 수면발작 환자는 REM 수면을 억제하는 능력이 없어서 고통받는 것 같다. 잠이 든 후 몇 분 이내에 수면발작 환자는 막바로 REM수면 상태로 들어간다. 정상적으로는 각성 상태로부터 REM까지 전이하는데는 한 시간 이상이 걸린다. 더욱이 수면발작 환자는 보통사람들보다도 더 빨리 잠에 빠질 수 있는데 발작적 수면이 아닐 때에도 그러하다. 사람들이 안자던 시간에 낮잠을 자려면 잠에 빠지기까지 평균적으로 약 15분 정도가 걸린다. 그러나 수면발작 환자는 2분내에 잠에 빠질 수 있는데 낮시간의 어느 때라도 상관없으며 간밤에 취한 수면 양과도 무관하다.

수면발작의 증상인 갑작스런 수면의 개시, 탈력발작, 환각 및 수면마비 등을 보면 수면이 근긴장 및 시각적 이미지와 연관된다는 가설을 지지해 준다. 잠시 숙고해보면 탈력발작이라는 수면마비는 보통은 REM 수면에서만 볼 수 있는 근긴장억제가 각성상태내로 침입해 들어왔기 때문에 생기는 것이라 할 수 있다. 또한 환각은 각성과 수면 사이의 여명상태에서 나타나는 꿈인 것 같다.

현재까지 합의된 사항은 탈력발작, 수면마비 및 환각은 REM 수면이 따로따로 나타난 것이라는 점이다.

라고 스탠포드대학의 수면연구가 디멘트는 말한다. 이런 장애를 연구하는 데에 필요한 동물모델을 발견함으로써 수면발작에 대한 그의 연구에는 새로운 차원이 열리기 시작하였다. 도베르만(테리어 개의 일종)의 수면발작은 유전된다. 수면발작을 나타내는 그 개의 뇌를 분석해 보면 몇 가지의 신경전달물질이 관련되어 있음을 알 수 있는데, 이러한 사실은 REM 수면이 이 신경전달물질들의 상호작용으로 발생한다는 이론을 지지해 준다.

우리의 연구결과는 REM 수면을 주도하고 유지시키는 일이 뇌간의 교영역에 있는 세로토닌성, 아드레날린성, 그리고 콜린성 신경망의 정교한 균형이 이루어져야 가능하다는 이론을 지지한다.

라고 디멘트 박사와 그의 동료들은 말한다.

수면발작의 거울상인 만성적인 불면증에 대한 연구로부터도 수면발작에 대한 가설은 지지되었다. 또한 새로운 증거에 따르면 수면발작은 신체의 정상적 수면 리듬이 혼합되기 때문에 발생할 수도 있다고 한다. 여러 해 동안 표준적인 불면증 치료제로 바르비투르산염(barbiturates)이 사용되어 왔다. 잠이 든 사람을 밤새 기록할 수 있는 시대가 도래함으로써 이들 습관성 약물에 대한 탐지가 가능해졌다.

바르비투르산염은 REM 수면을 증가시키기보다는 오히려 심하게 억압한다고 판명되었던 것이다. 사실 이 약물은 며칠밤만 사용하여도 불면증을 해결해 주기보다는 오히려 불면증 문제의 일부분이 되어 버린다.

대안적인 치료법은 불면증이 신체 내의 생물시계가 혼란되어서 생긴다는 견해에서 비롯되었다. 불면증 환자는 자기 고유의 수면─각성 주기에서 벗어나 버린 것이다. 그 결과 잠들기 전에 몇 시간을 엎치락뒤치락하다가 다음날 아침에 완전히 녹초가 된 상태로 깨어난다.

하버드대학의 자이슬러(CharlesCzeisler)는 '시간 치료법(chronotherapy)'이라는 치료법을 개발하였다. 환자주야계획은 내부의 생물시계가 외부세계의 리듬에 맞춰질 때까지 점차적으로 변경된다. 수면─각성 패턴이 불규칙하게 될 수밖에 없는 직업을 가진 사람은 수면개시가 지체되어 불면증이 유발되는 것 같다.

다상성 인격(多相性 人格 : The multiple personality)

58된 목수 토니를 만났을 때 그는 적어도 30가지의 서로 다른 인격을 가지고 있었다. 이 인격들 중에 많은 종류는 다른 인격이 전혀 알 수 없는 대상을 보고 경험한다. 사정이 이러하므로 여러 다상성 인격 소유자들과 마찬가지로 토니도 종종 기억 착오를 겪는다.
"기억이 없어요. 다른 내가 그 일을 하였다던가 안 하였다던

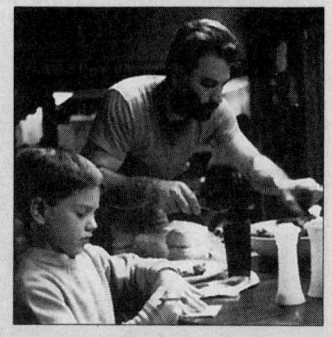

▲ 토니

지 말해 주지 않으면, 무슨 일이 일어났는지 회상할 수가 없어요." 라고 말한다.
어느날 토니는 결혼식에 갔는데, 더 정확히 말해서 토니의 한 인격이 결혼식에 갔는데, 토니는 그 인격을 '사기꾼'이라고 한다. 토니는 그곳에 간억이 없다고 하였다.
"그 사기꾼이 그날 밤 내내 나의 혼을 쏙 빼어 놓았어요. 그래서 며칠이 지나서야 그곳에 가서 사람들에게 물어보았답니다. 혹시 결혼식장에서 나를 보았나요?"
자신의 다상성 자아를 이해하려고 토니는 정신의학자 퍼트남(Frank Putnam)에게 진찰을 받았다. 유발전위(evoked potential : 소리나 빛을 반복해서 제시해 주는데 따라 생기는 뇌의 전기적 반응)를 측정해 본 결과, 토니는 완전히 별개인 세 가지 인격을 가지고 있었다. 각 인격은 나름대로의 독특한 유발전위를 나타내었다.

토니가 세 가지 이상의 다른 인격하에서 이렇게 별개의 유발전위를 나타낸다는 것은 사실상 다른 인격이 발동될 때는 실제적인 신체적 변화가 있다는 것을 의미한다. 그것은 또한, 우리가 신체에 영향을 끼치는 심리적 상태를 보고 있는 중임을 의미하는 것이다.

라고 퍼트남 박사는 말한다. 퍼트남은 다상성 인격을 지닌 여타 사람들을 검사하여서 그가 유발전위에서 발견한 사실을 확증지었다. 그런 사람들은 어떤 순간에 어떤 인격이 우위를 점하고 있느냐에 따라서 유발전위가 달라진다.

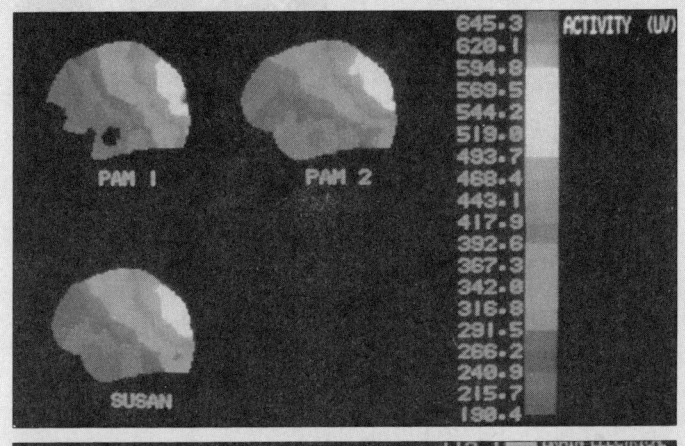

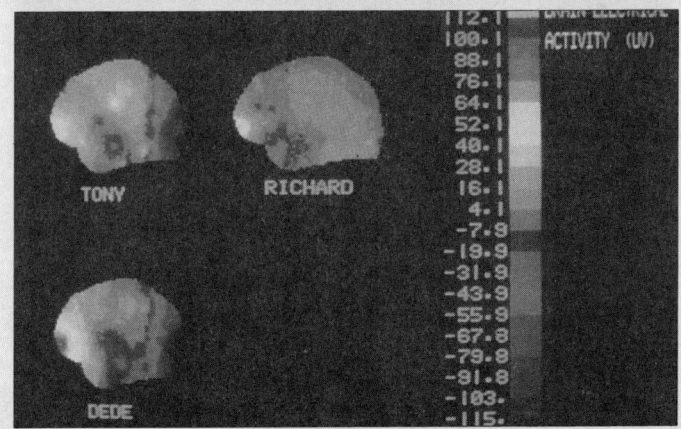

▲ 다상성 인격을 가진 것처럼 가장하는 사람들에게는 팸(다상성 인격을 소유한 또 다른 사람의 이름)이나 토니가 PET주사에서 보이는 그런 차이가 나타나지 않는다

연구자들은 이제 불면증에 대한 그들의 생각을 바꾸었다. 이것을 더 이상 그 자체로서 병으로 여기지 않고 다른 어떤 질병에 대한 하나의 증상이라고 여긴다. 수년전에 행해진 불면증 환자에 대한 연구에서는 70% 이상의 환자들이 정서적 문제 특히 우울증으로 시달리고 있음이 밝혀졌다. 몇 명의 우울증 환자는 하룻밤을 자지 않자 오히려 상태가 호전되었다. 다른 환자들은 REM수면에 들어갈 때마다 깨워 주는 것을 좋아하였다. 이들 환자는 REM억제제인 항우울제에 의해 상태가 호전되는 것 같았다. 환자의 수면양상을 관찰함으로써 우울증이 개선되는가를 알아볼 수 있다. 우울증에 효과가 있다고 생각되는 약물은 약물투여 초기에 정상적인 수면 리듬을 회복시켜 줌으로써 효과를 발휘하는 것 같다.

미국 전역에 걸쳐 있는 수면 센터에서 연구자들은 수면과 관련되는 장애로 고생하는 많은 사람들의 수면, 정신건강 및 복지를 개선하기 위하여 많은 전자장비를 갖추고 있다. 수면주기에 대한 시기, 길이, 순서 및 내적 조직화를 분석함으로써 많은 수면-각성 장애를 진단하고 치료할 수 있게 되었다.

뇌가 대안적인 채널을 이용할 수 있는 큰 용량을 가지고 있다는 사실이 수면과 꿈에 관한 연구로부터 명확해졌다. 뇌가 깊은 수면 상태에 빠지고 나서 몇 분 후에는 꿈이 나타나는 REM기간이 뒤따르며 훨씬 뒤에는 각성기간이 뒤따르게 된다. 이러한 의식의 이행은 뇌가 목적을 달성하기 위해서 사용하는 책략이 다르기 때문에 생기는 것 같다. 예를 들어 내가 당신에게 이 책을 넘겨 주려고 할 때, 나는 나의 오른손이나 왼손을 사용할 수도 있고, 또는 입술과 혀의 근육만을 사용해서 다른 사람으로 하여금 당신에게 이 책을 건네주도록 요청할 수도 있다. 그 목적은(나로부터 당신에게 책이 옮겨지는 것) 같은 것이지만 방법은 현저하게 다른 것이다.

　　최근의 연구에 따르면, 뇌전문화의 차이가 수세기 동안 정신과의사를 미궁에 빠뜨리고 혼란시켜왔던 장애에 대한 실마리를 제공해 줄 가능 제시되었다. 이른바 다상성인격(multiple personalities)이 그것인데, 이는 한 개인 내에 2개 이상의 별개의 성격이 존재하는 것으로서 2개 이상으로 분리되어 있는 뇌의 상태를 나타내 준다.
　　국립정신건강연구소의 정신의학자인 퍼트남(Frank Putnam)은 뇌파추적 연구(특히 유발전위 연구)를 이용하여 '복수'로 공존하고 있는 각각의 성격을 구별해 낼 수 있음을 발견하였다. 다상성인격 환자는 각각의 해당 성격에 따라 독특한 신경생리학적 상태로 들어가는 것 같다. 이런 식으로 하나의 뇌속에 몇 개의 성격이 공존한다. 즉 뇌의 기능이 다른 양상으로 변경됨에 따라 이와 함께 성격도 변하게 된다.
　　여러 해 동안 다상성인격 환자를 연구해온 정신의학자들은 흔히 신체적 자세와 목소리의 음조가 미묘하게 변하면서 그 환자의 성격이 전환된다는 사실에 주목해 왔다. 1~2분 내에 인격이 완전히 전환된다. 새로운 성격이 나타나면 말도 다르게 하고 걷거나 자세를 취하는 것도 달라진다. 심지어는 가치관, 행동 및 사고의 표현까지도 달라지는 것 같다. 말이 유창해지는가 하면 말의 속도, 어조 및 강세도 달라지게 된다.
　　직업적인 배우도 이와 유사한 변모를 할 수는 있지만 진짜 다상성인격 환자의 솜씨를 따라갈 수 없다. 더욱이 직업 배우를 대상으로 유발전위 연구를 해보면 뇌의 기본양상에는 전혀 변화가 없음을 알 수 있다. 반면에 다상성 인격 환자는 각각의 다른 인격이 나타날 때마다 유발전위 양상이 바뀐다.

　다상성인격에 관한 연구를 통하여 신경과학자들은 자신들이 가지고 있던 의식전환에 대한 전통적인 생각 몇 가지를 바꾸기 시작하였다. 다상성인격이란 우리 모두가 일상적으로 겪는 일의 극단적인 예를 나타내는 것일지도 모른다. 예를 들면 어렵거나 스트레스를 유발시키는 상황에 직면하면 우리는 이것을 마음에서 떨쳐버리려고 한다. 따분해지면 공상이나 백일몽으로 빠져드는 경향이 있다. 우리의 각성 상태는 약물, 알콜, 그리고 심지어는 간밤의 수면의 양에 따라 서로 달라진다. 그렇다고 우리 모두가 다상성인격을 가지고 있다는 의미는 아니다. 그러나 우리가 일상적으로 지닌 성격이 우리가 믿는 만큼 안정되고 통합된 것이 아니라는 것을 말하는 것이다. 우리의 뇌파의 변화는 흔히 이런 정신상태의 변화와 함께 나타난다. 예를 들어 졸거나 공상을 하면 뇌파는 느려지고 반면에 충분히 각성되어 있을 때는 그것을 잘 나타내는 독특한 뇌파가 나온다. 다상성인격과 관련된 유발전위 연구로부터 우리는 정상적인 성격의 토대가 되는 신경행동적 기전에 대해서 보다 많은 것을 배울 수 있을 것이다. 우리의 뇌의 전기적 양상은 기분에 따라 달라지는가? 이러한 양상은 긴 기간(5년 또는 10년)에 걸쳐서 변하는가? 아직까지는 이들 질문에 대해서 아무도 대답할 수 없다. 표준적인 EEG는 이와 같은 연구에는 너무도 민감하지 못하다. EEG표본은 너무 광범위하고 많은 외적 요인에 의해 달라진다. 유발전위 기록을 가지고, 언젠가는 서로 다른 심리적 조건하에서 인간의 뇌에서 나타나는 미묘한 변화를 밝혀낼 수 있을 것이다. 아직까지는 여기에 필요한 실험이 수행되지 않았다.

그러나 그와는 다른 종류의 의식전환상태가 전세계 연구실의 연구과제가 되어왔다. 예를 들면 선(禪)을 하는 사람들은 명상의 깊이에 따라 알파(alpha)파를 변경시킬 수 있음이 알려져 있다. 노련한 명상가들은 거의 즉시 단계 4의 명상으로 들어갈 수 있는데, 이 단계에서는 정상적인 알파리듬이 사라지고 더 느린 세타(theta)파 활동으로 대체되는 것이 특징이다.

수련의 수준을 어느 정도까지는 뇌파형태로 알아낼 수 있다.

라고 히라이(Tomio Hirai) 박사는 말한다. 그는 일본의 신경생리학 전문연구자이며 '선의 정신생리학'이라는 책의 저자이다. 그가 실시한 최근의 실험에서, 선의 대가가 준 공안(koan;형이상학적 질문)에 대해 선수련생이 올바른 대답을 하였는지 여부에 대해 히라이 박사는 이것을 뇌파형태와 관련지었다.

선의 대가들은 수련생이 베타(beta)파를 나타내는 상태에서 한 답은 절대로 받아들이지 않는다는 사실을 알아내었다. 대가가 받아들일 수 있는 답을 하기 위해서 수련생은 단계 4나, 아니면 적어도 단계 3에 도달해야만 한다(단계 3의 명상에서 알파파는 느려지며 보다 느린 세타파가 나타난다).

뇌활동의 이러한 변화는 졸거나 풋잠을 잘 때 나타나는 단순한 리듬의 변화는 아니다.

    선정은 정신적 안정과 수면 사이의 상태가 아니라 마음이 최적상태로 운용되고 있는 어떤 상태이다.
    이런 상태에서 이 사람은 이완되어 있으나 그에게 다가오는 어떠한 자극도 수용하고 적극적으로 반응할 준비가 되어 있다. 이것을 보건대, 의식의 조정은 뇌파의 변화로부터 생긴다고 해석할 수 있을 것이다.

라고 히라이 박사는 적고 있다.
    그러나 모든 의식상태의 변화가 뇌의 전기적 활동성 변화에 동반하여 나타나는 것은 아니다. 예를 들어서 최면에 걸려 있는 피험자는 무아상태에서도 정상적인 뇌파형태가 나타난다. 통상적인 자가발생적 훈련(autogenic training) 및 초월적 명상(transcendental meditation)을 할 때는 전형적으로 졸고 있을 때 나타나는 EEG형태가 나타난다. 개괄적으로 현재의 신경과학적 연구는 내,외적 자극에 대한 뇌의 전기활동성과 반응성이 몇몇 훈련으로는 수정될 수 있지만 다른 훈련들로는 그렇지 못하다는 것을 시사한다. 왜 어떤 훈련에 의해서는 뇌활동성이 변화될 수 있는데 반해서 다른 훈련에 의해서는 이런 효과가 나타나지 않는가에 대한 이유는 명확하지가 않다. 완전히 정상적인 사람들도 규칙적으로 극적인 의식변화를 경험하고 있다는 것을 우리는 잘 알고 있다. 퍼트남 박사는 다음과 같이 말한다.

    정상적인 사람들도 매우 현저한 의식상태의 변화를 나타내며 이런 변화는 생리적 변화와 함께 일어난 것임을 시사하는 많은 증거가 있다. 문제는 이런 변화를 시범해 보일 수 있는가 하는 것이다. 나는 다상성인격이 정상적 과정의 강한 표현이라고 생각한다. 다상성인격자는 이상스러운 외계에서 온 사람이 아니라, 그들은 단지 우리에게 발생하는 어떤 과정을 과장해서 나타낼 뿐이다.

뇌가 있음으로 해서 우리가 인간성을 갖춘 존재가 되므로, 정상적인 뇌기능의 붕괴 및 왜곡은 인간성을 손상한다. 손상된 뇌는 손상영역에 따라서 손상된 정신을 만들어낸다. 예를 들어서 앞장에서 본 것처럼 해마나 편도체에 질병이 생기면 기억에 영향을 받는다. 한쪽 반구의 두정엽이 손상되면 반대쪽 신체의 인식이 잘못될 수 있다.

그러나 우리의 인간성에 가장 파괴적인 영향을 미치는 뇌질환은 그 영향이 뇌에 광범위하게 퍼지는 질환이다. 노화함에 따라 생기는 가장 두렵고 황폐한 측면 중의 하나가 노인성치매(dementia)이다. 노인들이 양로원의 신세를 질 수밖에 없는 가장 주된 이유 중의 하나가 바로 이 노인성치매이다. 65세 이상의 노인 중 약 5% 이상이 심한 노인성치매로 시달리며 나머지 중에서 10%의 노인들도 경미한 상태의 노인성치매로 고생한다. 전체적으로 양로원비 중 노인성치매에 드는 비용은 연간 60억 달러나 된다. 그러나 더욱 안타까운 것은 이 고약한 질병이 환자에게 주는 타격이다.

초기 단계의 노인성치매 환자는 최근에 일어난 사건을 잊어버린다. 이름, 주소, 중요 사항 등 예전에는 거의 또는 전혀 기억해 내려고 애쓸 필요가 없었던 기억들이 회상되지 않는다. 일반적으로 이 환자는 바로 얼마전에 일어났던 일보다 먼 옛날에 일어났던 사건을 더 잘 회상한다. 병이 진행됨에 따라 환자는 말하고 쓰고 더하고 심지어 일관성 있게 말하는 능력까지도 상실한다. 이러한 것들과 더불어 정서적인 증상들이 많이 나타난다. 즉 성마름, 정서적 불안, 환각, 심지어는 친척이나 친구가 자신을 병들게 하였다는 편집증적 공포 등이 나타난다. 말기에는 이 환자는 비참한 모습이 되는데, 혼란상태가 극심히며 흔히 대소변을 가리지 못하며 사랑하는 사람들과 친구들을 알아보지 못하는 일이 잦아진다.

노인성치매, 특히 알쯔하이머병(Alzheimer's disease)으로 희생된 환자의 뇌를 조사하면 대뇌피질과 해마에서 뒤틀리고 엉켜 있는 신경섬유와 신경염성 반점(neuritic plaques)을 보이는 비정상적인 축색(neurites)이 발견된다. 알쯔하이머병의 증상은 이들이 대뇌피질과 해마에서 비정상적으로 발달하기 때문에 생기는 것 같다. 사실, 이들 비정상적인 요소의 밀도는 이 정신질환의 심한 정도와 직접적으로 관련되어 있다.

최근까지는 알쯔하이머병을 예방하거나 치료할 수 있다는 실마리가 거의 없었다. 치료 대신에 환자들을 정신병원이나 양로원에 가두었다. 그러나 과거 10년간의 경험에 비추어 보면, 이 병은 언젠가는 치료될 수 있으며 심지어는 예방될 수도 있다고 조심스럽게 낙관할 수 있다.

현재 연구중인 치료법은 신경전달물질과 관련이 있는데 가장 유망한 분야의 연구는 기억기능에 영향을 미치는 신경전달자물질인 아세틸콜린(acetylcholine)의 효과와 관련이 있다. 뇌 속의 아세틸콜린을 차단하는 약물은 정상적인 실험지원자들에게 기억상실증을 일으켰다. 이 기억상실증은 매우 선택적이어서 최근의 기억만이 손상되었다. 뇌속의 아세틸콜린을 증가시키는 약물에 대한 연구로부터 최근의 기억형성에서 아세틸콜린이 중요하다는 부가적인 견해가 나왔다. 아세틸콜린의 함유량을 증가시킬 목적으로 신경전달물질의 균형을 변형시키면 기억이 향상된다. 반대로, 아세틸콜린계에 장애가 생기면 알쯔하이머병에서 볼 수 있는 양상의 혼란이 야기될 수 있다.

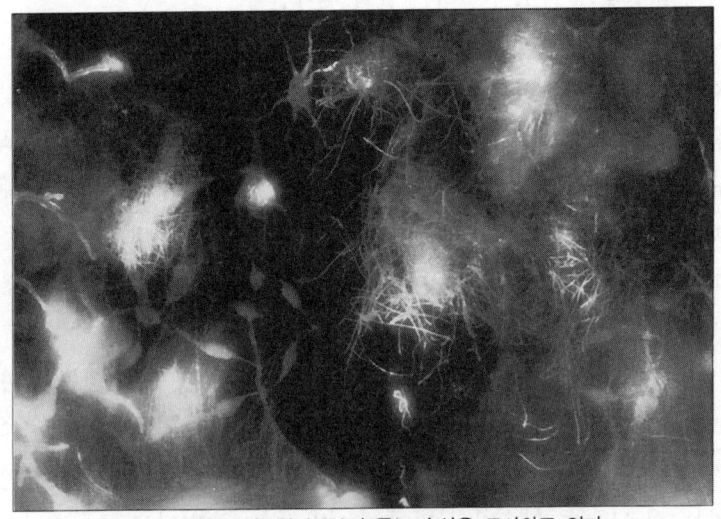

▲ 이 모델은 알쯔하이머병이 주는 손상을 묘사하고 있다
반점과 수상돌기의 엉킴이 신경망을 차단하여서
뇌가 정상적인 기능을 못 하도록 한다

그러나 어떤 특정 신경전달물질(아세틸콜린)만을 탐지해서는 알츠하이머병의 기전에 대한 통찰을 아주 조금밖에는 얻을 수 없다. 무

엇이 아세틸콜린을 감소시키는가? 아세틸콜린의 생산에 결함이 있는가 아니면 저장에 결함이 있는가?

이들 질문에 답을 얻기 위하여 신경과학자들은 알쯔하이머병으로 죽은 환자의 뇌를 검사해 보았다. 대뇌피질에서 그들은 아세틸콜린을 합성하는 효소의 60~90%가 감소되어 있음을 알아내었다. 동시에 그들은 전뇌의 한 영역에 주목하였는데 이 전뇌영역은 대뇌피질로 투사하는 시교차(optic chiasm: 여기에서 시신경이 교차한다) 부근이다. 이 영역은 19세기에 이를 발견한 마이네르트(Meynert)의 이름을 따서 마이네르트 기저부핵(nucleus basalis of Meynert)이라고 하는데 이 영역이 손상되면 알쯔하이머병의 경우와 유사하게 피질의 콜린성 활동성이 감소한다.

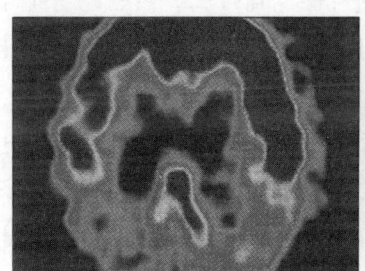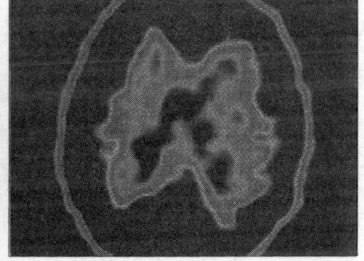

▲ 오른쪽은 정상적인 뇌의 PET주사이고 왼쪽은 알쯔하이머병 환자 것인데 극적인 대조를 보여 주고 있다

지금으로선 알쯔하이머병의 초기에 나타나는 비정상적 증상은 이 기저부핵의 세포들이 서서히 죽어가기 때문에 생기는 것이라고 생각된다. 이러한 장애가 노화성 반점의 형성에 대한 설명이 될 수

있다. 기저부핵내의 세포는 더 이상 아세틸콜린을 공급할 수 없기 때문에 그 결과 이 기저부핵으로부터 대뇌피질로 뻗어 있는 신경돌기가 제 기능을 못 하게 된다. 이 축색들은 반점으로 변하기 시작하며 신경전도가 붕괴된다. 이러한 상황으로 보건대 이 기저부핵은 환경에서 발생하는 사건에 반응하도록 피질을 자극하는 것 같다. 이 기저부핵내의 세포기록 결과는 다음과 같은 가설과 일치한다. 동물이 환경내의 사건에 주의를 기울이거나 보상을 찾고 있을 때 이 기저부핵 내의 세포는 가장 활동적이 된다.

인간의 경우 아세틸콜린계는 사람이 어떤 상황에 열중해 있을 때 활성화된다고 믿어진다. 처음 대면하는 사람의 얼굴에 대한 세부사항을 기억하거나 위트 있는 재담가의 재치를 빨리 따라갈 때가 그 일례이다. 한편 알쯔하이머병의 환자는 상대적으로 어떤 상황에서 사람이나 사건에 무관심하다. 관심, 열정, 그리고 기억에 있어서 심하게 위축되어 있다.

기억형성에 아세틸콜린이 중요하다는 사실은 실험동물에게 일련의 뇌이식을 함으로써 모의적으로 시범되었는데 이런 시도는 알쯔하이머병 환자에게 유사한 뇌이식수술을 하는 선구적 실험이 될 것이다. 스웨덴 룬트대학의 뷰클룬트(Anders Bjorklund)에 따르면, 미래에는 아세틸콜린을 생산하는 뇌영역을 이식하는 것이 정상적인 정신기능을 유지하거나 축적하는 데에 필요한 아세틸콜린을 마련해 주는 바탕이 될 것이라고 한다. 이미 쥐에 대한 실험에서 아세틸콜린을 생성하고 있는 다른 쥐의 뇌조직을 이식받은 쥐는 미로달리기에서의 수행이 향상되었다.

뷰클룬트의 이식실험은 앞에 이야기한 파킨슨병 환자에 대한 연구를 확장한 것인데, 파킨슨병에서는 고갈된 도파민을 공급할 목적으로 환자 자신의 부신에 있는 도파민을 생성하는 세포를 뇌로 이식하였다. 그러나 아세틸콜린과 관련된 이식수술은 보다 더 복잡하다. 첫번째 이유는 부신이 도파민을 생산하는데 이용되듯이 아세틸콜린을 생산하는 데 소용되는 해당 기관이 없다는 것이다. 둘째로 오늘날의 신경과학들이 잘 알고 있는 바와 같이 도파민과 아세틸콜린은 뇌속에서 완전히 다른 기능을 하나는 것이다. 도파민은 흑질(substantia nigra)과 선조체(striatum)간의 연결상에서(1장 참조) 효과를 나타내며, 선조체로 하여금 적절한 활동 수준으로 기능을 계속하게 하는 일종의 호르몬과 같은 작용을 한다.

　　마치 자동온도조절기에서 나오는 출력처럼 도파민은 흑질에서 나와서 선조체 활동의 전반적인 수준을 조절하는 것 같다. 도파민은 우리가 생각하는 바의 정보가 아니다. 단순히 신조체를 활성화시키고 있을 뿐이다.

라고 신경생물학자인 헤르켄햄(Miles Herkenham)은 말한다. 한편 아세틸콜린은 뇌의 한 곳으로부터 다른 곳으로부 보내지는 메시지와 더 유사하다. 이것은 상징정보, 그리고 의미와 관련된다. 뇌에 아세틸콜린을 주입하고 정신기능이 전반적으로 향상되기를 바라는 것은 세살박이 어린애가 노는데 사전을 주고서는 그 애가 육아일기를 쓸 것이라 바라는 것과 같다.

　　이런 사실은 알쯔하이머병을 치료하고자 할 때 겪는 큰 난관중의 하나이다. 피질로 투사하는 아세틸콜린성 뉴런은 피질에 줄 메시지를 갖고 있다. 알쯔하이머병을 치료하려면 우리는 우선 메시지가 무엇이며 그것이 어떻게 구성되어 있으며 또한 우리가 그 암호를 어떻게 해독할 것인가에 대해 보다 많은 것을 알아야 한다. 알쯔하이머병에 대해 아주 극적인 무엇인가를 할 수 있을 것이라는 확고한 희망은 바로 우리가 이러한 일들을 할 수 있을 때에만 가질 수 있다.

라고 헤르켄햄 박사는 말한다.

    희생자의 뇌와 행동 모두를 황폐화시키는 알쯔하이머병에 대해서 다시 한번 구태의연한 질문을 해보자 : 뇌와 정신은 어떤 관계가 있는가? 정신은 단순히 뇌인가? 현대의 연구에서 비롯된 어떤 통찰이 이들 질문과 관계가 있다. 예를 들면 인간의 뇌를 연구하는 새롭고 혁신적인 기법으로 말미암아 과거의 많은 철학적인 사색은 그 설득력을 잃어 버렸다. 예를 들어 PET 주사기(scanner)로 피험자가 교향곡을 듣고 있을 때 포도당의 소모 양상을 관찰할 수 있다. 이것은 교향곡이 어떤 신경활동에 불과하다는 의미인가? 그런 주장은 증명할 수도 없거니와 받아들이기도 힘들다. 교향곡은 뉴런의 배열이 아니다. 교향곡은 교향곡이지 뇌의 활동성으로 설명될 수도 없고 뇌활동의 등가물도 아니다. 내 생각으로는 정신 대 뇌의 문제점은 우리 정신세계의 그림자 아래에 숨어 있는 무엇인가가 있을 것이라는 고집에서 비롯되는 것 같다. 예를 들면 내가 연주회에 있는 동안 나의 뇌는 신경과학자가 PET로 증명해 보일 수 있는 방법으로 그 음악에 반응할 것이다. 신경과학자의 PET주사는 '어떤 연주회에 반응하고 있는 나의 뇌'를 증명하고 있을 뿐이지 그 외의 어떠한 존재도 증명해 주지 않는다. 왜 이 연주회를 경험하고 있는, 독자적으로 존재하는 분리된 내가 있다고 주장할 필요가 있는가? 만일 내가 이 연주회에 싫증을 느끼고 떠나기를 원한다면 '이 연주회에 싫증난 뇌'가 있는 것이다. 떠날 때는 '이 연주회에 싫증을 느껴서 떠나고 있는 뇌'가 있는 것이다.

내가 이런 글을 쓸 때 분리되어 감독하는 나는 결코 없다. 대신에, '지금 이 글을 쓰고 있는 내'가 있을 뿐이다. 이런 나는 바로 나의 뇌인데 나의 뇌는 끊임없이 변하는 활동성을 가지고 있다. '나', 또는 정신은 늘상 변하는 나의 지각에 영원한 환상을 주는 허구이다. 앞에서 '나의' 그리고 '정신'이라는 단어를 사용하였는데 이런 것들이 이 허구의 일부이다. 외부 또는 내부 현실의 어떤 측면과 상호작용하는 뇌를 제외하고는 어떤 것의 존재를 간단하게 증명할 수 있는 것은 아무것도 없다. 이런 이유 때문에 뇌를 연구하는 과학자들이 아직까지도 '정신의 자리'를 발견하지 못한 것은 놀랄 만한 일이 아니다. 그런 것은 앞으로도 발견될 것 같지 않다.

정신의 개념은 근본적으로 어떠한 목적을 달성하기 위하여 전개되었다. 뇌의 전기화학적인 성질을 발견하기 전에도 사고와 정서가 어떻게 발생할 수 있는가를 설명할 필요가 있었다. 시초에 뇌를 연구하던 과학자들은 뇌의 활동에 대해서 아는 바가 거의 없었으므로 그들은 '다른 어떤 것'이 작용하고 있다고 가정하였다. 철학자 라일(Gilbert Ryle)은 그것을 '기계 속에 있는 유령'이라고 칭하였다. 산업혁명의 여명기에는 뇌가 복잡한 기계의 작용이라고 단정하였다. 이러한 은유는 여전히 남아 있다. '요즘 내 머리는 날카롭지 못해', '내

머리는 약간 녹이 슬었어', '그는 스트레스를 많이 받고 있어서 결국 정신이 와해되어 버렸어' 등등이 그것이다. 그러나 여전히 정신은 뇌라는 기계에서 작용하는 신비한 힘으로 여겨졌다.

신경학 및 정신의학 분야는 '뇌와 정신은 별개의 것이다'라는 이분법에 기초를 두고 있다. 만일 당신이 정신병('정신'의 혼란)을 갖고 있다면 당신은 정신과의사에게 갈 것이다. 만일 당신이 뇌에 질병을 갖고 있다면 당신은 신경과의사를 찾아갈 것이다. 최근에야 이 두 분야는 결합되었다. 행동신경학은 뇌가 모든 행동을 담당하며, 또한 행동이 기능 중인 뇌로부터 나온다는 통찰에 토대를 두고 있다. 오늘날 필요한 것은 새로운 비유법인데, 즉 정신이라는 구식개념에 호소하지 않고 세상을 이해하려는 새로운 방식이 필요한 것이다. 정신이란 몇 가지의 뇌 기능을 기술하는 데에 필요한 하나의 단어에 불과하다. 아일랜드의 모든 잔디밭을 다 파서 뒤집어 엎어도 요정의 마을을 발견할 수 없듯이 뇌를 더욱 더 파헤친다고 해서 정신의 문제에 대해서 더 나은 정의를 얻을 수는 없을 것이다.

위의 견해에 반대하는 비판들 중의 하나가 뇌연구자인 에클즈(John Eccles)*경에 의해서 제기되었다. 그는 이것을 '약속성 유물론(promissory materialism)'의 한 형태라고 부른다.

그러나 사회과학 분야가 아니라 생물과학 분야로 이해해야 마땅한 신경과학은 정신과 같은 것에 대해서 아무것도 약속을 하지 않는다. '정신'이라는 단어는 '인플레이션', '평화', '진보'(과정을 나타내는

---

* 에클즈의 견해에 대해서는 Mario Bunge와 Rub n Ardila가 쓴 책인 Philosophy of Psychology(1987)의 제 13장과 John C. Eccles 자신이 쓴 The understanding of the Brain (1977)의 제 6장을 읽어 보라.

데 유용한 개념들)와 같은 단어들과 동일한 방법으로 사용된다. 인플레이션을 어떤 경제학파에게서 찾아낼 수는 없다. 우리는 '평화'와 면담하기 위해서 유엔에 가는 것이 아니다. 이들 단어는 사물이 아니다. 이들은 단지 몇 마디의 말로써 적절하게 묘사하기에는 너무 복잡한 과정을 설명하는 데에 필요한 단어들이다. 우리의 뇌가 가장 효과적으로 운용되고 있을 때, 즉 각성이 충만한 상태에 있을 때란 우리가 당면 상황에 대해서 정신을 차리고 있을 때이다. 우리의 뇌가 효과적으로 운용되지 못하고 최선의 기능을 발휘하지 못할 때란 정신을 빼고 있을 때이다. 이러한 은유를 사용하는 데는 아무런 문제가 없다. 이런 것은 산타클로스 이야기와 유사한 것이다. 아무도 산타클로스가 실제로 있다고 생각하지는 않지만 산타클로스가 있어서 재미있지 않는가!

과학은 관찰할 수 있는, 적어도 기술할 수 있는 현상에 관여한다. 이것은 오랜 세월동안 생각하기를 좋아하는 사람들의 흥미를 끌어 왔던 질문에 아무것도 대답해 주지 못한다. 예를 들어, '영혼은 존재하는가?'라는 질문은 정신은 존재하는가라는 질문과 똑같은 것이 아니다. 영혼은 구원, 영생, 신과의 대화 등과 같은 것에 관련된 종교적 개념이다. 한편, 정신은 의식, 기억 및 행동에 관한 것이며 또한 기능하는 뇌의 여러 표상과도 연관된다. 많은 인공지능 전문가는 어떤 고성능 컴퓨터가 '정신'을 가질 수 있다고 주장하지만 아무도 컴퓨터가 불멸의 영혼을 가질 수 있다고 말하지는 않는다. 약간 다르게 기술한다면 정신이 뇌와 분리되어 존재한다는 것을 부인한다고 해서 영혼, 신, 내세(이것들은 신학자 및 종교에 귀의한 사람들의 전문영역이다)가 존재하는가에 대해 어떤 입장을 표명하는 것은 절대 아니다. 신경과학자는 이들 신념을 지지하거나 약화시킬 수 없으며 또한 그렇게 해서도 안 된다. 수많은 세월에 걸쳐 내려오는 종교사상가의 주장을 쉽게 부정해 버리지 않는 이성적 겸양을 갖추어야만 하는 데에는 또 다른 이유가 있다. 우리의 이해의 정도는 우리 뇌의 조직화에 의해 한정된다. '우리는 지금 유리창을 통해서 어슴푸레 보고 있다'라고 어떤 신비주의자가 말하였다. 확실히 우리가 지각이나 이성으로 알 수 있는 것과 알 수 없는 것은 우리 뇌가 어떻게 조직화되어 있느냐에 의해 제한받는다는 것을 부인할 수 없다.

우리 뇌의 조직화로 보건대 '현실'의 어떤 측면들은 지각할 수 있는 반면에 다른 것들은 모르고 있을 수도 있다. 외부세계에 오차가 있는 것처럼 뇌조직화의 산물도 필연적으로 오류가 있기 마련이다. 이런 이유 때문에 나는 우리가, '정신이 곧 뇌인가?'라는 질문에 대해서 완벽하게 올바른 결정을 내릴 것이라고는 생각하지 않는다.

이것과 관련되어 있는 몇 가지 문제점들을 알려면 다음의 실험에 당신 자신이 참여하고 있다고 상상해 보아라.

당신은 PET주사사진을 보고 있다. 또한 주사사진을 찍은 방사선학자가 당신과 함께 앉아 있다. 둘은 함께 주사사진에 나타나 있는 활동성에 대해 이야기하고 있다. 이 PET주사기가 현재 통용되고 있는 것보다 약간 더 발전된 것이어서 실시간(real time)적으로 포도당의 소모 양상을 나타내 준다고 가정하자(현재로서는 능숙한 사람이라도 30~45분 정도는 걸릴 것인데, 가까운 장래에는 이런 시간 지연이 훨씬 단축될 것이다).

당신이 PET주사사진을 보고 있을 때 이 방사선학자는 이 주사사진에서 가장 활동적인 영역이 좌반구, 특히 언어영역과 뇌 뒤쪽에 있는 시각영역이라고 지적한다. 이 시점에서 약간 느긋한 음악이 배경으로 깔린다. 거의 즉각적으로 PET주사에 나타나는 활동양상이 변한다. 이제는 우반구에 활동의 초점이 생긴다. 이런 변화에 방사선학자는 주목한다.

"그곳은 음악감상중추 영역의 어느 부분입니다."
라고 그는 대답한다.

잠시 후에 이 방사선학자는 당신에게,
"이 PET주사사진에 대해서 어떻게 생각하십니까?"
라고 묻는다.

"무슨 뜻이죠?"
라 당신은 대답한다.

이 순간 PET주사사진은 또 다르게 변해버린다. 전두야와 청각야가 양측으로 밝게 변했다. 방사선학자가 겸연쩍게 당신을 보고 있다. 둘 다 웃음을 터뜨린다. 당신은 그제서야 그 PET 주사가 당신 자신의 뇌활동성을 묘사한 것임을 알아차린 것이다.

자, 이젠 다음의 질문에 대해 생각해 보자. 이것은 당신의 뇌를 연구하고 있는 당신의 정신을 예로 든 것인가? 또는 우리는 이것이 뇌가 뇌를 연구하고 있는 것이라고 말해도 될까?

이런 가설적 상황을 어떻게 생각하느냐고 몇몇의 사람에게 물어보니 자신의 뇌 PET주사를 보고 있다는 것을 자신이 알고 있느냐 모르고 있느냐에 따라 상당한 차이가 있을 것이라는 데에는 이견이 없었다. 문제는 이 PET영상이 자신의 뇌를 묘사하고 있다는 것을 자신이 안다는 데서 시작한다. 응답자들은 이것이 정신, 인식, 의식, 또는 어떤 모종의 실체가 자기의 뇌를 연구하고 있는 특별한 예라고 생각하고 싶어한다. 만일 당신이 이러한 생각에 동의한다면 질문 하나를 더 하겠다. 이 가설적인 상황에서 당신은 한 가지 대상(뇌)을 연구하고 있는가 아니면 두 가지 대상(뇌와 정신)을 연구하고 있는가?

만일 당신이 한 가지 대상을 연구하고 있다고 한다면, 당신은 당신이 뇌를 연구하고 있다는 것에 동의할 것이다. 그렇지 않다면 PET주사사진에 보이는 저 다채로운 색깔을 띤 물체는 무엇이겠는가?

만일 당신이 두 가지 대상을 연구하고 있다고 한다면, 이 실험의 전반부에서 당신의 정신이 자신의 정신을 알지 못하였다고 인정해야만 한다. 당신의 정신은 다른 사람의 뇌를 연구하고 있다고 생각하였었다. 그러나 갑자기 당신의 정신은 다른 사람의 뇌라고 여겼던 것이 실제로는 바로 자신의 뇌라는 것을 깨달았다. 이것은 기묘한 상황이지 않는가?

우리가 뇌를 연구하고 있는 것인지 정신을 연구하고 있는 것인지는 거의 전적으로 우리의 관점에 달린 것 같다. 따지고 보면 그 PET주사상이 자신의 뇌의 주사상이라는 것을 확실하게 알기 전에도 PET주사상을 관찰하는 것은 이미 어떤 뇌에 대한 연구였다. 아마도 그 시점 이후 당신의 정신은 자기 자신이 자신의 뇌를 연구하고 있다는 것을 인식하게 되었다.

그러나 위와 같은 가설적 상황에서, 그날 당신의 머리가 둔하고 총명하게 돌아가지 않아서 자신의 PET주사상을 보고 있다는 사실을 인식하지 못하였다고 가정해 보자. 당신은 어떤 다른 사람의 뇌에서 포도당 소모와 관계되는 주사사진을 보았다고 확신하면서 방을 떠났을 것이다. 이것은 당신의 정신이 당신의 뇌를 연구하였으나 그것을 모르고 있었다는 뜻일까? 아니면 당신의 정신이 자신의 정신을 연구하였으나 그것을 모르고 있었다는 것일까?

뇌가 뇌를 인식할 때마다, 즉 시신경을 따라서 운반되는 시각적 이미지를 통해서 자신의 PET주사사진을 보고 있을 때마다 우리는 '정신'이라는 단어를 도입한다. 이 PET주사가 실제로 자신의 뇌에 관한 것이라는 것을 알기 이전부터 그 연구는 두말할 여지없이 정신이 아니라 뇌에 대한 연구였다. 이 모든 것은 두 가지 다른 측면으로부터 연구하고 있는 '그것'이 무엇인가 하는 기본적인 질문에는 대답하지 못하고 있다. 만일 우리가 뇌를 부각시키고 싶다면 우리는 PET주사상을 지적할 것이다. 우리가 정신을 부각시키고 싶다면, 배경음악을 끄면서 음악감상 중추에 나타나 있던 활동성이 사라지는 모습을 지적하면 될 것이다. '나의 뇌활동성이 변화함으로써 나타나는 나의 정신을 보시라' 그러나 이러한 방법으로써 딜레마를 해결하려 한다면 막대한 비용이 들뿐이다. 물질보다는 정신이 진정한 실체라고 주장하는 이상주의자는(사고나 의향을 바꾸면 PET 주사상이 변하는 것을 빌미삼아서), 정신이 뇌에 대해 영향력을 발휘할 수 있다고 주장한다. 만약 이것이 사실이라면 이 '정신'은 PET주사상에 나타난 뇌의 활동성과 어떤 관계가 있는가? 환언하면 비물질적인 것이 물질적인 것에 영향을 미칠 수 있는가? 그리고 우리가 '비물질적'인 것, 예를 들어 '힘'에 관해 얘기할 때 그것이 의미하는 바는 무엇인가?

이런 딜레마에 대해 나는 대안적인 해결책을 제시하겠다. 이 모든 예에서 우리가 연구하고 있는 것은 '뇌'라는 것이다. PET주사상을 보고 있는 동안 당신의 뇌는 단순히 당신의 뇌를 연구하고 있었다. 당신이 그것을 알고 난 후에도 당신의 뇌가 자신을 보고 있다는 것을 안 사실 이외에는 아무런 의미심장한 변화가 없다. 우연히 그것을 깨달았다고 해서 이 PET주사상이 즉각적으로 어떤 영향을 받는 것은 아니다. 이 주사상이 당신 자신의 뇌를 묘사하고 있다는 사실을 깨닫든 그렇지 않든 이러한 사실 때문에 PET의 주사상이 변하지는 않는다. 이러한 사실로부터 이 책에 걸쳐서 강조해 왔던 또 다른 사항을 말하겠다. 자기인식(self-recognition)과 관계되는 중추는 없으며 정신이 거주하고 있는 뇌 영역도 없다. 환언컨대, 정신이란 기능하고 있는 뇌의 특성에 불과하다. 어떤 경우에서 당신은 이것에 관해 아는 바가 아주 적으며(실험의 앞부분에서 당신과 방사선학자는 생소한 PET주사상을 연구하였다), 반면에 다른 경우에서는 아는 정도가 훨씬 많다(당신이 자신의 뇌임을 깨닫는 순간에 당신은 자신의 뇌에 관한 PET주사상을 연구하고 있었다). 정신, 의식 및 '자기인식'이란 뇌의 구조와 작용에 있어서 복잡성이 증가하였음을 나타내는 것이다. 어떤 뇌(인간 또는 어떤 고등영장류의 뇌)는 구조가 아주 복잡해서 정신과 의식을 형성하게 된다. 다른 뇌(벌이나 도마뱀의 뇌)는 그렇기에는 덜 복잡하며, 개나 고양이는 그보다는 좀 복잡하지만 정신이나 의식이 있느냐 하는 문제는 쉽게 해결되지는 못하고 있다.

이원론(dualism)—정신과 뇌는 별도로 존재한다는 믿음—적인 주장은 우리가 평소의 의식상태를 부적절하게 이해하는 데서 비롯된다. PET주사가 개발되지 않고 유발전위에 관한 연구가 나타나기 전까지는 사고가 신체적 과정과는 독립적으로 일어날 수 있다는 허구가 지탱될 수 있었다. 1637년, 데카르트는 '나는 생각한다. 고로 나는 존재한다'라고 말하였다.

그러나 해당과학기술이 발달한 이래로 사고나 정서, 그리고 심지어는 기본감각까지도 뇌의 상태변화와 함께 나타난다는 사실이 명백해졌다. 포도당, 산소, 기타의 영양소 및 대사물질은 정신상태와 그 순간의 상황에 따라 변한다. 이처럼 사고는 뇌 활동의 변화를 일으킨다. 진정한 의미에 있어서 사고는 신경적 활동이라는 결과를 낳는다. 하지만 그 역도 참이다.

LSD를 취하거나, 코카인을 흡입하거나, 마리화나를 한 모금 빨면 뇌의 화학작용이 변하는데 이로부터 정신활동(즉 정신)이 변경된다. 기억과 어떤 형태의 정신병 및 노인성치매에 관한 연구를 통해 신경과학자는 '모든' 정신활동이 뇌의 활동성이라는 측면으로 공식화될 날이 올 것이라고 믿고 있다. 그러나 정확한 상관의 정도는 미정인 상태이다. 예를 들면 모든 사고가 신경의 활동양상이나 신경 선날물질의 작용으로 직접 해석될 것 같지는 않다. 때문에 뇌활동성을 가지고 '생각을 읽어내기'란 거의 불가능할 것 같다. 유감스럽게도 일대일의 양상으로 정신과 뇌를 상관시키지 못하는 연유로, 정신이 뇌와는 독립적으로 존재한다는 주장은 아마도 계속될 것이다.

정신과 뇌 : 또 하나의 논의

신경과학자라고 해서 누구나 다 정신이 뇌와는 별개로 존재하는 것이 아니라고 생각하지는 않는다. 다른 의견도 있는데 '기회균등'을 보장한다는 의미에서 확고한 이원론자의 입장에 서서 다음과 같은 논의를 펴보이겠다. 이 논의는 이 장에서 전개된 나의 논거와는 반대되는 것이다. 독자들은 어느 것이 더 신빙성이 있는지 판단해 볼 일이다.

펜필드(Wild Penfield)는 84세로 생을 마쳤는데 죽기 2년 전에 마지막 책을 썼다. 그 책의 이름은 '정신의 신비(The Mystery of the Mind)'이다. 짬이 날 때마다 그는 그 책의 주제에 대해서 계속 생각해왔는데, 그 주제란 바로 정신, 뇌, 과학의 관계성이었다.

몬트리올 교외에 있는 농장에서 어느 주말을 보낼 때, 펜필드는 페인트통이 들어 있는 조그만 바구니를 손에 들고 근처의 언덕에 올라가서 커다란 바위에 무엇인가를 쓰기 시작하였다. 바위의 한 면에는 희랍어로 '정신'이라고 쓰고 거기서부터 실선을 그어서 과학이 표상하는 바 '의술의 상징 마크'에 연결시켰다. 그리고 거기서부터 다시 실선을 바위의 다른 면까지 긋고 그곳에 인간 머리의 외곽선을, 그리고 그 안쪽에 뇌를 그려 넣었다. 이렇게 하고 펜필드는 만족하였는데, 그는 뇌에 대해서 올바로 연구하기만 하면 필연적으로 정신을 이해할 수 있을 것이라고 생각하였던 것이다.
그런데 펜필드가 그 책을 써 나가면서, 그 자신이 선구자적으로 연구하였던 바로 그 분야, 즉 뇌에 대한 연구가 정신을 이해할 수 있게 해 주리라는 확신이 점점 퇴색되어갔다. 그리하여 죽기 6개월 전에 그는 마침내 모종의 결론에 도달하였다.

캐나다의 찬바람을 막기 위해 스웨터를 여섯 겹이나 껴 입고서 펜필드는 다시 그 바위로 갔다. 그리고는 정신과 뇌를 연결시켰던 그 실선을 점선으로 만들어 버렸다. 다 아시겠지만 이것은 바로 뇌를 연구하면 결국 정신을 설명할 수 있게 되리라는 생각에 대한 펜필드의 회의를 나타낸 것이다.

신경과학자들 가운데 만년에 정신과 뇌의 관계성에 대한 믿음이 바뀐 사람은 펜필드만이 아니다. 노벨상 수상자인 에클즈경은 만년에 철학자인 포퍼(Karl Popper)와 손을 잡았다. 그 둘은 《자아와 뇌(The self and Its Brain)》라는 책을 썼는데, 그 책은 현대적 이원론을 표방하고 있다. 즉 정신과 뇌는 별개의 실체라는 것이다. 노벨의학상을 받은 스페리(Roger Sperry)는 인간의식의 본질에 대한 연구에 몰두해 있다. 뇌연구자인 프리브람(Karl Pribram)은 현재 물리학자 봄(David Bohm)과 함께 양자물리학에서 나온 아이디어를 가지고 정신과 의식을 통합하려 하고 있다. 이들 모두는 물질과 의식을 전일적 세계관(holistic world view)으로 통합시켜 주는 모델을 찾고 있다.

왜 이런 뇌연구자들이 연구를 하다가 나중에는, 뇌에 대한 현재지식이 정신과 의식을 설명하는 데 적절하다는 생각을 바꾸어 버렸는가? 무엇 때문에 그 사람들은 그런 신비주의적 경향을 갖게 되는가?

그 한 가지 이유는 인간의 뇌가 다른 신체기관에 비해서 독특하다는 데 있다. 신경외과의사인 쿠퍼(Irving Cooper)는 자서전인 《생명의 탐침(The Vital Probe)》에서 '뇌와 비견할 것은 없다'라고 하면서 다음과 같이 적고 있다.

만일 어떤 조직(tissue)이 있는데 이것이 보고, 생각하고, 듣고, 느끼고, 무서워하고, 원하고, 창조하는 능력을 가지고 있다면 이것 이외에 다른 어느 것을 택하겠는가?

유독 뇌에 대한 흥미와 열정 때문에 신경과학자들이 신비주의적 경향에 빠지게 된다고 할 수는 없다. 왜냐하면 신경과학자들 중 소수만이 철학적으로 되어 버리기 때문이다. 하지만 그들 연구의 특성과 구하는 답의 종류가 만년에 변신토록 하는데 기여하였음은 의문의 여지가 없다. 펜필드의 연구는 측두엽을 신경외과적으로 탐구한 것이었다. 펜필드가 환자의 측두엽에 전기자극을 가하면, 그 환자는 친숙한 느낌과 생생한 기억을 보고하였다. 본질을 말하자면 환자는 수술현장에서 일어나는 실제적 사건과는 관계없는 경험을 보고하였는데, 이것은 신경조직에 직접적인 자극을 가한 결과이다. 이것은 우리의 의식적 경험이라는 것이 전적으로 전기펄스로 이해되어도 좋다는 의미인가? 펜필드는 몬트리올 신경학연구소의 수술실에서부터 바위에 최종결론으로 불가지론을 표시할 때까지 50년간을 그렇게 생각해 왔던 것이다.

펜필드와 스페리 같은 연구자들은 '정신은 뇌의 기능적 측면으로 설명될 수 있다'라는 주장으로 미몽을 깨쳐왔던 뇌연구자들의 표본이었다. 그들은 '미성숙한 신경과학'에 '냉엄한 활동전위와 분자의 운동'을 앞세워 반기를 들었다.
이런 뇌 과학자들의 공통점은 의문에 대해서 탈관습적인 노선을 취하였을 뿐 아니라 혁신적 태도를 열렬히 추구하였다는 것이다. 그들은 또한 초월적 영향에 대해서도 개방적 태도를 취해왔다.

예를 들면 에클즈는 18세 때 '돌연히 엄청난 경험'을 하고는 정신과 뇌에 대한 문제(mind-brain problem)에 강한 관심을 가지게 되었다. 그는 신경과학을 하게 된 이유가 그 경험에 있다고 한다. 신비주의적 경향을 가진 뇌 연구자들은 또한 그들의 연구결과와 아이디어를 다른 분야의 전문가들과 나누기를 좋아한다. 펜필드의 책 '정신의 신비'는 예일대학 철학과 교수인 헨들(Charles hendle)의 격려로 쓰여졌다. 많은 격려가 필요하였을 것인데, 왜냐하면 펜필드가 그 책의 초안을 보여 주었을 때 다른 여러 신경과학자들은 그런 책을 쓰는 일을 그만두라고 만류하였기 때문이다. 그들에게는 펜필드가 신경생리학자에서 철학자로 사색적 급변을 하는 것이, '비과학적'인 것이었다. 헨들의 격려에 힘입어 펜필드는 다음과 같이 적고 있다.

내가 심각하게 받아들이고 믿을 수밖에 없는 것은 인간의 의식, 정신이라는 것이 뇌의 기제로 환원될 수 없는 그 무엇이라는 것이다.

인간의 뇌에 대한 연구가 흔히 신비주의로 빠져 버리는 것이 놀라운 일은 아니다. 다음과 같은 역설적인 면이 있지 않은가. 즉 의문을 가진 기관, 다시 말하면 뇌는 바로 그 자신에 대해 의문을 가지고 있는 것이다. 뇌는 자신을 이해하고자 하는 이 우주에 단 하나밖에 없는 기관이다. 이런 관점에서 보자면 신비주의로 선회해 버린 뇌 과학자는 훨씬 더 많을 것이다. 요컨대, 우리의 뇌는 오랜 연구와 사색 뒤에도 본질적으로 신비로운 채로 남아 있을 물리적 우주의 일부가 아닌가?

준비성 전위(readiness potential), 즉 '의지'의 작용에 선행하는 소뇌핵과 기저핵에서의 준비적 조절과 모든 운동에 선행하여 일어나는 전전두피질의 방전 등 아무리 사소한 것일지라도 몇몇 사람들은 이것을 정신이 뇌와는 독립적으로 존재한다는 증거로 보고 있다. 그러나 무의식 상태에서는 정신이 어디에 존재하는가? 뇌가 간질발작, 알콜 또는 약물로 인해 인사불성이 되었을 때는? 심지어 강력한 마취제를 주입받았을 때는 어떻게 되는가? 왜 알만한 사람들이 정신과 뇌가 독립적으로 존재한다는 입장을 계속 지지하는가? 잠시 동안 그 이유를 생각해 보자.

첫째, 뇌와 정신이 상관되어 있다는 견해를 일종의 환원주의(reductionism)라고 생각하는 것을 들 수 있다. 사실 환원주의란 현재 우리 문화에 흔히 만연되어 있는 논쟁에 불과하다는 것은 주지의 사실이다.

"애국심이란 국수주의와 제국주의의 변장에 불과하다."

"남편이 아내를 사랑하는 것은 소유욕에 불과하다."

이런 주장은 고상하고 바람직한 것을 원시적인 욕망수준으로 환원시키는 것이다. 이들 주장에는 이런 주장을 하는 사람 자신이 우월한 지위에서 영향을 미치고 있다는 생각이 숨겨져 있다. 즉 이들이 통찰하였다고 생각하는 저면에는 이들만이 실제로 계몽되어 있다는 우월의식이 숨어 있다. 다른 사람은 혼란에 빠져 있으며, 망상에 시달리고 있으며, 또한 사고관이 좁게 한정되어 있다고 생각하는 것이다. 그러나 정신이 뇌를 대신하는 편리한 속기(速記)라는 통찰을 하게 되면 어떤지 생각해 보라; 신비주의자가 갖는 무아경, 아히이만 또는 히틀러와 같은 사람이 가졌던 증오심, 그리고 미켈란

젤로 또는 단테가 가졌던 천재성 등 이 모든 정신의 상태는 기능하고 있는 뇌의 표현물이 된다.

고귀하거나 천박하거나, 건강하거나 병적이거나를 불문하고 어느 정도의 유기체적 과정을 갖고 있지 않는 단독적인 정신의 상태는 없다.

라고 금세기의 전환기에 제임스(William James)는 말하였다.
 '정신은 뇌와 같다'라는 등식은 절대로 환원주의의 형태가 아닌데 그 이유는 무엇으로 환원되고 있는 것이 없기 때문이다. 정신적 활동을 기능하는 뇌로부터 나오는 것이라고 생각할 뿐이다. 따라서 정신을 이해하기 위해서는 뇌를 이해할 필요가 있다. 이것이 지각, 기억 및 정서의 신경화학적 기초에 대한 개념을 얻는 첩경이다.
 우리의 뇌가 다르게 조직화되어 있다면 우리는 현실을 다르게 경험할 것이다. 우리의 심리적인 욕구 또한 다르게 가질 것이다. 우리의 뇌가 약간만 달랐어도 심리학과 사회학은 많이 달라져 있을 것임에 틀림없다. 그렇게 되면 우리는 완전히 새로운 논증을 확신하게 될 것이며 혹은 논증을 확신할 필요조차 없을런지도 모른다.
 가까운 장래에 우리는 인간의 뇌에 대해서 무엇을 발견할 수 있을 것인가? 이에 대한 대답은 현재의 조사방법을 얼마나 새롭게 사용하느냐와 어떤 새로운 기술적 소사방법이 발전하느냐에 따라 상당히 달라질 것이다. 이미 탐구되고 있는 몇 가지의 유망한 분야 중의 하나가 '뇌전기활동 지도작성(brain electrical activity mapping: BEAM)'이다.
 이름은 굉장하지만 BEAM은 표준적인 EEG에 비해 얻을 수 있는 정보의 양이 조금 많아진 다른 한 방법에 불과하다. 통상적으로 EEG를 읽는 것은 의사가 기록으로 나타나는 '뇌파'를 통계적으로 그리고 스펙트럼적으로 분석하는 것이다. BEAM은 새로운 자료를 만들어내어 정보를 얻는 것이 아니라, 기존의 막대한 양의 자료를 해석하여 정보를 얻도록 되어 있다. EEG의 어지러운 선들을 색깔로 부호화된 지도로 전환함으로써, 기존 정보를 보다 의미롭게 만들며 보다 잘 이해할 수 있게 된다. 이것은 일련의 숫자를 칼라그래프로 전환하는 것과 유사하다. 그렇게 하면 뇌는 이들을 보다 쉽게 기억할 수 있는 의미 있고 인식 가능한 형태로 전환함으로써 직관적으로 이 숫자들의 중요성을 인식할 수 있게 된다.

 EEG와 밀접한 관련성이 있는 또 하나의 기법인 '유의도확률 지도작성(significance probability mapping: SPM)'은 컴퓨터를 통해 통계적 분석을 하는 것인데 이 방법은 EEG형태가 정상에서 벗어나는 정도를 매시점마다 비교한다. 각각의 영상에서 비정상성이 쉽게 정의되고 연구될 수 있다. BEAM과 SPM은 이미 모두 임상적 진단에서 그 신뢰도를 높이 인정받고 있다. BEAM과 SPM은 10~12세 환자의 난독증(dyslexia)을 진단할 때 80~90%의 정확도를 보인다. 또한 BEAM에 의해서 뇌종양을 탐지하면 표준적인 EEG에 의존하는 것보다 정확도가 최소한 10%는 높아진다.

 BEAM은 또한 정신분열증을 진단하는 데에 있어서도 민감도가 매우 높다. 정신분열증 환자가 각성상태에서 두 눈을 뜨고 있으면 뇌피질 표면 진반에 걸쳐서 BEAM의 서파활동성(slow wave activity)이 증가한다. 각성상태에서 눈을 감고 있으면 양상은 바뀐다. 즉 서파가 양측 전두영역에 걸쳐서 나타난다. 머지않아서 BEAM에 의한 진단으로 애매한 사례도 감별, 진단할 수 있게 될 것이다. 궁극적으로 환자가 뚜렷하게 정신분열 증상을 나타내지 않을 때조차도 진단이 가능할 것이다. 예를 들어 증세가 누그러진 정신분열증 환자는 전두영역에서 BEAM 및 PET주사양상이 달리 나타나는 경향이 있다. 심지어 환자가 임상적으로 증세가 완화되어 있을 때에도 좌측 전두야에서는 대사작용이 감소하는 경우가 흔히 있다. 이러한 점은 PET와 BEAM연구가 검사당시 환자가 외적으로 정신분열증을 나타내는 그렇지 않든 정신분열증에 대한 지표가 될 수 있음을 말해주는 것이다.

  기법을 약간 변경시키면 부가적인 정보를 얻어낼 수 있다. 예를 들면 PET주사와 BEAM을 결합하여 진단의 정확도를 높일 수 있다. PET주사에서 방사추적기를 바꾸는 것은 카메라에서 필터를 바꾸는 것과 같다. 우리는 같은 사건에 대해서 새로운 다른 그림들을 얻을 수 있다. PET주사를 반복하는 것은 동일 대상물을 몇 개의 다른 자세로 사진찍는 일과 유사하다. 진단도구를 결합하는 것(BEAM과 PET를 합성하는 것)은 일련의 흑백 스냅사진을 컬러영화로 전환시키는 것과 유사하다. 뇌는 죽을 때까지 활동을 멈추지 않으므로, 정지사진이나 특정한 어떤 순간에 측정한 것을 근거해서 살아 있는 뇌를 평가할 수는 없다.

  언제나 뇌는 전체적으로 기능하고 있다. 물론 우리의 목적은 어떻게든 모든 역동적 관점에서 뇌를 포착하자는데 있다. 따라서 미래의 PET 및 BEAM연구에 관한 해석은 복잡하고 다차원적이 될 것이라고 예상된다.

  현재의 공학발전의 수준에서는 PET주사가 순간순간의 뇌의 활동성을 반영하는 것은 불가능하며, 정보를 처리하는 데에 30~50분의 시간이 필요하다. 비록 BEAM과 유발전위기법이 '실시간'에 가깝게 운용되지만 이들도 제한점이 있다. 시간상으로는 PET보다 백만배단위(PET주사에서 요구되는 수분이나 심지어는 수시간에 비교해서 msec단위이므로)나 빠르지만 국재화(localization)에 있어서는 정확성이 떨어진다. 말초신경계로부터 시작되어 대뇌피질로 뻗어 있는 통로상에는 7~8개의 중계역(시냅스)이 있다. 이 통로의 어디에서든지 비정상성이 탐지될 수 있겠지만, 이런 정보는 문제의 원인이 무엇인지, 혹은 더욱 중요한 점은 그 문제를 해결하기 위해서는 어떻게 해야 되는지에 대해서 거의 알려 주는 바가 없다.

조만간 이들 문제점 몇 가지를 해결할 새로운 기법이 도래할 것이다. 근래에 발전된 것으로서 PET주사에 의해 도파민수용기의 분포가 시각화되었다. 1983년 5월 25일 이 분야에 대한 실험이 최초로 수행되었는데 이때 존즈 홉킨즈 의대의 와그너(Henry N.Wagner JR.) 박사는 자원하여 실험동물의 뇌에서 도파민수용기에 대한 친화력이 높은 것으로 알려져 있는 어떤 약물을 주입받았다. 주입하고 40~60분 후에, 그리고 70~130분 후에 얻은 영상에서 와그너 박사의 기저핵의 활동성이 나머지 뇌 부분에 비해 높게 나타났다. 이 실험으로 인간의 뇌에 관한 연구에 일대 혁명이 일어났다. 살아 있는 사람의 뇌 속에서 신경전달물질의 수용기를 국재화할 수 있게 된 것이다. 이 기법에 근거하여 정신분열증, 파킨슨씨병 및 헌팅턴무도병(이들 세 병은 도파민 또는 이 수용기의 장애와 관련되어 있는 것으로 알려져 있다)에 대한 향정신성 약물의 효과를 곧 평가할 수 있게 될 것이다.

신경과학자는 오래지 않아 인간의 뇌를 생화학적으로 '해부'해 볼 수 있을 것이다. 방사선 표지법을 사용하여, 약물을 주입한 후 종착점에 있는 해당 수용기까지 추적할 수 있을 것이다. 이러한 정보에 기초하여, 신경전달물질 수용기의 위치를 나타내는 일련의 지도가 나오게 될 것이다. 이런 방식으로 계속 연구를 하게 되면 곧 특정영역의 뇌생화학과 그때 나타나는 행동을 연관지을 수 있을 것이라고 신경과학자들은 기대한다. 그렇게 되면 특정 뇌영역내의 생화학적 변화와 혼란된 행동을 상관지을 수 있을 것이다. 신경과학자들이 혼란된 사고를 혼란된 분자에 연관시켰던 것만큼 이것은 매우 흥미있고 가치 있는 가설이다.

보다 더 발전하게 되면 신경과학자들은 아주 정교한 뇌영상기법에 근거하여 진행중인 인지과정에 대한 결론을 내릴 수 있을 것이다. 그러한 예로 덴마크 코펜하겐의 라센(Niels Lassen) 박사와 그의 조교들은 인간의 사고를 처음으로 영상화하였다. 그들이 행한 PET연구에서 피험자에게 우선 오른쪽 팔을 움직이게 하였다. 그렇게 하자 왼쪽 뇌의 전두엽과 운동영역이 활성화되었다.

그리고 나서 이번에는 피험자에게 단순히 '오른손을 움직이는 것에 관해서 생각'만 하도록 지시하였다. 이 예에서 실제적 운동요소는 빠졌으므로, PET영상은 사고요소에서 운동요소를 뺀 나머지의 기본적인 신경활동양상을 나타내었다.

또 다른 연구에서 라센은 어떤 사람이 모국어를 듣고 있을 때와 모르는 언어를 듣고 있을 때 나타나는 차이점을 포착하였다. 모국어는 연합피질을 활성화시키는 반면에, 모르는 언어는 이와 유사한 '인지형태'를 나타내지 못한다. 이들 연구로부터 우리는 학습에 대해서 많은 것을 배울 수 있고, 어떤 사람이 '학습장애'를 갖고 있는 이유에 대해서 알 수 있게 될 것이다. 이들은 또한 뇌활동성의 기능적 양상을 평가하는 첩경이 될 수 있는데, 피험자가 협조를 하거나 말거나 상관없이 그렇게 할 수 있다. 예를 들면 체포된 스파이가 말을 알아듣지 못하는 체해도 뇌파형태만 보면 그가 말을 알아듣고 있다는 것을 당장 알 수 있다.

라센의 연구는 뇌영상기법이 전통적인 정보수집 방법(면접이나 피험자의 자발적 반응 등)을 대신할 수 있는 시대가 가까이 다가오고 있음을 말해 주는 것이다. 그러나 현시점에서는 이런 기법에는 제한점이 있다. 첫째 실험의 성패가 실험자의 재간에 달려 있으며 둘째, 뇌가 동일한 과제를 중다 채널을 통해 수행할 수도 있다는 점이다.

이 책의 전반에 걸쳐 누누히 강조한 바와 같이 뇌는 다양한 채널을 통해서 동일한 반응을 할 수 있다. 뇌는 항상 자신의 정향(orientation)에 목적이 있으므로 동일한 과업도 각기 다른 여러 방법으로 행해질 수 있으며 각각 다양한 신경채널이 연루되어 있을 것이다. 이런 가변성 때문에 신경과학자들이 뇌파양상을 분석함으로써 '사고를 읽을 수' 있을 것이라고는 보지 않는다. 우리의 개인적인 정신과정에 대한 프라이버시는 침해받지 않을 것이라는 말이다. 무슨 말인지 모르는 척한다는 사실을 알아내는 것과 개인이 무슨 생각을 하고 있는가를 알아내는 것은 완전히 별개의 일이다.

펜실베니아대학교 의과대학에 근무하는 라이비흐(Martin Reivich)는 불안 측정에 PET주사가 사용될 수 있다는 사실을 발견하였다. 환자가 더 불안할수록 좌측뇌에 비해서 우측뇌의 대사활동이 더 많이 변화한다. UCLA 의대에 있는 펠프스(Michael Phelps)와 박스터

(Lou Baxter)에 따르면 환자의 증상이 호전되고 있는 상황 또한 PET의 주사양상의 변화로 나타난다고 한다. 예를 들면 정신흥분제인 리탈린(Ritalin)을 받은 우울증 환자는 PET주사에서 대사율이 증가하는 것으로 나타나는데 이것과 환자가 임상적으로 회복되는 정도와 맞아 떨어진다. 한 피아니스트는 조울주기가 빠른 조울증 환자인데 자신의 임상적 상태(우울상태하에서는 뇌의 대사수준이 낮지만 조증상태로 옮아감에 따라 대사활동이 증가한다)에 따라 PET주사가 규칙적으로 변하였다. 이들 연구에 기초하여 정신과의사들은 곧 뇌영상기법에 의해 정신병을 신뢰롭게 진단하게 될 것이다.

장래에는 이 방법으로 신경정신과 진단도 할 수 있을 것이다. 이미 UCLA의 쿨(David Kuhl)과 펠프스는 헌팅턴무도병 환자의 기저핵 부분(미상핵과 피각)에서 포도당 사용량이 감소된다는 사실을 증명하였다. 이런 현상은 그 병의 초기에 발생하며 조직체의 어떠한 변화보다도 먼저 일어난다. 더욱 중요한 것은 기저핵 내에서의 이러한 변화가 임상적인 증상이 나타나기에 앞서서 나타난다는 사실이다. 이런 기법을 사용하면, 이 질환에 걸릴 위험이 있는 가족 중 누가 이 병에 걸릴 것인가를 예언할 수 있을 것이다. 그러나 신경과학자들은 지금으로서는 자기 자신에 대해서 더 많은 것을 알 수 있게 해주는 이 기법의 사회적 의미에 대해서 숙고하고 있는 중이다.

같은 맥락에서 뇌종양 환자를 연구하는 새로운 방법들이 이미 국립건강연구소(National Institutes of Health : NIH)에서 사용되고 있다. 수술 후에 나타나는 재발성 뇌종양은 수술과 방사선요법 후에 나타나는 부작용과 구분하기가 어렵다. 정확한 진단을 하는 데에는 몇 달이 걸릴 수도 있는데 이러한 문제는 다년간의 임상 경험이 있는 의사도 어쩔 수 없었다. 그러나 지금은 PET주사로써 수분내에 이러한 진단을 할 수 있다. 재발성 뇌종양은 주변영역보다 포도당을 더 많이 사용하는데 그 결과로써 종양은 포도당의 이용도가 낮은 주변의 영역과 비교하여 높은 활동성이 밝은 반점으로 나타난다. 이러한 정보에 의거하여 뇌외과의사는 초기단계에서 재발성 종양을 진단하고 적절한 조치를 취할 수 있다.

새롭게 개발된 영상기법 덕분에 간질에 대해서도 새로운 외과적 접근이 가능해질 것이다. UCLA의 리드(Reed) 신경학연구센터의 연구에 의하면, 간질발작 동안 뇌는 간질 초점 내에서 대사율이 증가하며 나중에 간질발작이 멈추었을 때에는 대사율이 정상 이하로 떨어진다. 이런 변화 덕분에 일부 간질환자를 외과적으로 수술할 수 있게 되었다. 지금은 뇌의 간질병소 범위를 정밀하게 포착할 수 있다. 그러면 그 부위를 도려내어 버리는 것은 시간문제다. 이것은 또한 약물치료로 발작을 통제하는 정도를 평가하는 데에도 도움이 될 것이다.

또 하나의 진단도구인 핵자기공명(nuclear magnetic resonance: NMR)은 고주파 펄스를 가해서 뇌조직에 있는 수소의 양자가 나타내는 반응을 측정한다. 수소원자들은 펄스를 가하면 전기신호를 방출한다. 이들 신호를 컴퓨터가 처리해서 뇌의 컬러 사진을 만들어 낸다.

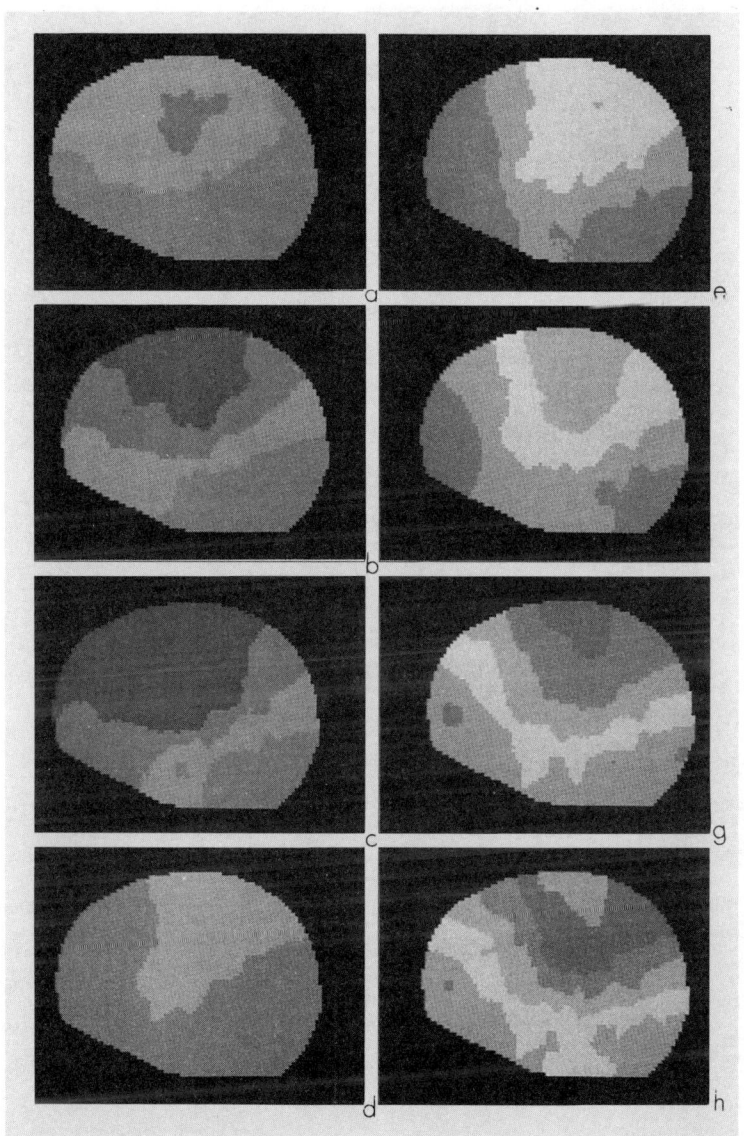

정신의 상태

샐브(Jesse Salb)의 뇌영상

옆페이지에 있는 일련의 뇌영상 사진들은 다이아소닉(Diasonic)사에 근무하는 샐브의 작품인데 그는 뇌활동을 시각화하는 시스템을 개발해왔다. 샐브는 그 절차를 다음과 같이 말한다.

CAT주사는 뇌조직의 구조만을 보여 준다. PET주사는 뇌생화학과 대사의 형태를 보여 주기는 하지만 개별적인 정지된 영상만을 보여 준다. EEG는 뇌의 전기적 신호를 증폭시켜 기록하는 것으로 우리가 사용하는 방법의 기본이 된다. 하지만 EEG는 상대적으로 둔감하다. 옆페이지에 나타나 있는 시스템에서는 두피전체에 걸쳐 일정한 위치에 부착된 많은 전극을 통하여 전기적 활동이 감지되면 컴퓨터가 이 활동을 처리하여 머리의 해부학적 지도 위에 움직이는 영상을 나타낸다. 이 기법은 기존의 EEG기법에 비해서 뇌활동의 더욱 정밀한 국재화(localization)를 가능하게 해준다. 더욱이 이런 지도들은 뇌의 전기적 전위를 실시간에 관찰 가능하도록 만들어 주는데, 말하자면 피험자의 뇌에서 전위가 발생하자마자 관찰할 수 있게 해 준다.

모든 감각자극들은 해당 전기전위가 있다. 빛의 색깔이 다르면 전기전위의 수준이 다른 것이다. 빨간 빛이 정적 전위를 나타내면 파란 빛은 부적 전위를 나타낸다. 옆페이지에서 보는 일련의 영상은 갑자기 소리를 들려 주었을 때 피험자가 나타내는 뇌의 반응이다. 장면(a-c)와 장면(d-e)는 청각자극에 대한 피험자 뇌의 초기감각처리를 나타내고 있다. 장면(f-h)는 이런 독특한 자극에 대한 피험자 뇌의 인지를 나타낸다.

뇌에 관한 이해가 더 진보하려면 뇌의 기능을 모사하는 적당한 모델이 개발되어야 한다. 컴퓨터가 어느 정도 대답을 해주기도 한다. 그러나 컴퓨터 시뮬레이션으로 인간의 뇌를 이해하려는 데에는 문제가 있다. 이 책의 전반에 걸쳐서 알아본 바와 같이, 뇌는 무엇보다도 의미와 상황에 강하게 의존하는 기관이다. 일차 감각수준에서조차 여과과정에 의해 그 순간에 중요하게 보이는 것을 끊임없이 분류한다. 예를 들어 칵테일 파티에서 오고가는 잡다한 대화배경으로부터, 우리는 관심이 있는 어떤 사람이나 어떤 주제의 특정 대화에만 이목을 집중시킨다. 이러한 선택성은 선형처리와는 전혀 관계가 없다. 그것은 '의미'차원에서 다른 대화와 차이가 있는 것이다.

컴퓨터가 인간의 수행능력을 따라잡지 못할 거라는 이유는 수십 가지도 더 들 수 있지만, 나는 뇌가 '수행시 자신의 최선을 다하지 않는다'는 점을 가장 강조하고 싶다. 컴퓨터는 일반적으로 그렇지 않다. 매 순간 컴퓨터는 풀가동된다. 그러나 우리의 뇌는 가끔 한가할 때 최대의 효과를 발휘한다. 사람이 쉬고 있거나 몽상에 사로잡혀 있을 때에 얼마나 많은 창조적인 아이디어가 발생

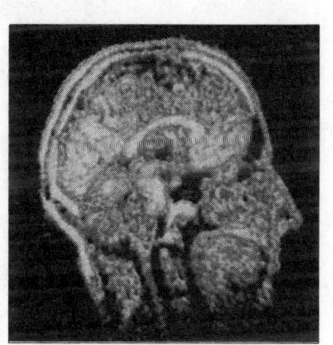

▲ NMR주사를 해봄으로써 뇌연구자들은 수술하지 않고도 뇌안의 미세한 부분까지 모두 관찰할 수 있다

하는가를 생각해 보라. 컴퓨터는 몽상에 사로잡히지 않으며 한시도 쉬지 않는다. 컴퓨터는 변덕스럽지도 않다. 익살이나 농담을 이해하지 못한다.

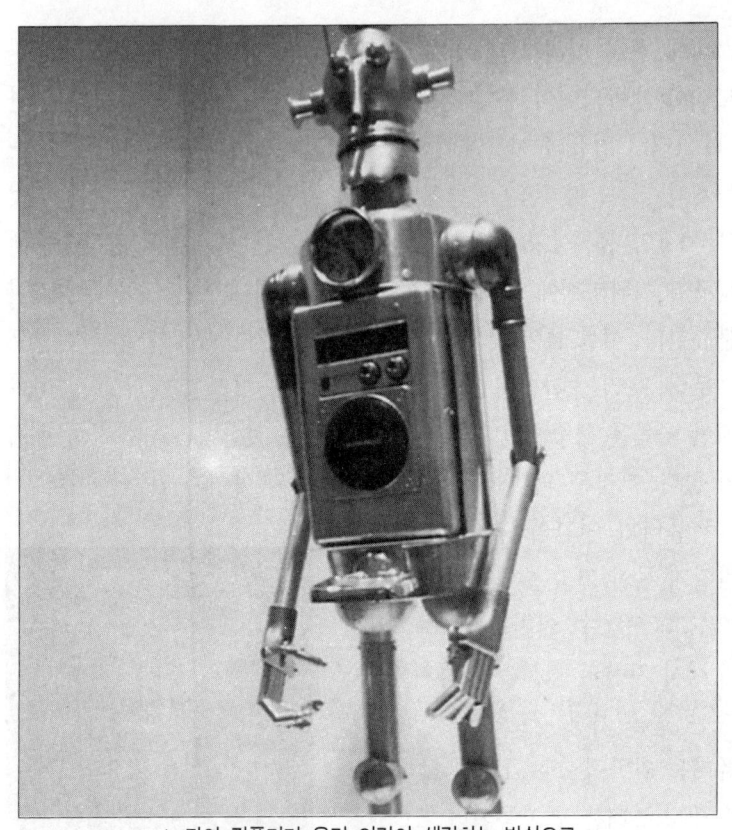

▲ 과연 컴퓨터가 우리 인간이 생각하는 방식으로
작동하게 되는 날이 올 것인가?
그날이 오면 컴퓨터는 스스로에게 물을 것이다
'나의 뇌는 인간의 뇌와 어떻게 다른 것인가?'

또한 신바람나지도 않으며 낙심하지도, 포기하지도 않으며 시간을 아껴 쓰려 하지 않는다. 혁신적으로 자신을 재프로그래밍하는 능력이 있는 컴퓨터는 결코 존재하지 않는다. 이것은 컴퓨터의 프로그램을 바꿈으로써 가능하겠으나 그 일은 '뇌'를 가진 사람만이 할 수 있는 일이다.
　이것은 컴퓨터가 아직 중요한 큰 성과를 달성하지 못하고 있다는 뜻은 아니다. 빠른 계산, 정보저장 및 검색에서 컴퓨터는 인간의 능력을 훨씬 능가한다(단순한 휴대용 계산기조차도 가장 비범한 인간들을 제외하고 이미 보통 사람의 계산능력을 능가하고 있다). 앞으로 컴퓨터는 정보를 검색하거나 수집하는 성능을 향상시킬 수 있을 뿐만 아니라 보다 많은 정보를 저장할 것으로 보인다. 오늘날 체스를 두는 컴퓨터는 수백만분의 일초 이내에 수십만 가지 수(말의 움직임)를 계산할 수 있다는 단순한 이유만으로 체스의 대가 노릇을 하고 있다. 그러나 지금까지 컴퓨터는 수십명의 고단자 중 어느 한 사람도 이겨 보지 못하였다. 그 이유는 무엇인가? 실제 체스 시합에서 정말 좋은 수는 몇 안 되기 때문이다. 수십만 가지의 어리석거나 부적절한 수를 계산하는 능력보다는 가장 중요한 한두 수를 선택하는 것이 훨씬 더 중요하다. 우리는 영감, 최고 수준의 창조성, 의미와 목적을 탐지하는 능력에 대해 다시 한번 말하고 있는 것이다.
　뇌와 기계간의 또 다른 차이점은 억제적 역할과 관련이 있다. 뇌는 흥분보다는 억제를 통해서 대부분의 능력을 발휘한다. 그럼에도 불구하고, 인공지능은 계속해서 흥분을 강조하는 연구에 초점을 맞추어 설계되고 있다. 뇌의 일부가 파괴되었을 때 나타나는 영향을 생각해 보라. 단순히 전체가 와해되는 것이 아니라 남아 있는 뇌 조직이 내적으로 재조직된다. 똑같은 일이 다른 방식으로 마감될 수도 있는데, 그렇게 내적으로 재조직되는 도중에 원시적 반사나 정서적 반응 등의 행동적 결과가 나타날 수도 있다. 이러한 재조직화는 내적으로 통제되며 완전히 자동적으로 진행된다.

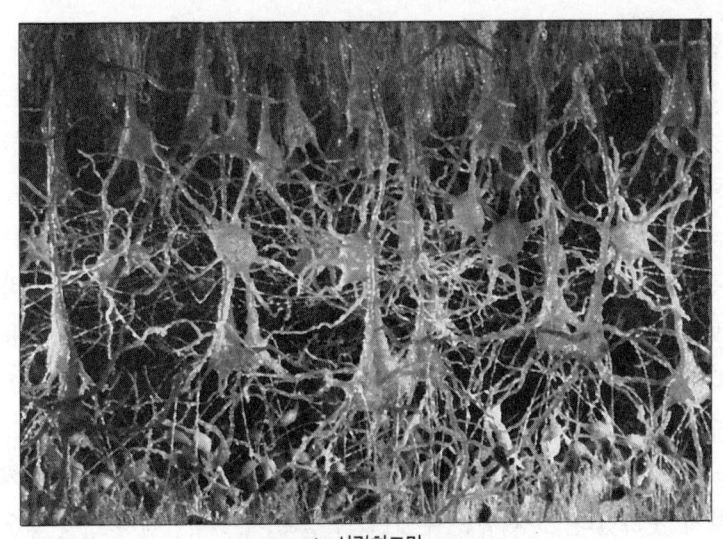

▲ 신경회로망
이 복잡한 패턴 내에서 전기적 신호와 화학적 신호가
협동하여 기적을 일으키는데
그것은 바로 의식을 가진 뇌를 탄생시키는 것이다

인공지능기계가 인간의 뇌를 능가할 것 같지는 않다. 그 까닭은 뇌의 기본단위인 뉴런이 특수한 물리적, 화학적 속성을 갖고 있기 때문이다. 간단히 서술하면 뉴런은 살아 있는 반면, 컴퓨터는 그렇지 않다. 두말할 필요없이 뇌와 컴퓨터는 다르다. 컴퓨터 부속품들과는 달리 어떠한 두 개의 뇌세포도 정확히 똑같은 것은 없다. 뉴런은 반응정도에서 다르다. 그것은 단순히 개폐(on-off)방식으로 반응하지 않는다. 신경화학물질에 노출될 때 그 민감성에 차이가 난다.

국립정신건강연구소의 신경학자인 헤르켄헴(Miles Herkenham)은 '뇌는 젖어 있다(The brain is wet)! 이 간단한 진술 뒤에는 컴퓨터 회로의 세계에서는 결코 가능할 것 같지 않은 하나의 우주가 감춰져 있다'라고 말한다. 그는 계속해서, '뇌는 젖은 지대를 가로질러 세포막에 떠있는 수용기에 메시지를 전달한다. 전통적인 신경전달물질은 뉴런의 시냅스에만 효과를 미치지만 이것과는 별개로 펩타이드는 뉴런을 조절한다'라고 말한다. 뇌는 너무나 복잡하므로 우리는 결코 컴퓨터를 사용해서 인간의 의식만큼 복잡한 것을 재창조하지는 못할 것이라고 헤켄햄 박사는 믿고 있으며 많은 신경과학자들도 이에 동의한다.

헤켄햄 박사는 다음과 같이 덧붙인다.

인간의 뇌 속에 있는 수백억 개의 세포가 미지수의 전달물질, 펩타이드 및 다른 '메신저 물질(messenger substance)'의 영향을 받고 있다고 생각할 때, 그 정보량은 우주에 존재하는 입자의 수에 필적한다. 컴퓨터가 아무리 비슷하게 만들어지더라도 '정신'을 증명해 보일 수 있으리라고는 보지 않는다. 우리기 뇌에 관해서 아무리 많은 것을 배운다 할지라도 뇌에 관해 모든 것을 알 수는 없다. 항상 우리를 놀라게 하고 겸손하게 만드는 무언가가 존재하지만, 동시에 우리로 하여금 뇌를 이해하는 데에 보다 많은 노력을 기울이도록 하는 것이 있다. 그것은 인간의 뇌가 우주에서 가장 훌륭한 기관이라는 사실이다.

찾아보기

(2)
24시간 이내 27
25시간의 생활주기 33

(5)
5HIAA 185

(A)
altered affect 부적절한 감정표현 145
ambivalence 양가감정 145
autism 자폐증 145

(B)
BEΛM 95
BEAM 연구 173

(C)
CAT 90
CAT검사 75

(D)
D-수면 209

(E)
EEG(뇌파) 208

(H)
HRP(horseradish peroxidase) 200

(L)
loose association 연상이완 145
L-트립토판 184

(M)
MHPG 185

(P)
PCP(천사의 가루) 79, 135, 193
PCPA 80
PCP중독의 결과 194
PET 104
PET 촬영 173
PET주사사진 246

(R)
R-복합체 73
REM 반동현상 213
REM(rapid eye movement)수면 209

(S)
S-수면 209

(ㄱ)
가설 185
가정에서의 긴장감 41
가족 지향적 치료 158
가족 치료요법 159
각성 중추 224
각성상태 52
간뇌부위 61
간질 168
감각 박탈 33
감정 장애 174
갑상선 자극 호르몬(TSH) 48
강화 66
거세 83
겨울잠 25, 50
계절성 우울증 50
고통과 쾌락 65
공격 중추 68
공격 추동 71
공격 충동 69
공격성 60
공격에 대한 양가감정 82
공격에 있어서 성 호르몬의 역할 83
공격욕 60
공안 234
공포반응 62
교(pons) 215
교-슬상체-후두극파(pontine geniculate occipital spikes:PGO) 221
극파박탈(spike deprivation) 실험 221
글루텐 153
기억상실증 237
기저핵 165
길리모트 28
길항적 신경전달물질 169
깨어 있는 꿈(waking dreams) 225

(ㄴ)
난독증(dyslexia) 94
내인성 펩타이드 193
네 가지의 주기적 자연현상 22
노어아드레날린 225
노어에피네프린 49, 79, 179
노인성치매(dementia) 236
뇌간 205
뇌량(corpus callosum) 99
뇌량절단수술 114
뇌와 행동간의 상호작용 64
뇌의 화학기제 189
뇌이식수술 240
뇌졸증 223
뇌하수체 52
뇌하수체 전엽 53

(ㄷ)
다상성인격(multiple personalities) 232
다수의 진동자 32
대뇌피질 73, 193

도파민 79, 165
도파민 생성계 168
도파민 생성세포 167
동기화 35
되먹임 기제 169
드리마일 섬의 원전(原電)사고 44

(ㄹ)
레절핀 179
리듬 27
리듬의 붕괴 35
리튬(Lithium) 79
리튬의 항공격적 효과 80

(ㅁ)
마스터 시계 30
마이네르트 기저부핵 239
망상체 63, 206
맥동적 리듬 54
멜라토닌 50
면역 화학 188
모노아민 옥시다제 179
무거운 식사 27
무시현상 197
문화 69
미상핵(caudate nucleus) 68

(ㅂ)
바르비투르산염(barbiturates) 228
반구 87

반구절제술(hemispherctomy) 91
발작적 수면(sleep attack) 226
발정기 25
방사선 표지법 261
베르니케 실어증 89
변연계 65, 168, 184
변연계 질환 78
보상과 처벌 66
부신피질 자극 호르몬 48
불면증 228
불면증 41
브로카 87
브로카 실어증 89
비속안운동(NREM)수면 46

(ㅅ)
사고 장애 174
사상하부 184
사회적 단서 36
산소농도 21
산업재해 38
산포된 과정(distributed process) 202
삼위일체의 뇌 73
삼환계항우울제 184
상위 뇌간 73
생물시계 228
생물학적 리듬(biological rhythms) 22, 225
생물학적 시계 25
생식불능 55

생체내 합성아민 185
선의 정신생리학 234
성선(난소 또는 고환) 54
성선자극 호르몬 분비 호르몬 53
성선자극호르몬 53
성욕 52
성장 호르몬 48
성적 리듬 23
세뇌 35
세로토닌 49, 79, 179, 224
소화기 장애 41
속안운동(REM:rapid eye movement) 수면 46
송과선 50
수면 중추 224
수면단계 208
수면마비 226
수면발작(睡眠發作 narcolepsy) 225
수면연구소 46
수면유발 영역 224
수용기 192, 193
순환성 우울증 45, 49
순환성 조증 49
스키너 박스 64
시각장 103
시간 치료법(chronotherapy) 228
시교차 239
시베리아 햄스터 23
시상하부 30, 50, 52, 62
시상하부 외측영역 65

시상하부 전측 61
시상하부 정중선에 근접한 지점 65
시상하부 후측 61
식곤증 37
식이요법 27
신경과민 41
신경염성 반점 237
신경전달물질 49, 192
신경전달물질 분해산물 185
신경충동 192
신경해부적 관련성 191
신비주의적 경향 254
신진대사주기 33
실비아 열(sylvian fissure) 93
실어증(aphasia) 87
싸움 물고기(鬪魚) 79
쌍둥이 연구 154

(ㅇ)

아세틸콜린 237
안구운동 207
안드로겐 83
알츠하이머병(Alzheimer's disease) 237
알코올 분해율 37
암페타민 184
야행성 25
약속성 유물론 244
억제성 신경전달물질 167
억제적 뉴런 172

영혼 245
영화에서의 폭력 묘사 69
올빼미형 37
와편모충류 24
용인된 공격 형태 69
우울 41
우울증 231
우울증의 해부학 45
우울증환자의 수면-각성 리듬 46
운동무안증(運動無顔症 motor aprosodia) 124
운동야 200
월경전 긴장 증후군(premenstrual tension syndrome:PTS) 49
위궤양 40
유발전위 연구 232
유의도확률 지도작성(significance probability mapping:SPM) 258
유전자 프로그램 29
유전적 성향 155
음주운전 37
응급반응의 조절 61
이란성 쌍생아 155
이원론(dualism) 250
이프로니아지드 180
인식수준 195
일란성 쌍생아 155
일주기(circadian rhythm) 22
일주율 박자잡이 46

(ㅈ)
자가발생적 훈련 235
자가투여기 57
자기유도적 뇌자극 강화 64
자기인식 250
자동진동 체계의 집단 32
자살 45
자살 검사 185
전기자극 62
전기자극을 강화로 사용 64
전일적 세계관 253
전전두(prefrontal)영역 73
접근반응 63
정서질환 45
정신 245
정신 대 뇌의 문제 242
정신(mind) 29
정신과 뇌에 대한 문제 255
정신병재발 49
정신분열증의 생화학적 원인 152
정신분열증의 유전학 154
정신분열증적 뇌 170
정신분열형 성격 156
정신불열증 139
정신성 약물 79
정신지체 173
정중선(midline) 131
조건화 63
조발성 치매(dementia praecox) 148

조용히 물어뜯는 공격 67
조울증 178
조증 환자 46
종달새형 37
주야교대 근무 39
주의과정 201
주행성 25
증뇌피질계 168
질병부인(疾病否認 anosognosa) 126

(ㅊ)
체중의 증감 27
초월적 명상 235
추동 70
측두평면(planum temporale) 92
측핵 168

(ㅋ)
카테콜라민계 전달물질 119
카테테르(catheter) 117
캘리포니아 물고기 23
코카인 184, 222
콜티졸(cortisol) 49
쾌락중추 63, 184
클로르프로마진 161

(ㅌ)
타이로신 119
탈동기화 35

탈력발작(脫力發作 cataplexy) 226
테스토스테론 48, 83
통(pain) 131
트립토판 119, 181
티로신 181

(ㅍ)
파킨슨씨병 164
펩타이드 전달물질 188
편재화(lateralization) 92, 223
평균수명 41
폭력 60
폭력환자 78
표상 110

(ㅎ)
하두정엽 198
학습과 사회적 변인의 영향 84
항결핵 약물 180
항공격 중추 68
항정신분열 약물 162
항히스타민제 160
해마 170, 193
핵자기공명 264
행동신경학 244
행동주기 33
행동주의 64
향정신성 약물 260
헌팅턴무도병 263
혈뇌장벽 182

혈당수준 21
혐오 66
혐오적인 뇌자극 63
혼수상태 63
화학적 구속복 162
화학적 부호화 192
환각 226
환경적 요인 155

회복기능 61
회피반응 63
회피행동 63
휴대용 시상하부(호르몬 맥동 분비 장치) 59
흑질 167
흥분성 신경전달물질 167
흥분적 뉴런 172